全国医学院校高职高专系列教材

护理管理学

主　编　雷巍娥　贺　伟　彭艾莉
副主编　武玉清　尹心红
编　者　（以姓氏笔画为序）
　　　　王远湘（湖南环境生物职业技术学院）
　　　　牛玉杰（大庆医学高等专科学校）
　　　　尹心红（南华大学附属二医院）
　　　　宁　静（大庆医学高等专科学校）
　　　　刘晓云（常德职业技术学院）
　　　　佘　兰（湖南环境生物职业技术学院）
　　　　张淑彦（大庆医学高等专科学校）
　　　　张翠萍（新疆医科大学附属肿瘤医院）
　　　　陈凤辉（新疆医科大学护理学院）
　　　　武玉清（青海卫生职业技术学院）
　　　　贺　伟（新疆医科大学护理学院）
　　　　曹明芹（新疆医科大学护理学院）
　　　　彭艾莉（怀化医学高等专科学校）
　　　　雷巍娥（湖南环境生物职业技术学院）

北京大学医学出版社

HULI GUANLIXUE

图书在版编目（CIP）数据

护理管理学/雷巍娥，贺伟，彭艾莉主编．—北京：北京大学医学出版社，2011.6（2015.8重印）
（全国医学院校高职高专系列教材）
ISBN 978-7-5659-0142-3

Ⅰ．①护… Ⅱ．①雷…②贺…③彭… Ⅲ．①护理学：管理学—高等职业教育—教材 Ⅳ．①R47

中国版本图书馆 CIP 数据核字（2011）第 048608 号

护理管理学

主　　编：雷巍娥　贺　伟　彭艾莉
出版发行：北京大学医学出版社
地　　址：(100191) 北京市海淀区学院路 38 号　北京大学医学部院内
电　　话：发行部 010-82802230；图书邮购 010-82802495
网　　址：http://www.pumpress.com.cn
E - mail：booksale@bjmu.edu.cn
印　　刷：北京东方圣雅印刷有限公司
经　　销：新华书店
责任编辑：张彩虹　　责任校对：金彤文　　责任印制：罗德刚
开　　本：787mm×1092mm　1/16　　印张：17.25　　字数：446 千字
版　　次：2011 年 6 月第 1 版　2015 年 8 月第 7 次印刷
书　　号：ISBN 978-7-5659-0142-3
定　　价：29.60 元

版权所有，违者必究
（凡属质量问题请与本社发行部联系退换）

全国医学院校高职高专系列教材编审委员会组成名单

主任委员： 王德炳
学术顾问： 程伯基
第一副主任委员
  陈涤民 怀化医学高等专科学校   校长
副 主 任 委 员（以姓氏笔画为序）
  匡奕珍 山东万杰医学院   院长
  杨文明 常德职业技术学院   院长
  何旭辉 大庆医学高等专科学校   校长
  姚军汉 张掖医学高等专科学校   校长
  秦海洸 柳州医学高等专科学校   副校长
  高炳英 青海卫生职业技术学院   党委书记
  雷巍娥 湖南环境生物职业技术学院 副院长
秘 书 长 李晓阳 怀化医学高等专科学校   副校长
委 员（以姓氏笔画为序）

马红茹	马晓健	王化修	王晓臣	王喜梅	王嗣雷	邓 瑞	邓开玉
艾晓清	叶 玲	申小青	田小英	付林海	冯丽华	冯燕俊	吕 冬
向开祥	向秋玲	邬贤斌	庄景凡	刘一丁	刘兴国	刘金宝	刘振华
许健瑞	阳 晓	李 兵	李争鸣	李金成	李钟峰	李淑文	李雪兰
李新才	李豫青	杨立明	杨新忠	吴 艳	吴水盛	吴和平	吴德诚
宋 博	宋国华	张 申	张 萍	张 慧	张 薇	张玉兰	张振荣
张跃新	张琳琳	陆 春	陆 涛	陈小红	陈良富	陈建中	易德保
岳新荣	周 毅	周旺红	周德华	郑丽忠	柳 洁	赵亚珍	郝晓鸣
段于峰	饶利兵	姜海鸥	姚本丽	贺 伟	桂 芳	耿 磊	聂景蓉
徐凤生	郭 毅	陶 莉	黄建林	黄雪霜	曹庆旭	曹述铁	阎希青
彭 湃	彭 鹏	彭艾莉	董占奎	蒋乐龙	曾孟兰	谢日华	蓝琼丽
蒲泉州	鲍缇夕	蔡岳华	谭占国	熊正南	戴肖松		

序

　　医药卫生类高职高专教育是我国高等医学教育体系的重要组成部分。目前我国正在积极推进医药卫生体制改革，力争用几年时间基本建成覆盖全国城乡的基本医疗卫生制度，初步实现人人享有基本医疗卫生服务的目标。因此，对基层卫生服务人才的需求在大量增加，同时对其素质要求也在提高。卫生部针对基层人才严重缺乏的问题，指出当前和今后一段时间内还需要培养高等专科水平的医学人才，充实基层卫生服务技术人才队伍。

　　在新一轮医药卫生体制改革逐步推进的大背景下，为配合教育部"十二五"国家级规划教材建设，中国高等教育学会医学教育专业委员会与北京大学医学出版社共同发起成立全国医学院校高职高专系列教材编审委员会，组织二十余所医学院校启动了全国医学院校高职高专系列教材的编写、出版工作。本系列教材包括4个子系列，即基础课程（14种）、临床专业课程（10种）、全科医学专业课程（5种）和护理专业课程（11种），有些教材还编写了配套实验指导与学习指导。

　　这套教材编写的指导思想是：符合人才培养规律，体现教学改革成果，确保教材质量。各教材在编写中把握了以下原则：①根据专业培养目标、就业需要及本课程在教学计划中的地位、作用和规定学时数确定编写大纲及内容的深度、广度、重点和字数。②着重于基础理论、基本知识和基本技能的叙述。基础课教材要体现专业特色，要为专业课服务。③保证内容的科学性、启发性、逻辑性、先进性和适用性。应做到概念清楚，定义准确，理论有据，名词术语准确统一；启发学生理解、分析问题，有利于提高学生的学习兴趣和培养他们的钻研探索精神。④恰当处理相关课程内容之间的交叉与衔接，以避免知识点的不必要重复。⑤内容涵盖执业助理医师或护士执业资格考试最新版考试大纲的要求，以利于学生应考和就业。

　　这套教材的编写、出版和使用，离不开二十余所医学院校领导和教务部门的支持，凝聚了各教材编写组老师们的辛勤劳动和汗水。这套教材的出版时值国家"十二五"规划开局之年，我们会积极努力申报，争取有更多教材入选"十二五"国家级规划教材，为医药卫生类高职高专教育的改革和发展贡献力量！

王德炳

2010年12月

前 言

护理管理学是护理专业的一门重要课程和必修课。

本教材按照全国医学院校高职高专系列教材编审委员会的编写要求，贯彻国家的教育方针与政策，坚持"三基"（基本理论、基本知识、基本技能）、"五性"（思想性、科学性、实用性、通俗性、启发性）的原则，力求体现高等职业教育的特色，在基本理论与基本知识的阐述上以"必需"、"够用"为度，贴近临床实际工作，并紧紧围绕知识、能力、素质综合发展的培养目标，注重教材的整体优化。

本教材共十章，较全面地介绍了护理管理学的基本知识。第一、二章重点介绍管理与管理学的概念、护理管理的发展、管理理论与原理；第三章到第七章，系统地讨论了管理的五大职能，即管理的计划职能、管理的组织职能、护理人力资源管理、管理的领导职能、管理的控制职能的相关知识及其运用；第八、第九章重点阐述了护理质量管理与医院成本管理；第十章介绍了护理科研管理的有关知识。为开阔学生思路和视野，本教材最后增加了7个附录，收录了《中华人民共和国护士管理办法》、卫生部《临床护士规范化培训试行办法》等相关法规和文件。

本教材在编写过程中力求做到思路清晰，层次清楚，结构合理，内容丰富、通俗易懂；强调管理理论在护理管理中的应用，重视理论联系实际。教材在体例上有较大的创新性，每一章都设计了"案例分析"，重要章节附有"举例说明"，以便学生在实践中学习，在案例分析中培养能力、提高素质。

本书在编写过程中，承蒙同事、朋友的支持，以及各位编者老师的通力合作，为本教材的编写与质量保证花费了大量的时间和精力，在此谨表示诚挚的感谢。

由于学识有限，编写时间紧迫，缺点和错误在所难免，恳切期望使用本教材的同仁惠予指正。

雷巍娥

2011年元月

目 录

第一章 绪论 …………………………… 1
 第一节 管理与管理学 …………… 1
  一、管理概述 ……………………… 1
  二、管理学概述 …………………… 5
 第二节 护理管理学 ………………… 6
  一、护理管理学概述 ……………… 6
  二、护理管理者基本内容 ………… 8
  三、现代护理管理的发展趋势 …… 11

第二章 管理理论与原理 ………………… 15
 第一节 概述 ………………………… 15
  一、中国古代的管理思想 ………… 15
  二、西方古典管理理论 …………… 16
  三、西方行为科学管理理论 ……… 18
  四、现代管理理论丛林 …………… 20
 第二节 现代管理的基本原理与
    原则 ………………………… 23
  一、系统管理原理与原则 ………… 23
  二、人本原理与原则 ……………… 25
  三、动态原理与原则 ……………… 27
  四、效益原理与原则 ……………… 27

第三章 管理的计划职能 ………………… 29
 第一节 概述 ………………………… 29
  一、计划的概念与意义 …………… 29
  二、计划的种类与形式 …………… 30
  三、计划的原则 …………………… 32
  四、计划的步骤与方法 …………… 33
 第二节 目标管理 …………………… 36
  一、目标管理的概念与意义 ……… 36
  二、目标管理的特点 ……………… 37
  三、目标管理的基本过程 ………… 37
  四、目标管理在护理管理中的
    应用 ……………………… 38
 第三节 时间管理 …………………… 39
  一、时间管理的概念、意义 ……… 39
  二、时间管理的目的与基本步骤 … 40
  三、时间管理的策略 ……………… 40
  四、时间管理的方法 ……………… 41

第四章 管理的组织职能 ………………… 43
 第一节 概述 ………………………… 43
  一、组织的基本概念 ……………… 43
  二、组织的基本要素 ……………… 44
  三、组织的基本原则 ……………… 45
  四、组织的职能和作用 …………… 47
 第二节 组织设计 …………………… 47
  一、组织设计的概念 ……………… 47
  二、组织设计的基本类型 ………… 48
  三、组织设计的要求 ……………… 51
  四、组织设计的步骤与结果 ……… 51
 第三节 组织文化 …………………… 53
  一、组织文化的概念 ……………… 53
  二、组织文化的特点 ……………… 54
  三、组织文化的结构 ……………… 54
  四、组织文化的功能 ……………… 55
  五、护理组织文化 ………………… 55
 第四节 我国的卫生组织系统与护理
    组织系统 …………………… 57
  一、我国的卫生组织系统 ………… 57
  二、我国的护理组织系统 ………… 61

第五章 护理人力资源管理 ……………… 68
 第一节 概述 ………………………… 68
  一、人力资源管理的相关概念 …… 68
  二、人力资源管理的意义 ………… 69
  三、人力资源管理的内容 ………… 70
  四、人力资源管理的基本原则 …… 71
 第二节 护理人员的编设 …………… 72
  一、护理人员编设的原则 ………… 72
  二、影响护理人员编设的因素 …… 73
  三、护理人员的编配方法 ………… 74

四、护理人员的分工 …………… 79
　　五、护理人员排班 ……………… 81
第三节　护理人力资源的培训 ……… 83
　　一、人员的招聘 ………………… 83
　　二、护理人员的培训与继续教育 … 86
　　三、护理人员培养的发展趋势 …… 90
　　四、护理人员的绩效考核 ……… 92
第四节　护理人力资源管理的发展
　　　　趋势 …………………………… 94
　　一、护理人力资源管理的影响
　　　　因素 ………………………… 94
　　二、护理人力资源管理的发展
　　　　趋势 ………………………… 95
第五节　护理人员职业生涯发展
　　　　规划 …………………………… 97
　　一、职业生涯的相关概念及意义 … 97
　　二、职业生涯发展的阶段 ……… 98
　　三、职业生涯设计的原则与
　　　　要求 ………………………… 100
　　四、护理人员职业生涯发展规
　　　　划及管理 …………………… 101

第六章　领导职能 …………………… 107
第一节　领导概述 …………………… 107
　　一、领导的概念与要素 ………… 107
　　二、领导权威与影响力 ………… 109
　　三、领导者素养与能力 ………… 110
　　四、领导工作原理与要求 ……… 112
第二节　领导理论 …………………… 113
　　一、特征理论 …………………… 113
　　二、行为理论 …………………… 113
　　三、权变理论 …………………… 115
　　四、激励理论 …………………… 118
第三节　领导决策 …………………… 122
　　一、决策的概念 ………………… 122
　　二、决策的类型 ………………… 123
　　三、决策应遵循的原则与基本
　　　　要求 ………………………… 124
　　四、决策制定的程序 …………… 124
　　五、群体决策 …………………… 125

　　六、危机决策 …………………… 127
第四节　护理领导艺术 ……………… 128
　　一、领导艺术的概念 …………… 128
　　二、领导艺术的特点 …………… 129
　　三、人格魅力与领导艺术 ……… 129
　　四、护理领导的素质要求 ……… 137

第七章　控制职能 …………………… 139
第一节　控制职能概述 ……………… 139
　　一、控制的概念 ………………… 139
　　二、控制的重要性 ……………… 139
　　三、控制的类型 ………………… 140
　　四、控制的原则 ………………… 143
第二节　控制的基本过程、方法 …… 143
　　一、控制的基本过程 …………… 143
　　二、控制的基本方法 …………… 145
　　三、实施控制应注意的事项 …… 146
第三节　控制在护理管理中的
　　　　应用 …………………………… 147
　　一、风险管理 …………………… 147
　　二、安全管理 …………………… 149

第八章　护理质量管理 ……………… 152
第一节　概述 ………………………… 152
　　一、质量管理的概念与意义 …… 152
　　二、全面质量管理 ……………… 154
　　三、护理质量管理 ……………… 155
　　四、ISO9000 系列标准 ………… 158
第二节　护理质量标准与管理
　　　　模式 …………………………… 161
　　一、护理质量管理标准 ………… 161
　　二、护理质量管理模式 ………… 165
第三节　护理业务技术的质量
　　　　管理 …………………………… 168
　　一、护理业务技术管理的概念与
　　　　意义 ………………………… 168
　　二、基础护理管理 ……………… 169
　　三、专科护理管理 ……………… 170
　　四、医院感染管理 ……………… 171
　　五、护理信息管理 ……………… 172
　　六、护理新业务与新技术的

　　　　管理 ·················· 174
　第四节　预防护理缺陷的管理 ········· 174
　　一、护理缺陷的概念 ················ 174
　　二、护理缺陷的影响因素 ············ 176
　　三、护理缺陷的预防措施 ············ 176
　第五节　护理质量评价 ················ 178
　　一、护理质量评价的内容 ············ 178
　　二、护理质量评价指标 ·············· 179
　　三、护理质量评价的方法 ············ 180
　　四、常用的质量评价统计方法 ········ 180
　　五、临床护理服务评价的注意
　　　　事项 ·························· 184
第九章　医院成本管理 ·················· 185
　第一节　概述 ························ 185
　　一、成本与成本管理的概念 ·········· 185
　　二、医院成本管理的重要性 ·········· 187
　第二节　医院成本管理的内容与
　　　　　程序 ························ 188
　　一、护理成本管理的内容 ············ 188
　　二、成本管理的程序 ················ 189
　第三节　医院成本管理的组织与
　　　　　实施 ························ 193
　　一、成本管理的组织 ················ 193
　　二、成本管理专业培训 ·············· 195
　　三、成本管理实施方法 ·············· 196
　　四、常用的成本管理指标 ············ 197
　第四节　医院成本管理的发展
　　　　　趋势 ························ 199
　　一、我国医院成本管理的发展
　　　　情况 ·························· 199
　　二、医院成本管理未来趋势 ·········· 200
第十章　护理研究 ······················ 202
　第一节　护理研究概述 ················ 202

　　一、科学研究概述 ·················· 202
　　二、护理研究概述 ·················· 204
　　三、护理研究范畴、原则 ············ 205
　　四、护理研究的内容 ················ 208
　　五、护理研究的方法 ················ 208
　第二节　护理研究的步骤及研究课题的
　　　　　选定 ························ 211
　　一、护理研究的步骤 ················ 211
　　二、研究课题的选定 ················ 212
　第三节　护理论文的写作 ·············· 215
　　一、护理科研论文的写作 ············ 215
　　二、护理综述论文的写作 ············ 218
　　三、护理个案论文的写作 ············ 220
　第四节　护理科研管理 ················ 222
　　一、概述 ·························· 222
　　二、护理科研管理 ·················· 223
　　三、科技档案的管理 ················ 226
附录一　中华人民共和国护士管理
　　　　办法 ·························· 228
附录二　1998卫生部《临床护士规范
　　　　化培训试行办法》 ·············· 230
附录三　继续护理学教育试行办法 ······ 232
附录四　卫生技术人员职务试行
　　　　条例 ·························· 234
附录五　医疗事故处理条例 ············ 236
附录六　医院管理评价指南（2008版）··
　　　　 ································ 243
附录七　住院病人对护士工作满意度调
　　　　查表 ·························· 255
附录八　美国护理管理人员实践
　　　　标准 ·························· 256
参考文献 ···························· 260
中英文专业词汇对照索引 ·············· 262

第一章 绪 论

学习目标

- 掌握护理管理的概念、内容与方法。
- 熟悉管理与管理学的概念及管理职能。
- 了解管理的特征、研究对象及方法;护理管理的起源及发展趋势。

管理实践活动,是同人类社会一起产生,并随人类社会发展而发展的。管理活动历史漫长,但把管理作为一门学科进行系统研究,只有一百多年的历史。管理学是一门系统研究管理过程的普遍规律、基本原理和一般方法的科学。管理学研究的目的在于探讨如何运用有效的组织资源获得最大的社会效益和经济效益。护理管理学是管理学的一个分支,是将管理学的原理和方法应用于护理领域的一门科学。护理管理是医院管理的重要组成部分,它的目的是提高护理质量。护理管理者需要系统学习和掌握管理学的基本理论、方法和技术,并结合护理管理的特点,在实践中加以研究、探索和创新,不断提高护理管理能力和水平,保障护理服务的质量与护理专业的发展。

第一节 管理与管理学

一、管理概述

(一)管理的概念

1. 管理 管理(management)是人类活动中不可缺少的要素,随着人类共同生产劳动的开始而产生。不同的管理学派有不同的理解(表1-1)。

表1-1 不同管理学派对管理的定义

管理学派	定义
职能学派	管理就是计划、组织、指挥、协调和控制
决策学派	管理就是决策,管理就是领导
行为科学学派	管理是由一人或多人协调他人的活动,以达到最佳的工作效果
现代管理学派	管理是创造和保持一种环境,在这个环境中使人们共同为达到一个群体的目标而有效地工作

管理学界比较公认的定义是:管理是管理者协调人及其他组织资源,通过计划、组织、领导和控制的过程,使管理者和被管理者共同实现组织目标的活动过程(图1-1)。这个定义包括三层含义:第一,管理的目的是实现组织目标;第二,管理者必需有效地协调人、财、

物、时间、信息与技术等资源;第三,管理者需通过计划、组织、人员配备、领导、控制等职能来实现组织目标。

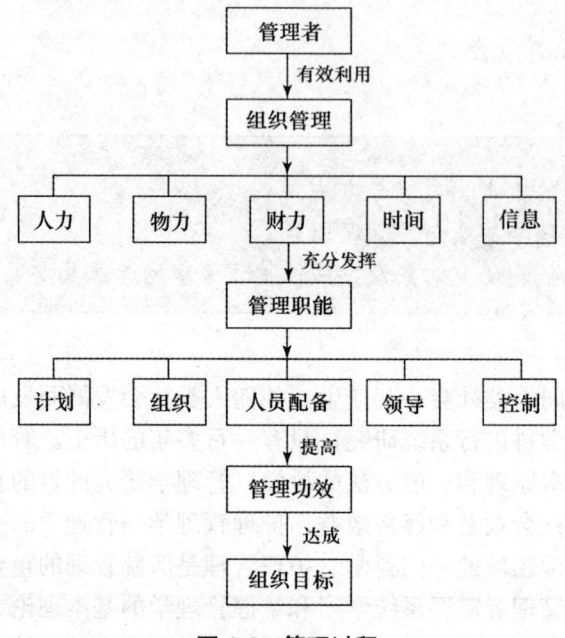

图 1-1 管理过程

2. 管理者 管理者是管理活动的主体,在管理活动中起主导作用,管理者是拥有组织的制度权力,并以这些权力为基础指挥他人活动的人。管理者都是在组织中工作。组织中的成员分为操作者和管理者:①操作者是直接从事某项工作或任务的,不具有监督其他人的工作职责,如病区的护理员;②管理者是指挥别人活动的人,位于操作者之上的组织层次中。组织中的管理者可以划分为基层管理者,如病区护士长;中层管理者,如科护士长;高层管理者,如护理部主任等。

(二)管理的职能

管理的职能是管理过程中各项活动的基本功能,是管理原则、管理方法的具体体现。不同管理学派对管理的职能认识有所不同,但基本划分为计划、组织、领导、人力资源管理和控制五个方面。

1. 计划 计划是指为实现组织管理目标而对未来活动进行规划和安排的工作过程,是最基本的职能。包含 5 个 W 和 1 个 H,即确定做什么(What)、为什么做(Why)、什么人去做(Who)、什么时间做(When)、在什么地点(Where)和怎样去做(How)。科学的计划工作,主要是正确地规定未来的发展,以组织目标为中心有效地利用现有的资源,以期获得最佳的经济效益和社会效益。

2. 组织 "组织"一词具有双重词性,作名词用时,主要指组织形态;做动词用时,指组织工作,即是指对人员角色安排和任务分配。在管理过程中,这两重词性都会涉及,教材中主要讨论动词意义上的组织工作。组织职能是指组织必要的人力和其他资源去执行既定的计划,以实现管理目标的一种功能。医院组织职能的主要内容包括组织的结构设计、人员配备、医院护理管理的规划与变动、医院护理管理授权等。

3. 领导　领导是指领导者带领和指导组织成员完成组织任务，实现组织目标的一项管理职能。护理管理者的领导职能就是管理者带领和指挥护理人员同心协力实现组织目标的过程。领导的实质是处理人际关系。领导工作成功的关键在于创造和保持一个良好的工作环境，激励下属努力工作，提高组织工作效率。

4. 人力资源管理　人力资源管理也称人事职能，是指管理者根据组织管理内部的人力资源供求状况所进行的人员选择、使用、评价、培训的活动过程，目的是保证组织任务的顺利完成。包括管理人员的选拔和聘任、员工的招聘、使用和培训。

5. 控制　控制是为实现组织目标，管理者对被管理者的行为活动进行规范、监督、检查，发现偏差即采取纠正措施，使工作能按原定计划进行，或适当调整计划以达到预期目的的管理过程。控制工作是一个延续不断、反复运行的过程，其目的在于保证组织的实际活动及其成果同预期目标一致。控制职能与计划职能密不可分。计划是控制的前提，它为控制提供了目标和标准；控制是实现计划的手段，没有控制，计划不能顺利实现。控制既是管理循环的终点，又是新一轮管理循环的起点。

（三）管理的对象

管理的对象是指管理过程中管理者所作用的对象，是管理的客体。主要包括以下几方面。

1. 人力资源　人力资源是组织中最重要的资源。包括被管理的生产人员、技术人员、下属管理人员以及他们的体力、智力、道德修养等方面的资源。人力资源管理不仅强调以人为本，做到人尽其才，才尽其用，同时还注重通过有效的人力资源的开发和人员职业生涯规划达到提高组织人力资源价值的目的。

2. 财力资源　指组织的经济和财务，是一个组织在一定时间内所掌握和能支配的物质资料的价值体现。任何组织都可以通过从财力资源有效运用的角度来达到提高管理水平与成效的目的。有效的财务管理在于使用尽可能少的资金创造尽可能多的财富。

3. 物力资源　指组织的有形资产和无形资产的总称，包括组织的设备、材料、能源和技术等。在进行组织物力管理时，管理者要遵循事物发展的客观规律，根据组织管理目标和实际情况，对各种物力资源进行最优配置和最佳组合利用，做到物尽其用。

4. 信息资源　信息是物质属性和关系的表象。信息资源主要包括管理活动中的各种数据、资料和情报等。信息管理就是根据实现组织目标的要求，建立完善高效的信息系统，保证各个管理层次和组织各环节互相沟通与联络，提供组织需要的各种信息。

5. 时间资源　时间是一种不可储存的、一去不复返的、有价值的无形资源，是运动着的物质的存在形式。对于时间的管理，要具有清晰的时间成本-效益概念，要善于安排和管理时间，争取做到在最短的时间内完成更多的工作，创造更多的财富。

案例分析

以色列是一个土地贫瘠、资源贫乏的小国，1948年5月建国，1993年国民收入却已达人均1.27万美元。其电子、仪表、航空等工业产品在国际上享有很高的声誉，成为发达国家军事工业和大公司的用户；其农业人口虽仅占全国人口的5%，人均年产值却高达42万美元，达到发达国家水平，农产品不仅满足本国需要，还大量出口欧美。其依赖的就是高质量的人才。

目前，以色列每1000个居民中有135名科学家和工程师，而美、日、德、英国却分别只有70、65、48和28人。这些科学家和工程师在1987年时发表的论文就是美国、英国、加拿大的2倍、日本的4倍。以色列工厂或农庄的劳动者都具有相当于高中毕业的学历，并经过职业培训方可上岗。正是由于高质量的人才队伍振兴了以色列国家的经济。

【思考】
结合该案例，讨论人、技术、管理三大要素在管理中的作用。

（四）管理的特征

特征是指一种事物区别于其他事物特有的、显著的征象及标志。根据管理概念和管理活动过程，管理具有以下特征：

1. **管理的二重性** 管理的二重性是指管理具有自然属性和社会属性。管理的自然属性是指管理所具有的有效指挥共同劳动和组织社会生产力的特征。它与生产力相联系。管理的社会属性是指管理所具有的监督劳动，维护生产关系的特征。它与生产关系相联系。管理的二重性相互联系、相互制约。一方面，管理的自然属性不可能孤立存在，它总是存在于一定的社会制度、生产关系中，管理的社会属性也不可能脱离管理的自然属性而存在。因此，两者相互联系；另一方面，管理的自然属性要求具有一定社会属性的组织形式和生产关系与其相适应，两者相互制约。

2. **管理的科学性与艺术性** 管理是由一系列概念、原理、原则和方法构成的知识体系，反映了管理活动的科学性。管理活动具有其内在的、共同的规律性，具有普遍适用的一般性原则。作为一项专门的业务活动，管理活动必须建立在科学基础之上才能有效进行管理。管理的艺术性是管理者熟练地运用管理知识，针对不同的管理情景采用不同的管理方法和技能达到预期管理效果的管理行为。它强调管理的实践性，没有实践，也就无所谓艺术。同时还体现在管理活动中管理者个人在解决管理问题时采用方法的创新性和多样性。

3. **管理的普遍性与目的性** 管理普遍存在于各种活动之中，这就决定了管理的普遍性。管理不仅适用于企业，也同样适用于政府、机关、医院和学校等公共事业单位。没有管理，任何组织将一事无成，同时，管理也是人类一种有意识、有目的的活动。管理的一切活动都要为实现组织目标服务，因此它有一定的目的性。管理目标既是管理的出发点和归宿，也是指导和评价管理活动的基本指标。所有的管理活动都必须把制定管理目标作为首要任务。

4. **管理的人本性** 管理要处理人与物的关系，物与物的关系，但最根本的是要处理人与人的关系。因此，人是管理活动的决定因素。任何管理都要从人的本性和人的需要出发，把提高人的素质，处理人际关系，调动人的主动性、积极性和创造性放在中心地位，把关心人、尊重人、培养人、发展人作为管理的最终目的，这就是管理的人本性。管理的人本性不仅要求管理者在管理中坚持人本原理，而且要求管理者在管理理论的研究中，也要贯彻以人为本思想，把对人的研究作为管理理论研究的重要内容之一。

5. 管理的综合性　任何管理活动都要受多种因素的影响，并通过综合活动解决管理过程中各种复杂矛盾，达到系统的协调和管理目标的实现，这就是管理的综合性。它决定了管理科学研究的复杂性和边缘性。

（五）管理的方法

1. 行政方法　指在一定组织内部，以组织的行政权力为依据，运用行政手段，如命令、指挥、规定等，按照行政隶属关系来执行管理职能而实施管理的一种方法，是管理的基本方法。特点是：①具有一定的强制性。以组织的行政权力为基础，以个人服从组织，下级服从上级为原则，时效性强，见效快。②具有明确的范围。它只能在行政所能够管辖的范围内起作用。③不平等性。上级对下级发出命令，下级在执行中不能以利益或其他方面的要求为代价，是以组织权力为基础，以服从为原则的。

2. 经济方法　指以人们的物质利益的需要为基础，依据客观经济规律的要求，运用各种物质利益手段来执行管理职能，实现管理目标的方法。特点是：①利益性：主要是利用人们对经济利益和物质利益的需求来引导被管理者。②交换性：是一种以一定的交换为前提，运用一定的报酬手段，影响被管理者去完成所承担的任务。③关联性：经济方法使用的范围十分广泛，与各方面都有着直接的联系，是现代管理中最主要的管理方法之一，它有着多方面的积极意义，但也存在一定的局限性。人们的需求不仅仅只有物质利益，决定人们行为的积极性也并非只有对经济利益的追求。管理者在具体管理运用过程中，要注意防止导致"一切向钱看"的倾向。

3. 教育方法　教育是按照一定的目的，要求对受教育者从德、智、体、美等诸方面施加影响，从而使受教育者改变行为的一种有计划的活动。特点是：①是一个缓慢的过程：它以转变人的思想、价值观为特征，以提高人的素质为目的。过程虽然缓慢，但产生作用后，维持的时间较其他方法持久。②是一个互动的过程：教育过程中，教育者与受教育者都在提高，是一个相互学习、相互影响的活动。③形式多样性：如思想政治工作、岗位培训、对员工感情投资、企业文化建设等。

4. 数量分析方法　指建立在现代的系统论、信息论、控制论等科学基础之上的一系列数量分析、决策方法。特点是：①模型化：即在假定的条件下，运用一定的数理逻辑分析或电子计算机，将要解决的问题建立起一定的模型。②客观性：在使用这些方法时，除了假定前提条件和选择分析的数量分析方法之外，在建立模型和进行推导过程中，基本不受人为因素影响，具有较强的客观性。

二、管理学概述

（一）管理学的概念

管理学（management）是一门系统地研究管理过程的普遍规律、基本原理和一般方法的综合性应用科学。它是自然科学和社会科学相互交叉产生的一门边缘学科。发展到今天，已经形成一个庞大的管理学体系，它不仅是一门具有规范意义的理论科学，而且还是一门对管理实践具有直接指导意义的科学。

（二）管理学的特点

1. 实践性　管理学理论直接来源于管理的实践活动，并能直接地运用于管理实践活动。

它是通过众多的管理实践活动，并在此基础上进行深入的分析、总结而形成的。管理学阐述的原理、原则、方法等是否科学，其标准只能从其能否用于指导管理实践中得以检验。

2. 综合性　管理学的综合性是由管理实践活动的复杂性决定的。管理活动中，人们除了受生产力、生产关系、上层建筑等因素影响外，还受到心理的、文化的、情感等因素影响。因此，管理者必须考虑组织内外存在的各种影响因素，学习和掌握多种学科知识，如心理学、行为学、社会学、经济学、政治学等，运用多种管理方式和管理手段达成组织目标。因此，管理学具有综合性，属于边缘科学的软科学。

3. 社会性　管理学研究的是管理活动中的各种关系及其一般规律，其中主要是对人的管理的研究。人既是管理的主体，也是管理的客体，人是社会群体的组成部分。因此，管理学带有很强的社会性特征。管理活动涉及人类社会的每一个角落，受到社会结构、社会制度、社会心理因素以及社会成员的价值、准则、意识和观念的影响。同时，管理也随着时代发展而发展，不同历史时期和生产力发展的不同阶段，管理方法也不同。管理受国情和时代的制约，也是其社会性特征的表现。

（三）管理学的研究内容

1. 生产力　主要研究如何合理规划组织生产力，如何合理分配和充分利用组织中的人、财、物、时间和信息等，以适应组织目标及社会发展的需求，得到最佳经济效益和社会效益。

2. 生产关系　主要研究如何建立和完善组织机构与管理体制，如何正确处理组织中人与人之间的相互关系，如何有效的实施激励机制，最大限度调动各方面积极性和创造性，达到最终实现组织目标的目的。

3. 上层建筑　主要研究如何使组织内部环境与外部环境相适应的问题。即如何使组织中各项规章制度、劳动纪律、文化氛围和社会政治、经济、法律、道德等上层建筑保持一致，以维持正常的生产关系，促进生产力发展。

第二节　护理管理学

一、护理管理概述

（一）护理管理的基本概念

世界卫生组织指出，护理管理（nursing management）是系统地利用护理人员的潜能，并系统地安排和应用其他人员、设备、环境及护理活动的各个环节，以提高人们的健康水平的过程。是以提高护理质量和工作效率为主要目的的活动过程。管理中要对护理工作的诸多要素进行科学的计划、组织、领导、控制和协调，以便使护理系统实现最优运转，为服务对象提供最优的护理服务。护理管理既是一门科学，也是一门艺术。它的科学性体现在其方法及原则是依照科学的管理方法研究而形成的行为知识；它的艺术性体现在护理管理者必须通过有效的管理，运用组织才能，通过合理的分工与授权，使每一位人员充分发挥自己的潜能，圆满地完成护理组织的目标。

（二）护理管理学的发展历史

护理管理的实践活动及管理的思想观念从古代就产生了，与护理专业的发展历史一样的悠久。但早期的护理管理既不系统，也不规范，更不科学。真正科学的护理管理是从近代护理学创始人弗洛伦斯·南丁格尔（Florence Nightingale，1820—1910年）时期开始的。她首先创立了一套护理管理制度，采用系统化的管理方式，使护理人员担负起护理病人的责任，适当授权，以充分发挥每位护理人员的工作潜能。同时，设立护理组织，要求每个医院必须设立护理部并由护理部主任来管理护理工作。病区则设立护士长，管理病房的护理行政与业务。她还建立了医院设备及环境方面的管理要求，重视病房的采光、通风、照明、墙壁的颜色等环境管理。强调医院的设备要满足护理工作的需要。注重提高护理工作效率及护理质量。要求护理人员经过专门的培训，护理管理者必须接受一定的管理训练。

南丁格尔时代以后，进入了现代护理管理阶段。各国护理管理者相继学习南丁格尔的护理管理模式，逐渐将管理学的原理及技巧应用到护理管理中，强调了护理管理中的人性管理，指出护理管理的核心是护理质量管理。随着先进的管理思想和管理方法的渗透和引用，护理管理逐渐由经验管理走上科学管理的轨道。

（三）护理管理的特点

1. **广泛性**　护理管理的广泛性首先体现在管理的对象范围广泛，护理管理对护理专业工作所涉及的范围及所需要的资源都要进行管理，包括组织管理、人员管理、业务管理、教学管理和科研管理等。其次是参与管理的人员也较多，在一个医院内，护理管理人员一般分为三个层次，不同的管理层次有不同的管理职责。高层管理者，如护理副院长或护理部主任，主要负责全院护理工作的决策、组织、指导、护理质量标准的制订、护理质量的控制等；中层管理者如科护士长，其主要职责是组织贯彻执行护理部所制定的决策，指导及协调基层护理管理者的管理工作；病房护士长是基层护理管理者，其主要职责是组织及协调护理人员完成病人的护理工作。

2. **实践性**　护理管理学是以管理学为基础的，护理管理活动广泛存在于护理实践活动中，因此具有很强的实践性。在护理管理中要结合护理实践，综合应用有关知识及理论，应用管理原则及原理，达到最佳的社会效益和经济效益。同时，在护理管理实践中，逐步建立适用于我国护理模式的管理理论及管理模式。

3. **专业性**　护理学是医学领域中一门独立的学科，是将自然科学和社会科学紧密联系起来的为人类健康服务的综合性应用科学。护理学的任务和目的在于促进人类身心健康和满足人民身心方面的护理需要。当前护理已由医学辅助学科，发展成为独立的护理学科，具有其本身的专业特点。因此，要求护理管理者在管理中要遵循护理专业的特点及规律性，在管理体制及管理方法上要适应专业的特点。具体表现在：适应护理工作的服务性及科学性要求；适应护理工作的个体性及协调性要求；适应护理工作的连续性及不规律性要求；适应护理人员性别特征和工作性质的要求。

（四）影响护理管理的因素

护理管理是一个开放的组织系统，受许多因素影响。

1. **医疗机构外的因素**　一个国家的社会制度、发展计划、产业政策以及科学技术的进步等都会直接和间接影响医院的运转以及利益的分配。医院的管理结构会随着外部环境因素以及内部各种因素的改变做出适当调整。护理管理作为医院管理的重要组成部分，医疗机构以外的因素对护理管理也产生巨大而又深远的影响。因此，护理管理者应及时预测并了解这些变化，及时采取应对措施，以适应这些变化对护理的影响。

2. 医疗机构本身的因素　医院护理组织系统的服务宗旨、目标、性质、机构设置、管理幅度、管理方法、物理环境、信息系统、服务质量控制体系、人员选拔、安排及培养训练等都会影响护理管理。

3. 医院护理管理组织结构的因素　护理部是医院管理中的职能部门，在院长或主管护理的副院长领导下，负责组织和管理医院的护理工作。与医务行政、教学、科研、后勤管理等职能部门并列，互相配合，互相协调，共同完成医院各项工作。按照卫生部要求，我国目前大多数医院护理管理体制的设置情况基本如下：

（1）护理部主任　县及县级以上医院均设护理部，实行院长领导下的护理部主任负责制。500张以上病床单位的医院要求设置专职护理副院长，并兼任护理部主任，另设护理部副主任2人；300~500张床单位的医院，或虽不足300张，但医疗、教学、科研任务繁重的专科医院，设护理部主任1人，副主任1~2人；300张床单位以下的医院，设总护士长1人。

（2）科护士长　100张床单位或设有三个护理单元以上的科室，以及任务繁重的手术室、急诊科、门诊部设科护士长。科护士长在护理部主任领导和科室主任的业务指导下，全面负责本科室的护理管理工作。

（3）护士长　护士长是医院病房和其他基层单位护理工作的管理者。病房护理管理实行护士长负责制。护士长在护理部主任（或总护士长）、科护士长领导和科主任业务指导下开展工作，护士长与主治医师共同配合负责病房全面管理工作。

我国目前医院均实行护理部主任、科护士长、护士长三级管理或总护士长、护士长二级管理体系。

4. 护理人员的因素　护理人员的数量、个人背景、价值观、信仰、受教育状况、能力、素质、技术水平、工作动机、凝聚力、社会背景及人际关系等因素都会影响护理管理的方式、方法和效果。护理管理人员在医院护理人才队伍建设中具有十分重要的地位，选择素质好、能力强的护理人员，对高质量、高效率完成医院护理工作，实现医院护理管理目标有着十分重要的意义。

5. 服务对象的因素　服务对象的年龄、性别、社会文化背景、健康问题的性质、对护理工作效果的期望值等，都会影响护理管理工作。

二、护理管理学基本内容

（一）护理管理学的任务

广义上讲，我国目前护理管理学面临的任务是总结我国护理管理的经验，研究并借鉴国外先进的护理管理理念、模式和方法，创立适合我国护理工作的护理管理理论。具体内容包括：完善护理服务内涵体系；建立护理服务评估体系；实施护理项目成本核算，实现护理成本核算标准化、系统化、规范化的管理；探寻护理管理工作规律向人们提供优质的护理服务。为了实现这些目标，需要做好以下工作：

1. 加强护理人员的素质管理

（1）加强职业道德教育　树立正确的人生观和价值观，必须具有良好的职业道德，必须增强服务意识和责任感，乐于奉献，勤于工作，爱岗敬业。努力塑造认真细致、热情周到的职业形象。

(2) 加强业务素质的管理　在加强基础知识学习的同时，还要不断加强新知识、新理论、新技术的学习。培养护士"爱学、会学、学会"的终身学习能力，鼓励他们参加继续教育学习，努力为他们创造外出学习的机会，在不断的理论、技术、操作训练和评价中，调动大家的学习热情，提高护士的业务素质。

(3) 加强法律法规教育　教育和引导护理人员学法、懂法、执法、守法，明确自身的法律责任，学会运用法律手段保护病人和自己，学会如何处理有关的法律问题、如何防范医疗差错事故的发生。

2. 加强监控和质量管理　各项工作均应建立完善的规章制度，要使操作规范化，工作程序化。同时，必须加强护理工作全过程各个环节的质量管理。明确各环节的质量特征和质量内容，制订评定、评价标准，规范护理行为，定期检查和随机抽查，提高过程管理水平，避免差错事故的发生。护理管理者还需要及时评估下属的工作情况，对于工作不良者，要耐心教育和正确指导，督促他们改进工作，对于工作业绩突出者，要及时给予表彰鼓励。

3. 做好协调工作　协调的作用在于求同存异，通权达变，减少矛盾，提高管理工作效率。协调是做好管理工作的核心。护理管理者的沟通协调职能主要是上传下达，协调左右、内外关系，使护理工作在医院内运行上下融合、左右顺畅。护理管理者还需要与病人及其家属进行有效的协调和沟通。由此可见，提高协调和沟通能力，对护理管理者来说是至关重要的。

4. 做好护理人才的选拔和培养　组织的竞争就是人才的竞争。选拔和培育人才是管理者最重要的任务之一。护理人员的培训是组织和优化护理人力资源结构，激发护理人力资源潜力，提高人力资源使用效率的有效措施。护理管理者需要对医院护理人员进行合理安排、认真选拔、计划培训、有效利用。要为组织寻求高素质护理人才，使他们在组织中得到支持和发展，并能够在实现医院目标的同时提高自己的职业价值。要充分调动人的积极性，使护理人员的个人潜能得到最大限度地发挥，不断降低人力成本，配合其他管理部门，提高护理工作效率，实现组织管理目标。

(二) 护士长的角色功能

1. 角色概念　"角色"一词最初源于戏剧，自1934年米德（G. H. Mead）首先运用角色的概念来说明个体在社会舞台上的身份及其行为以后，角色的概念被广泛应用于社会学与心理学的研究中。社会学对角色的定义是与社会地位相一致的社会限度的特征和期望的集合体，即一个人在某位置或状况下被他人期望的行为总和。例如：老师和学生是两个不同的角色，都处于学校人员结构中特定的位置。老师担负教导学生的权利和义务，学生有向老师请教的权利和认真学习知识的责任和义务。一个人常担负有多种角色。例如：一个人既是护士，但也是她丈夫的妻子、孩子的母亲，同时又是她父母的女儿。但在一定场合中，只能充当一种角色，否则会发生角色冲突。

2. 护士长角色　护士长是医院护理管理体系中的基层管理者，主要责任是带领病房全体护理人员共同完成部门护理任务，处理病房各种危急或突发事件，在信息沟通中承上启下，协调医护以及护患关系等。护士长的角色归纳为以下十一类：

(1) 护理管理者　护士长在病房8小时在班，24小时负责。参加护理部或院方各种会议、主持病室会议、组织护理查房、考核下属工作情况和工作业绩、管理病室教学与科研、负责排班、接待来访者、介绍病室环境和设施等。工作需以身作则，为人表率。指导并带领下属护理人员共同完成护理任务，实现护理目标。是"病房的象征"。

(2) 联络者　护士长在工作中需要不断与护理人员、上级护理管理者、医师、其他医技人员、病人及家属、后勤等人员进行沟通，要处理好纵向、横向、斜向关系，以保证创造一个良好的工作场所和利于病人治疗、康复的环境。

(3) 监督者　护士长有权利和责任对病房各项护理活动与资料进行监督和检查。要经常巡视病房，收集病人病情，检查护理计划实施情况；查对处理医嘱；检查护理交班记录、技能操作、护理质量；听取医师、病人及家属反映；监督各项规章制度的落实，促进各项护理活动顺利进行。

(4) 传达和宣传者　护士长要主持病室各种会议，向护理人员传达上级的文件、指令、命令和政策精神等；宣传有关方针政策、规定及有关护理知识；收集病人、家属及护理人员的意见并汇报给上级管理部门。

(5) 护、患代言人　护士长应维护护理人员群体的权利和利益，代表护理人员与其他医务人员协商工作，与行政和后勤部门协商保护护理人员的权益。同时，护士长需要代表病人反映他们的合理要求，与相关人员联络沟通，以解决病人的问题，满足他们的健康需求。

(6) 计划者　护士长要规划病房各项护理业务工作，制订年度、季和月工作计划，提出工作改进方案，促进护理质量的提高；指导和协助护理人员制订或修改护理计划；根据需要适时修订病房规章制度、各级护理人员岗位职责等。

(7) 冲突处理者　护士长有责任协调和处理病房人员之间的冲突和矛盾，通过协商、劝告、解释和说明等管理手段，使矛盾双方相互理解，顾全大局，维持部门工作氛围的和谐。

(8) 资源调配者　护士长负责病房资源的合理分配和有效使用，包括护理人力资源的有效组合，保证各班次护理人力能够满足病房护理工作需要；对科室仪器、设备、办公用品等耗材性物品的计划、申请、领取、保管、维修和报废，保证临床医疗、护理工作正常运转。

(9) 协商谈判者　护士长需要与医院有关部门人员进行正式和非正式的协商与谈判。例如：向上级申请调整护理人员，增加医疗仪器设备，改善病房环境，讨论护理人员的培训计划、福利待遇、医护协作等问题。

(10) 教育者　护士长有责任对本科室的护理人员进行教育，是护理人员、进修护士、护士学生护理业务技术方面的指导者和教育者。同时还安排科室护理人员对病人及其家属进行护理指导和开展健康教育。

(11) 变革、创新者　护士长有着丰富的基层护理管理经验，最能发现护理管理问题。因此，在病房护理服务模式、管理方法和管理手段等方面，可以大胆变革，积极创新，提高护理管理水平和管理能力，达到提高护理服务质量的目的。

(三) 护理管理者的基本素质

护士长除了具有一般的身体素质、思想素质以外，还需要具备以下一些能力素质：

1. 适应护士长角色　护士长角色的期望主要有：医院、科室、护理组织要求护士长严格执行各项规章制度和岗位职责；满足患者的需要；树立良好的护理专业价值观；满足护士群体利益的需要，加强与护理相关部门、科室、人员的有效沟通与合作等。护士长要适应和承担好这些角色要求。

2. 较强的非权力性影响力　传统管理理论注重指挥过程，而现代管理理论强调影响过程。按现代管理理论，可以认为护士长自身的行为是护士的典范，护士长良好的职业道德和人格魅力、丰富的才能和渊博的知识、良好的自制能力和人际关系，严谨的工作作风和高超的护理技术等无不影响着护士。护士长作为护理管理的基层管理者，要带好病室一班护理人员，单靠行使上级赋予的权力是不够的，还需要不断加强自己的品德、才能、知识、能力等方面的修养，在护士中树立起较高的威信，增强自身的凝聚力和号召力，使下属从心理上信服、尊敬、顺从和依赖，并改变他们的不良行为。

3. 出色的管理艺术　管理艺术是管理者在运用管理理论进行管理实践时，所表现出的个人行为态度与行为方式。护理管理既是艺术，也是技巧。一位富有管理艺术的护士长，善于用简练的语言表达自己的意图；善于做思想工作，抓住护士的心理，即使批评对方也能接受，达到预期的效果；善于交往，能够与各种不同意见的人沟通思想；善于明察秋毫，辨明是非，具有敏捷的思维和准确的判断能力，能及时发现问题，做出正确的决策，应付自如，工作效率高等。护士长应该学会充分运用管理艺术包括决策艺术、指挥艺术、交谈艺术、激励艺术、协调艺术等，才能成为合格的护士长。

4. 护患代言人　首先要关心、爱护、尊重、理解护士，对自己的下属要以诚相待，做护士的知心朋友，尽量满足下属护理人员的群体利益。代表护理人员与其他业务人员协商业务工作，与行政后勤部门协商为护理人员争取权益。护士长要代表患者的利益，反映患者和陪护的要求，与有关人员联系和沟通，为患者解决困难，尽量满足他们的需求。

5. 学科带头人　护士长还应有扎实的专业知识、管理知识、广博的人文社会知识等。应精通本专业知识，了解本专业的新进展，成为学科带头人；练就精湛的技术，做执行各项操作规程的模范；取得护士在专业知识和护理操作技能方面对护士长的佩服。护士长要善于学习和掌握应用于临床的一系列新的检查、诊断、治疗和护理方法以及新的医疗、护理设备的应用。并带领全科加强护理新理论、新知识、新技术的学习，积极开展护理科学研究。

6. 心理素质　良好的心理素质即指心理健康或具备健康的心理。护理管理者的心理素质包括：事业心和责任感、改革和创新意识、心理承受能力、心理健康状况、气质类型和护理管理者的个人风格等。

三、现代护理管理的发展趋势

现代护理管理学是研究护理管理活动的基本规律、基本原理、方法和技术的一门科学。目前，世界发达国家护理管理的宗旨是：以优质的护理服务满足人的生理、心理、精神、文化和发展等方面的健康需要；尊重并保护病人的权益；建立护理质量标准及标准体系；培养高素质护理人员等。

我国未来护理管理的科学化程度也会越来越高，将会不断完善相关法律、法规；护理标准化管理将逐渐取代经验式管理；护理质量保障体系的建立和完善已成为护理管理的重点内容；广泛使用计算机管理；突出以人为本思想，注重护理管理人员培训，建立护理支持系统，使护士职能专业化等。

（一）现代护理管理发展概述

1. 管理理论在现代护理管理中的应用

（1）系统理论的应用　系统原理就是运用系统论的基本思想和方法指导管理实践活动，解决和处理管理的实际问题。系统原理已广泛应用于护理管理之中，它要求在制订护理管理系统目标和决策时，要充分把握系统原理的主要特征，在护理系统的目的性、整体性、层次性、环境适应性和动态平衡性方面进行全面分析,科学分解,明确各科室和部门的目标,进而在合理分工的基础上有效综合协调,从而保证护理管理目标顺利实现。

(2) 人本原理的应用　人本原理又称主观能动性原理。人是管理活动的主体,一切管理活动都要坚持从人出发,以调动和激发人的主观能动性为中心,保证管理目标的实现。因此,护理管理者要把培养和提高护士整体素质放在工作首位,重视护理人员的需求,激励他们积极性和创造性,给予他们更好的教育和培训,使护理人员与护理组织共同发展,更好地实现护理目标,进一步完善护理管理目标。

(3) 动态原理的应用　动态理论的概念是:组织和管理处于动态变化的社会大系统中,由此带来管理主体、管理对象、管理手段和方法上的动态变化。随着医学模式的改变、人口老龄化和疾病谱的改变,对护理专业提出了新的要求,这就需要护理管理者重视收集信息和科研成果,注意反馈,及时调整管理工作内容和方法,保持一定的弹性,以便随时适应客观世界发生各种可能的变化,有效地实现护理工作的动态管理。

(4) 效益理论的应用　效益理论是指一切管理都应首先服从经济规律,以最小的投入和耗费,获得最佳的管理效益,包括管理的经济效益和社会效益。作为医院的一个子系统,护理管理者应兼顾医院的经济效益和社会效益,正确处理好两者之间的关系,做到低投入、高效益,始终把社会效益放在首位,卓有成效地做好各项管理工作。

2. 建立临床护理支持系统　为了突出护理工作的专业性、科学性,提高护理人员工作的积极性、创造性,提高护理专业的社会地位,保证各层次护理人才的稳定性,护理管理者需要积极探讨如何建立临床护理支持系统,使护士分工专业化,保证具有不同经验、能力、学历层次的护理人员在工作中得到合理的分配和使用,以最佳地使用护理人力资源并促进其发展,这将是未来我国护理管理的一个重要课题。

3. 全面普及计算机网络化操作

(1) 促进护理管理手段科学化、现代化,使管理效益及管理决策更加精确、快速、有效。

(2) 保证护理管理与医疗、后勤、医技等部门的协调统一及护理管理中各项活动的统一协调。

(3) 计算机管理以控制为中心,通过周密的分析、计划、研究,精确量化各项管理指标,提高管理效益。

(4) 计算机的广泛应用,节约了护理人力资源,减少了护理人员和护理管理者从事非护理性工作的书面重复劳动,使他们有更多的时间为病人进行直接的护理服务,使护理管理者有更多的时间从事计划、组织、决策、协调及控制工作。

4. 现代管理学已成为护理教育、护理培训的重要内容　为了进一步提高护理人员群体管理素质,我国一大批的护理管理人员经过各种级别的培训,分别走上了管理岗位,使临床护理管理活动逐步科学化。各高等医学院校护理专业也增设了护理管理学课程。护理管理水平、管理效率和管理效果也将进一步得到提高,并进一步推动护理学科的发展。

(二) 现代护理管理学面临的挑战

1. 人才竞争对护理管理的挑战　首先,由于近年来我国人事制度和分配制度的改革,各地吸引优秀人才政策和措施纷纷出台,促使护理队伍中的高精尖人才流失率上升;其次,医院平均住院日缩短,病床周转率提高,使得护士在单位时间内工作量增加,护理任务繁重，而护理工作的社会地位偏低，工资水平不高，也造成一部分护理人员改行而从事其他行业的工作；另外，医院用人体制欠完善，各种保险待遇欠缺，使某些护理人员对专业发展前景、个人发展前途缺乏乐观态度而转行。

以上原因，造成相当数量的医院护士缺编、护理骨干短缺，而社会、经济、文化的发展，又促使人们对护理人员的数量、护理服务的质量提出了更高的要求，护理服务供需矛盾日益突出。这些问题既制约了临床护理服务质量的提高，也制约了护理人才队伍的建设和护理事业的发展，已经成为护理管理者所遇到的突出问题之一，如何解决，需要管理者综合思考。

2. 新知识、新技术对护理管理的挑战　当前，随着人类社会经济、文化的飞速发展，科学技术的迅猛进步，人们交流的日益频繁等，对护理专业也产生了很大的影响。由于医学模式的转变，人们对健康保健需求的日益扩大，为护理专业的职能也赋予了新的内涵，对护理从业人员和管理人员提出了更高的要求。各种新知识、新技术在临床实践中广泛开展，使护理新理论、新知识、新技术的应用范围日益拓展。护理人员不仅是病人医疗护理措施的提供者，也是健康教育的指导者和执行者、心理问题的疏导者等。现代护士不但要掌握医学和护理学的基本理论、基本知识和基本技术，还要学习和掌握一定的社会学、心理学、人文学、管理学、宗教、艺术等多学科的知识，以满足社区人群健康保健需求。同时，也要不断学习临床护理新业务和新技术，不断提高自身专业知识水平，以面对与国际护理接轨的挑战。因此，提高护理人员的综合素质将成为护理管理者的重要任务。

3. 全方位管理模式对护理管理的挑战　全方位管理模式（overall every control and clear），简称 OEC 管理模式，是全方位对每个人、每一天所做的每件事情进行控制和管理，其本质是把组织核心目标量化到人，把每一个细小的目标责任落实到每一位组织员工。

全方位管理模式的具体做法是：①确定护理管理目标，明确护理服务宗旨；②建立质量管理体系的组织结构；③制订一系列管理考核标准，标准要做到量化、细化、透明化、要把工作目标分解到每一个岗位、每一个员工，做到"事事有人管，人人都管事"；④营造服务氛围，推进质量管理体系的运转；⑤建立工作质量考核监督办法；⑥建立有效的激励机制。全方位管理模式将护理质量列入考核标准，能有效指导临床护理实践，增强护理人员全面周到细致的服务意识，体现了"以病人为中心"的整体护理思想，也有助于提高护理管理水平。

面对现代护理管理学面临的诸多挑战，开拓创新是推动护理管理发展的动力。因此，要求护理管理者必须拥有与时俱进的管理理念，应该树立科学的发展观，从世界角度、从战略高度去认识、思考和分析我国护理管理发展的方向，去探索适合中国特色的护理管理模式，不断提高护理管理效率和组织竞争力，以满足社会对多层次、多元化、高品质化护理服务的需求。

案例分析

在 2003 年抗击非典型肺炎的战场上，广大医务工作者发扬白求恩精神，无私无畏，冲锋在前，用生命谱写了救死扶伤的壮丽篇章。广东省中医院急诊科护士长叶欣，因抢救"非典"病人而不幸感染"非典",以身殉职,牺牲在抗击"非典"的战场上(2003年3月25日凌晨,享年47岁)。生前,她留下了一句令人刻骨铭心的话:"这里危险,让我来"。把风险留给自己,安全留给病人,这是无数医务工作者的崇高精神境界。正是有了我国政府的高度重视,医院安全管理措施的到位和一大批医务人员的顽强奋战,"非典"蔓延的势头才得以遏制,人民群众才得以安享宁静的生活。

【思考】
1. 医院的护理管理者一般分几个层次?叶欣护士长是属于哪个层次的管理者?护士长角色与职责包括哪些?
2. "非典"蔓延的势头能得到及时的控制,请你谈谈护理管理在其中的作用。

复习思考题

1. 解释名词:管理、管理学、护理管理、现代护理管理学。
2. 常用的管理方法有哪些?联系护理工作实际,举例说明管理方法的正确运用。
3. 管理有哪些职能与重要作用?
4. 护理管理者的角色行为和基本素质有哪些?
5. 现代护理管理学面临哪些挑战?应如何应对?

第二章 管理理论与原理

学习目标
- 掌握现代管理原理和原则在护理管理工作中的应用。
- 熟悉现代管理理论的主要观点及管理新理论的观点。
- 了解中国古代的管理思想、西方古典管理理论的代表人物及其主要观点。

在人类历史进程中,自从出现了有组织的活动,就有了管理活动。人类的管理活动可以追溯到原始社会的氏族社会时期,从这个意义上来说,管理活动的历史可被视为同人类历史一样悠久。管理活动的出现促使一些人对这种活动加以研究和探索。早期的认识和见解,形成的是朴素、零散的管理思想,未形成科学的管理理论和学说。随着资本主义生产关系和市场经济方式的确立,社会化大生产的形成,生产过程中的问题和矛盾暴露出来了。在这一历史背景下,现代意义上的管理思想和管理理论应运而生。管理思想来自于管理活动中的经验,管理理论是管理思想的提炼、概括和升华,管理理论对管理活动有指导意义同时又受到管理活动的检验。

第一节 概 述

一、中国古代的管理思想

在人类漫长的管理活动实践中,中国古代先人创立了十分宝贵的管理思想。在我国历史文化宝库中,记载了许多思想理论家和卓越的管理者的管理经验和管理思想,但由于缺乏系统的研究和探索,没有形成科学的管理理论,我国古代的管理思想主要体现在以下几个方面:

(一) 系统管理思想

在中国古代最为辉煌的成就是始建于公元前 200 多年的世界奇迹万里长城,其建筑、使用、设施配备、修建质量的管理方面,都充分体现了系统的管理思想。战国时期修建的都江堰水利工程,成功地解决了大河分流、排沙、引水、灌溉等一系列问题,是我国古代系统管理思想的又一个典范。

(二) 社会管理思想

孙子说:"其身正,不令而行;其身不正,虽令不从。"说明上级人员的素质对下属的影响。孔子主张"节用而爱人,使民以时",提倡开源节流、勤俭建国。这些思想与现代管理强调领导者要通过非权力性影响力来赢得下属拥护的观点是一致的。

(三) 战略管理思想

春秋时期的《孙子兵法》是中国古典军事文化遗产,它成为国外许多企业培养管理人才的必修课程。"知己知彼，百战不殆；不知彼知己，一胜一负；不知彼，不知己，每战必殆"说明策略、决策、对策在管理中的重要性。三国的赤壁之战、空城计等，都是运用战略和策略，以智取胜的典范。

（四）人际管理思想

中国古代思想家非常重视良好的人际关系在管理中的运用。《论语》中的"以和为贵"思想，在中国古代，无论是儒家还是兵家、法家，都主张管理中的"和"；荀子的"上不失天时，下不失地利，中得人和，则百事不废"。孟子进而提出"天时不如地利，地利不如人和"。这些思想强调"天时、地利、人和"，与当今的"和谐"理念非常一致。

（五）其他管理思想

"以德为先"、"无为而治"、"中庸之道"的管理思想也是中国古代遗留下来的管理思想宝库。"以德为先"，提倡贤人政治，崇尚以德治国，强调管理者的道德素质，这是以儒家为代表的管理思想。"无为而治"是由道家提倡并产生广泛影响的管理思想，"无为"可以减少管理者遇到的心理阻力，避免引起不满；"无为"可以减少冲突；"无为"可以充分发挥组织机构的作用。"中庸之道"堪称中华管理思想中的精粹，要求管理者凡事要适度，把握好矛盾的双方，掌握灵活多变的原则，使矛盾双方协调一致。

二、西方古典管理理论

西方古典管理理论形成于19世纪末和20世纪初的美欧，注重的是管理的科学性、精确性、法理性和纪律性。它分为科学管理理论、管理过程理论和行政组织理论。

（一）科学管理理论

1. 概述　科学管理理论着重研究如何提高单个工人的生产率。最重要的代表人物是美国的弗雷德里克·泰勒（Frederick W. Taylor）。泰勒被称为"科学管理之父"，他出身于美国费城一个富有的律师家庭，中学毕业后考上哈佛大学法律系，但因眼疾而不幸被迫辍学。1875年，泰勒进入一家机械厂当学徒工，1878年转入费城的一家钢铁公司当技工，1884年升任总工程师，1906年担任美国机械工程师学会会长。

19世纪末20世纪初，针对美国工厂中管理落后、工人劳动生产率低下的状态，泰勒进行了一系列的探索和研究。他的研究主要反映在三个最有名的实验上：搬运生铁块实验、铁锹实验、金属切削实验。他的三个实验通过生产过程或工具的改进在提高组织劳动生产率方面取得了前所未有的成就，他首次提出了科学管理的概念。《科学管理原理》一书出版于1911年，这标志着科学管理理论的形成。

2. 科学管理理论主要内容

（1）工作定额，效率至上　泰勒对工人工作的基本动作进行详细分析，找出最节约时间的操作方法，得到完成工作的基本动作所需要的时间，以提高劳动生产率，据此制订一个工人的"合理日工作量"，这就是工作定额。

（2）标准化　泰勒通过选择使用标准化的工具、机器和材料，确定标准化的操作程序，并使作业环境标准化，从而提高劳动生产率，这就是所谓的标准化原理。

（3）能力与工作相适应　为了提高劳动生产率，必须为工作挑选有能力的第一流的工人，实现人的能力与工作岗位相匹配，并根据岗位要求培训人员。

（4）差别计件工资制　"差别计件工资制"，是指计件工资率随完成定额的程度而上下浮动。泰勒通过制定科学的定额标准，根据标准提出了一种新的报酬制度-差别计件工资制，按工人的实际工作表现支付报酬，其目的是调动工人劳动积极性，提高产量。

（5）计划职能与执行职能分离　为了采用科学的工作方法，泰勒主张把计划职能与执行职能分开。由专门的计划部门承担计划职能，对工人发布命令、进行控制；由所有的工人和部分工长承担执行职能，按计划规定的标准执行。

（6）泰勒还强调，劳资双方共同协作能使双方受益；实行"职能工长制"，使管理人员职能明确；提出例外原则，让高级管理人员把例行事务授权给下级管理人员，自己只处理例外事务。

(二) 管理过程理论

1. 概述　管理过程理论着重研究管理职能和高层次管理工作的原则，其代表人物是法国的亨利·法约尔（Henri Fayol）。法约尔被公认为是欧洲杰出的经营管理思想家，1860年从一所矿业学院毕业后进入一家采矿冶金公司，1888年他出任该公司总经理。1916年法国矿业协会的年报公开发表了他的著作《工业管理与一般管理》。他的理论贡献主要体现在对管理职能的划分和管理原则的归纳上。

2. 管理过程理论主要内容

（1）管理的基本职能　他认为企业的基本活动有六项：技术活动、商业活动、财务活动、安全活动、会计活动和管理活动。而管理活动是六项基本活动中的核心和关键活动，包含五项基本职能，即计划、组织、指挥、协调、控制。

（2）管理的14条原则　法约尔提出了一般管理的14条原则：分工、权力与责任、纪律、统一指挥、统一领导、报酬合理、个人利益服从集体利益、集权与分权、等级链与跳板、秩序、公平、人员稳定、集体精神、首创精神。

（3）管理的技巧与能力　法约尔认为管理人员应该具备特别的能力和品质，包括：身体条件、智力条件、精神条件、通用知识、专门知识、经验。

法约尔还用图表来说明，不同级别人员在管理中应具备的能力要求也应不同。对工人来说，技术最重要；而对于管理人员而言，随着级别不断上升，管理知识越来越重要。

(三) 行政组织理论

1. 概述　该理论的代表人物是德国著名的社会学家和经济学家马克斯·韦伯（Max Weber）。他侧重于行政管理组织理论的研究，从行政管理的角度对管理的组织结构体系进行深入探讨，提出了"理想的行政组织体系"理论，目的是解决管理组织结构优化问题。

2. 行政组织理论主要内容

（1）等级、权威、行政制是一切社会组织体系的基础　权力与权威有三种类型：法定的权力与权威、传统的权力、超凡的权力，组织必须以法定的权力与权威作为组织体系的基础。

（2）建立理想行政组织体系　其特点有：①明确的组织分工；②自上而下的指挥链或等级体系；③根据正式考核或教育培训而获得的技术资格来选拔员工，从而合理任用人员；④建立职业的管理人员制度，行政管理人员是专职的管理人员，领取固定的薪金，并有明文规定的升迁制度；⑤行政管理人员必须严格遵守组织中的规则、纪律和办事程序；⑥除了个别需要通过选举产生的公职外，所有担任公职的人都是任命的；⑦组织中成员之间以理性准则为指导，成员之间的关系只有职位的区别，不受个人情感的影响。

韦伯认为，这种理想的行政组织体系是最符合理性原则的，其效率是最高的，在可靠性、精确性、法理性和纪律性方面优于其他组织形式。

（四）古典管理理论的评价及应用

西方古典管理理论在传统管理积累经验的基础上，分析了管理过程，明确了管理的各项职能，提出了实现管理职能所需要的行政组织结构体系，形成了一系列科学管理的理论和原则，在实践中极大地推动了当时的工业和企业的发展，并对现代管理思想产生了重大影响。但它也存在着一定的历史局限性，把管理的对象视为被动的受支配者和理性经济人、机器的附属物，忽视了人的其他需求；把组织看成是一个封闭的系统，忽视了外部环境的影响；其管理方法倾向于独裁式管理，忽视了人的主观能动性。

古典管理理论在护理工作中的应用主要表现在：为功能制护理分工方法的建立提供了依据；不同层次的护理管理人员有着不同的职责、权利和分工；根据岗位不同，分工不同，进行人才选拔和相应的培训；奖惩处罚有明文规定的制度。

三、西方行为科学管理理论

行为科学管理理论产生于20世纪20年代，形成于20世纪40年代末到50年代初。随着生产力的发展，组织结构日益复杂，人们认识到只凭技术条件、金钱刺激和物质条件来提高生产力是低效的，于是有学者开始应用心理学、社会学、人类学的知识来研究组织中人们的动机、行为以及动机和行为效果之间的关系。早期这些研究理论被称为人际关系学说，以后逐步发展为行为科学管理理论。

（一）人际关系学说

1. 概述　人际关系学说的代表人物是梅奥（George E. Mayo）。梅奥原籍澳大利亚，后移居美国并成为哈佛大学教授。作为一位心理学家和管理学家，他在20世纪30年代领导实验小组，于1924—1932年在芝加哥西方电气公司霍桑工厂进行为时8年的"霍桑实验"。该实验分为四个阶段，即工作场所照明试验阶段、继电器装配室试验阶段、大规模访谈阶段和接线板工作室试验阶段，分别研究照明强度、工作条件、访谈和计件奖金对生产效率的影响。在大规模访谈阶段，梅奥花了3年时间，参加此次访谈和调查的员工达2万多人次，结果显示，影响生产力的最重要因素是工作中发展起来的人际关系和安全感，而不是工作条件和计件奖金。于是梅奥对其领导的霍桑实验进行总结，在1993年出版了《工业文明中人的问题》一书，阐述了与古典管理理论不同的观点——人际关系学说。

2. 人际关系学说主要内容

（1）人是"社会人"，不仅仅是"经济人"　工人是社会人，除了有物质需求外，还有社会、心理等方面的需求，因此不能忽视社会和心理因素对其工作积极性的影响。

（2）生产效率主要取决于工人的工作态度以及人际关系。

（3）除正式组织外，职工中还存在着非正式组织　非正式组织不仅存在，而且与正式组织相互依存，并以它独特的感情、规范和倾向，左右着成员的行为，对生产效率产生重大的影响。

（4）管理者应善于沟通和倾听，尽可能满足职工的要求，以提高生产效率。

（二）人类需要层次理论

1. 概述　该理论的代表人物是美国心理学家和行为学家亚伯拉罕·马斯洛

(A. H. Maslow）和美国著名心理学家弗雷德里克·赫茨伯格（Frederick Herzberg）。

2. 人类需要层次理论主要内容　马斯洛在管理学上的主要贡献是进一步发展了亨利·默里理论，提出了人类的基本需要等级论，即人类需要层次理论（详细内容见第六章）。

在马斯洛的人类需要层次理论的基础上，美国著名心理学家赫茨伯格提出了"双因素理论"，将影响工作积极性的因素分为激励因素和保健因素两方面。他认为引起职工不满的因素主要有薪金、福利待遇、地位、安全、人际关系、工作条件等，并称这些因素为保健因素；另一类因素如工作的挑战性、成就感、荣誉感、受肯定等，能激发工人的积极性，事业上能得到发展，并称这些因素为激励因素。

（三）人性管理理论

1. 概述　该理论的代表人物是美国麻省理工学院教授、社会心理学家道格拉斯·麦格雷戈（Douglas McGregor）。麦格雷戈在进行大量研究的基础上，于1957年提出了两类不同的人性观，并于1960年在《企业与人》一书中进一步阐述该理论，即X-Y理论。

2. X-Y理论主要内容

（1）X理论　麦格雷戈将传统管理观点总结为X理论，是一种关于人性消极的观点。其内容为：①人天生好逸恶劳，不愿意工作，逃避责任；②人生不求上进，缺乏雄心，宁愿听命于人；③人坚持保守，反对变革，个人安全高于一切；④人以自我为中心，漠视组织的需要；⑤人们大多为了满足生理需要和安全需要而选择经济上获利最大的工作；⑥人们中只有少数人具有解决问题所需要的想象力和创造力；⑦人易于受骗，易于被煽动者挑拨是非，做出不适宜的举动。

（2）Y理论　麦格雷戈从对X理论的否定，提出了Y理论，它是一种关于人性积极的观点。其内容为：①人并非天生厌恶工作，要求工作是一种本能，是一种满足；②一般人在相当多的情况下，不仅会接受责任，而且会谋求责任；③控制和处罚不是使人们达到组织目标的唯一手段，人们愿意实行自我管理和自我控制来完成相应的目标；④个人目标和组织目标可以统一，有自我实现需要的人往往以达到组织目标为个人报酬；⑤一般人具有相当高的解决问题所需要的想象力、聪明才智和创造力；⑥现代社会中，人们的潜力没有得到充分的发挥。

基于X-Y理论，管理者在管理活动中要科学分析人性，应当根据员工的特点，综合运用上述两种理论，不能依据其中一种理论去解决所有的问题。

除了X-Y理论，美国行为科学家埃德加·沙因提出了4种人性假设：理性经济人假说（相当于X理论）、社会人假说、自我实现人假说（相当于Y理论）和复杂人假说。

（四）群体行为理论

1. 概述　该理论的代表人物是德国心理学家卡特·卢因（Kurt Lewin）。该理论重点研究组织中的群体行为，即组织中的非正式组织以及人与人之间的关系问题。

2. 群体行为理论主要内容

（1）群体是一种非正式组织，是由活动、相互影响以及情绪三个相互关联的要素组成。

（2）群体的存在和发展有自己的规范和目标。

（3）群体处于一个不断相互作用、相互适应的运动过程，其内聚力可能要高于正式组织的内聚力。

（4）群体的结构包括群体领袖、正式成员、非正式成员和孤立者。

(5）群体的领导是自然形成的，领导方式有三种：专制式、民主式和自由放任式。

(6）群体的规模一般较小，以利于内部沟通信息和情感。

(7）群体中的行为是各种相互影响力的结合，包括团结、消除紧张、同意、征求意见、提出建议、确定方向、制造紧张、不同意、对立等。

（五）领导行为理论

该理论着重研究组织中领导方式等问题，其代表性理论有：领导特征理论、领导方式理论、领导行为四分图、管理方格论以及权变领导理论等。具体内容见相关章节。

（六）行为科学管理理论的评价及应用

行为科学管理理论弥补了古典管理理论的部分不足，改变了对人的看法，强调人是"社会人"；管理者要重视人的需要和激发人内在动力的作用，激发员工工作积极性；重视非正式组织的作用；开创和发展了多学科协同对管理理论研究的新方法，推动了管理理论的发展。但是行为科学管理理论也存在一定的局限性，过分强调组织中人的行为、个人需要和人际关系的影响，忽略了专业的需要，忽视了职业角色的要求。

行为科学管理理论在护理工作中的应用主要表现在：全面贯彻以人为本的护理管理，提倡激励和参与的管理模式；强调建立良好的人际关系，调动员工的积极性；重视人力资源的开发和利用；给护理人员提供满足自我实现需要的各种机会；工作绩效考核与晋级和奖金挂钩，以提高工作的兴趣和责任感。

四、现代管理理论丛林

第二次世界大战以后，随着高新技术的发展和社会格局的重大变化，社会学家、心理学家、经济学家和数学家等对管理发生了浓厚的兴趣，从不同角度和不同领域，运用不同的方法对管理开展深入的研究，形成了各种各样的管理学派。美国管理学家哈罗德·孔茨（H. Koontz）1980年把这些理论描述为"丛林"。

（一）现代管理理论丛林的主要学派

1. 管理过程学派　又称为管理职能学派，代表人物之一是美国管理学家哈罗德·孔茨和奥唐奈等。该学派学者在法约尔的一般管理理论基础上，把管理的职能作为研究的对象，把管理的工作划分为若干职能，然后对这些职能进行研究，阐明每项职能的性质、特点和重要性，论述实现这些职能的原则和方法。认为管理的职能包括计划、组织、人事、领导和控制五项，而把协调作为管理的本质，作为五项职能有效综合运用的结果。

2. 社会系统学派　该学派的代表人物是美国著名的管理学家切斯特·巴纳德。1938年，他发表了《经理人的职能》一书，在这本著作中，他对组织和管理理论的一系列基本问题都提出了与传统组织和管理理论完全不同的观点。他认为应从社会学的观点来分析和研究管理的问题，社会的各级组织都是一个复杂的社会协作系统，组织是由人组成的协作系统，由协作的意愿、共同的目标和信息的沟通三个因素构成。

3. 系统管理学派　该学派的代表人物是卡斯特和罗森茨韦克。两人于1970年合著《组织与管理——系统方法与权变方法》。其主要观点有：组织是一个开放系统，任何一个组织都必须接受足够的投入，以维持其正常运转，同时又给外部环境提供足够的产出，以便保持组织与社会环境的动态平衡关系；组织是一个整体系统，一般由五个分系统构成，即目标与价值分系统、技术分系统、社会心理分系统、结构分系统和管理分系统；组织的权变观念，即组织与外部环境之间的相互关系和各分系统之间的相互关系。

4. 经验学派　又称案例学派，这一学派的代表人物主要是彼得·德鲁克和欧内斯特·戴尔。该学派强调管理的艺术性，强调从管理的实践出发，试图通过分析各种成功和失败的管理案例，为人们提供解决具体管理问题的有效方法。他们认为，古典管理理论和行为科学理论都不能完全适应企业发展的实际需要，有关企业管理的科学应该从企业管理实际出发，以大企业的管理经验为主要研究对象，以便在一定的情况下可以把这些经验加以概括和理论化，在更多情况下，提出实际的建议。

5. 管理科学学派　又称作管理中的数量学派，也称之为运筹学，代表人物之一是埃尔伍德·斯潘赛·伯法。这个学派认为，解决复杂系统的管理决策问题，可以用电子计算机作为工具，寻求最佳计划方案，以达到企业的目标。管理科学其实就是管理中的一种数量分析方法。它主要用于解决能以数量表现的管理问题。其作用在于通过管理科学的方法，减少决策中的风险，提高决策的质量，保证投入的资源发挥最大的经济效益。

6. 决策理论学派　其主要代表人物为美国著名的心理学家赫伯·西蒙，他认为：决策是管理的中心，决策贯穿于管理的全过程；在决策准则上，用满意性准则代替最优化准则；强调集体决策与组织对决策的影响；决策与决策者在系统中起到重要作用，并建立了有关决策的过程、决策的准则、程序化的决策和非程序化的决策、组织机构的建立与决策过程的联系等理论原则。1978年，因为他"对经济组织内的决策程序所进行的开创性研究"，获得了诺贝尔经济学奖。

7. 权变理论学派　该学派是20世纪60年代末70年代初在美国经验主义学派基础上进一步发展起来的管理理论，其代表人物是琼·伍德沃德和弗莱德·E·菲德勒，强调权变关系是两个或更多可变因数之间的函数关系，权变管理是一种依据环境自变数和管理思想及管理技术因变数之间的函数关系，来确定的对当时当地最有效的管理方法。其基本思想是：没有一成不变的、普遍使用的、最好的管理理论和方法。管理者要针对组织情形、不同的人和事，采取不同的管理方式。

现代管理丛林还包括行为科学学派、经理角色学派、经营管理学派和社会技术系统学派等。

（二）20世纪80年代后管理理论的新发展

1. 全面质量管理　是指在全社会的推动下，企业中所有部门、所有组织、所有人员都以产品质量为核心，把专业技术、管理技术、数理统计技术集合在一起，建立起一套科学、严密、高效的质量保证体系，控制生产过程中影响质量的因素，以优质的工作、最经济的办法提供满足用户需要的产品的全部活动。详细内容见第八章。

2. 非理性管理理论　20世纪70年代末、80年代初，针对以管理科学理论为代表的理性管理，西方管理理论研究中出现了一种非理性管理倾向。研究者认为在纯理性管理理论的影响下，许多人一味追求管理中的定量化、精确化、严密化、制度化、程序化以及明确的分工与严格的控制。而实际上，管理活动是复杂多变、极不稳定的，管理绝不是纯科学的，它既是科学又是艺术，不能只靠逻辑推理和精确计算，还要靠热情甚至是直觉，某些违背管理理论条文的"反常"之举，可能会出奇制胜。

3. 学习型组织　彼得·圣吉是学习型组织理论的奠基人，他用了近十年的时间对数千家企业进行研究和案例分析，于1990年完成其代表作《学习型组织的艺术与实务》。

(1) 学习型组织的内涵　①学习型组织基础：团结、协调及和谐；②学习型组织核心：在组织内部建立完善的"自我学习机制"；③学习型组织精神：学习、思考和创新；④学习型组织的关键特征：系统思考；⑤组织学习的基础：团队学习。团队是现代组织中学习的基本单位。

(2) 建立学习型组织的技能——五项修炼　①建立共同愿景：愿景可以凝聚公司上下的意志力，透过组织共识，大家努力的方向一致，个人也乐于奉献，为组织目标奋斗；②团队学习：团队智慧应大于个人智慧的平均值，以做出正确的组织决策，透过集体思考和分析，找出个人弱点，强化团队向心力；③改变心智模式：组织的障碍，多来自于个人的旧思维，例如固执己见、本位主义等，唯有通过团队学习，以及标杆学习，才能改变心智模式，有所创新；④自我超越：个人有意愿投入工作，专精工作技巧的专业，个人与愿景之间有种"创造性的张力"，正是自我超越的来源；⑤系统思考：应透过资讯搜集，掌握事件的全貌，以避免见树不见林，培养纵观全局的思考能力，看清楚问题的本质，有助于清楚了解因果关系。

4. 团队管理理论　当代美国著名管理学家斯蒂芬·罗宾斯认为"团队是指一种为了实现某一目标而由相互协作的个体所组成的正式群体"。所有团队都是群体，但只有正式群体才是团队。团队的基本要素包括：规模、目的、目标、技巧、方法和责任心。所以作为一支高效团队必须具备以下八项基本特征：明确的目标、基本的技能、相关的技能、共同的语言、良好的沟通、谈判的技能、合适的领导、内部与外部的支持。从以上特征可以看出，团队管理是以情感、归属、社交等心理需要为前提，以目标、责任、真诚、合作、友好、绩效为宗旨的。

著名的《团队的智慧》的作者卡曾巴赫和史密斯甚至认为，如果一位主管人员的目的在于领导充满活力的组织，那么，他就必须放弃事必躬亲的方式，应该建立起允许进行自我管理、自我控制的经营结构和系统，即团队。他们还认为，团队有效运转必须具备四个相互关联的条件：一是团队内必须充满活力；二是团队内必须有一套为达到目标而设置的控制系统；三是团队必须拥有完成任务所需要的专业知识；四是团队必须要有一定的影响力。

5. 合作竞争理论　合作竞争理论是20世纪90年代以来产生的一种新的企业管理理论，其主要代表人物是麦肯锡高级咨询专家乔尔·布利克与戴维·厄恩斯特。他们在《协作型竞争》一书的开篇就道出了这一理论的核心，即"对多数全球性企业来说，完全损人利己的竞争时代已经结束。驱动一公司与同行业其他公司竞争，驱动供应商之间、经销商之间在业务方面不断竞争的传统力量，再也不可能确保赢家在这场达尔文游戏中拥有最低成本、最佳产品或服务，以及最高利润"。自从20世纪末开始，西方企业战略已从"纯竞争战略"为主导，向"合作竞争战略"为主导转变。"商场如战场"是传统理念，在这种理念指导下，竞争的成功建立在对手失败的基础之上，商家使用激烈的竞争手段，击败竞争对手，扩大市场份额。而在如今的商战中，和平与战争同时存在或交替出现。

合作竞争是一种高层次的竞争，合作竞争并不是意味着消灭了竞争，它只是从企业自身发展的角度和社会资源优化配置的角度出发，促使企业间的关系发生新的调整，从单纯的对抗竞争走向了一定程度的合作。竞争不以伤害竞争对手为目的，重要的不是他人是否赢了，而在于自己是否赢了，这就是合作竞争所反映的竞争理念。

20世纪80年代后管理理论的新发展还包括情境管理理论、企业能力理论、企业再造理论、知识管理理论、智力资本理论、企业文化理论、可持续发展理论和6Sigma理论。

（三）管理学发展的特点

西方管理思想的发展历程，大致可以划分为四个大的阶段：管理理论的萌芽时期（工业革命到19世纪末）、古典管理理论时期（19世纪末到1920年）、以行为科学管理理论为主的时期（1930—1950年）、现代管理理论时期（1950年以后）。在西方管理思想的发展历程中，管理学发展有如下特点：①管理学中对人的看法，是从"经济人"、"机械人"的假设到"社会人"、"复杂人"的设定过程。这种对人性看法的改变，使管理学逐步趋向全面、完整和准确。②管理学中管理过程的研究，是从对管理的物资因素的研究到管理的文化因素的研究，从对人的行为的研究到对组织结构的研究，从对个人工作效率的研究到对团队绩效的研究，表明管理学从单个过程、单个因素的研究扩展到综合性、系统性的研究。③管理学的发展是从定性分析为主发展到定性和定量分析相结合的过程，是从经验管理发展到科学管理、借助计算机和运筹学管理的过程。④管理学的发展是从学派分化到管理理论相互渗透、相互借鉴、相互融合的过程，使管理学的发展呈现繁荣、生机蓬勃的景象。

（四）现代管理理论在护理工作中的应用

现代管理理论为护理管理实践提供了先进的理念和思想，具体表现在以下几个方面：

(1) 现代护理管理，运用系统论思想、权变管理理论来指导护理实践。

(2) 为"整体护理"观念、"以人的健康为中心"观念的树立提供了理论依据。

(3) 护理工作中强调团队合作精神，注重护理组织整体形象，做好协调工作。

(4) 护理工作中强调护理人员人人参与管理，做到自我管理、自我控制。

(5) 护理工作中加强护理人员学习型组织的建设，顺利实现组织目标。

(6) 护理工作中强调护理决策的民主化和科学化。

(7) 护理工作中强调及时准确的信息反馈和计算机在工作中的应用。

第二节　现代管理的基本原理与原则

管理学的基本原理是对管理工作的本质及其规律的科学分析和概括。管理原则是在管理原理的指导下引申出的管理活动中所必须遵守的行为准则和规范。管理原理和原则对管理实践活动具有普遍的指导意义。现代管理的基本原理包括：系统原理、人本原理、动态原理、效益原理，每项原理又包含若干相对应的原则。

一、系统管理原理与原则

（一）系统原理

管理的系统原理是现代管理学中最基本、最重要的原理，是指运用系统的思想和方法去解决和处理管理实践中的实际问题。

1. **系统的概念**　系统是由若干个相互联系、相互作用的要素所组成的，具有特定功能的有机整体。

在自然界和人类社会中，均存在着各种各样的系统，如航空、教育、医疗等。许多系统可以组成一个大系统，许多大系统又可以组成一个更大的系统；而系统又是由许多子系统所组成，每个子系统可以看成是系统中的要素，每一个要素都是系统不可分割的部分。例如，医院是一个具有特定功能的系统，它由医疗系统、护理系统、后勤系统等子系统构成，同时医院又是医疗卫生系统的子系统。如果将护理系统看成是一个完整的系统，它又包括了各个病区、手术室、供应室、门诊、急诊等子系统，各个子系统之间相互影响、相互关联。

从管理学的角度讲，系统有两个含义：一是指系统是一个实体；二是指系统是一种整体思想，是方法或者手段。

2. 系统的特征

（1）整体性　整体性是系统的最基本特征，表现为系统是由两个或两个以上相互关联的要素组成，但系统的功能并不是各个要素功能的简单相加，而是大于各个个体功能之和。

（2）目的性　每一个系统都有其明确的目的，系统的一切活动都是为了实现这一目的而开展的。管理系统的目的就是提高绩效，创造价值，实现经济效益和社会效益。

（3）相关性　系统的相关性是指系统内各要素之间相互关联、相互作用，相互依存，一个要素的变化，会引起另一个要素的变化，从而引起系统的变化。反之，系统的作用和变化，也会对各要素产生影响，引起相应的变化。在管理系统中，管理要素之间、系统与系统之间都是相互关联的。

（4）层次性　各个系统属于更大系统的子系统，这是系统层次性的一方面表现；另一方面，每个系统内部各组成要素，按一定的层次排列，如此便构成了一个层次结构。管理系统要建立一定的层次结构，各层次的人员或部门具有特定的职责和分工，保证管理活动顺利进行。

（5）动态平衡性　系统的平衡性是指系统要处于一个相对稳定的状态，其功能才能正常发挥；系统的动态性是指系统要运动、变化和发展，要根据系统内外环境的变化不断调整和不断适应。系统的变化和发展是在系统相对稳定的状态下实现的。

（6）环境适应性　任何系统的状态都不是一成不变的。系统要存在，就必须适应外界环境中的不断变化，必须不断进行能量、物质、信息的交换。系统对环境的适应能力直接影响系统的生存和发展。

（二）对应的原则

1. 整分合原则　管理就是在整体规则下明确分工，在分工基础上有效地综合。实行整分合原则，要注意三个环节：①整体把握。整体可以是一项工作、一个部门、一个行业、一个产品等等。要详细了解整体的功能目的、历史现状、作用地位及运动规律等。②科学分解。即明确各个局部，就是明确分工。没有分工的整体只是混沌的原始物，构成不了现代有序的系统。③组织综合。进行强有力的组织管理，使各个方面的环节同步协调、综合平衡地发展，在纵向的分工之间建立起必要的横向联系等。例如，医院的总目标是由医疗部门、护理部门、及其他职能部门的分工协作完成的。但每一个独立的部门，都有它相对应的职责和权利范围，以保证各自的目标实现。

2. 反馈原则　任何管理系统都与外界环境有输入和输出的关系。反馈是指系统的输出反过来作用于输入，从而影响再输出。管理活动的顺利进行，需要灵敏、及时、有效的信息反馈。许多护理管理活动都要遵守反馈原则，如临床护理质量评价、护理人员绩效评价等。

（三）系统原理在护理工作中的应用

系统原理要求护理管理者用系统的观点和方法，去分析和解决护理管理中的实际问题。

1. 系统分析方法　系统分析方法是指把要解决的问题作为一个系统，对系统要素进行综合分析，找出解决问题的可行方案的方法。系统分析应遵守三大原则：外部条件和内部条件相结合、当前利益和长远利益相结合、局部利益和整体利益相结合。在护理管理活动中，管理者要善于环境分析、目标分析、决策分析等等，使组织获得更多的利益。

2. 处理好管理宽度和管理层次之间的关系　系统的层次性特征表明，管理系统必须划分管理层次，逐级进行管理。护理管理需要合适的管理层次和管理宽度，以保证组织的正常运转。例如，我国卫生部规定，县和县以上医院及300张床以上医院都要设护理部，实行在护理副院长领导下的护理部主任—科护士长—护士长三级负责制管理；300张床以下医院实行总护士长—护士长二级负责制。

3. 护理系统结构的优化　系统的结构在系统的整体性能发挥中起到非常重要的作用。护理系统结构要随内部条件、外部环境、系统目标和任务的变化不断调整，确保系统结构优化，从而确保高质量的护理活动。

二、人本原理与原则

（一）人本原理的含义

管理的人本原理，顾名思义就是以人为本的原理。管理作为一种社会活动，其主体和客体都是人，人是管理活动中的根本。人本原理要求人们在管理活动中坚持一切以人为核心，以人的权利为根本，强调人的主观能动性、积极性和创造性的发挥，在实现组织目标的同时，力求实现自我的全面、自由发展。其实质就是充分肯定人在管理活动中的主体地位和作用。

（二）人本管理思想

1. 管理活动坚持以人为本，管理者注重满足人的需要，充分调动人的积极性、自觉性、创造性，依靠员工实现组织目标。

2. 管理者为员工创造更好的培训、教育条件，做好职业生涯规划，做好人与岗位的最佳匹配，优化和完善员工的心智模式，让组织成员在实现组织目标的同时，自身得到全面发展。

（三）对应的原则

1. 激励原则　激励原则的理论根据是美国著名心理学家赫茨伯格（Frederick Herzberg）提出的"激励-保健因素理论"。他告诉我们，物质需求的满足是必要的，没有它会导致不满。但仅仅满足于物质需求又远远不够，它的作用是有限的，而且不能持久。要调动员工的积极性，不仅要注意物质利益和工作条件等外部因素，更重要的是从精神上给予鼓励，使员工内心情感得到满足。

2. 行为原则　行为是人类活动的特征，需要和动机是决定人的行为之基础。人的需要决定动机，动机产生行为，行为指向目标。这一规律告诉我们，管理者应该对自己下属的行为进行行之有效的科学管理，最大限度挖掘员工的潜能和创造力。

3. 能级原则　能级原则就是根据人的能力大小、人的优势和长处，赋予相应的权力和责任，使组织中的每一个人在相应的岗位上各司其职，以此来保持和发挥组织的整体效用。一个组织应该有不同层次的能级，每一能级上有其能力相匹配的人才，只有这样才能使组织高效运转。能级原则也是实现资源优化配置的重要原则。

4. 动力原则　没有动力，事物不会运动，组织不会向前发展。管理中人的动力包括物质动力、精神动力、信息动力。物质动力是指员工获得的利益以及组织内部的分配机制和激励机制，是组织行为的首要动力。精神动力是人实现自我实现需要的源泉，包括理想、追求、高尚的情操、目标成果的实现等，在特定条件下，精神动力可以成为决定性动力。信息动力是指组织应为员工提供大量的信息，让员工通过信息资料的收集与整理，得到科研成果，信息动力为人在组织中的发展和职业生涯规划提供了前提条件，是当今人们提高竞争力的关键。

（四）人本原理在护理工作中的应用

1. 能级原则的运用　护理管理工作中，管理者运用能级原则，全面掌握下属的能力结构、大小、优势，进行岗位能力分析，将下属能力与岗位作出动态调整，使下属的能力与岗位相匹配，并赋予相应的职责、权力和利益。如对年资高、经验丰富、决策能力强、善于驾驭全局的护理人员，适宜配置在高级护理管理岗位上，从而发挥出更大的管理水平。

2. 动力原则的运用　护理管理工作中，管理者运用动力原则，建立有效的激励机制，根据下属的需要，综合运用三种动力的作用，有效调动下属的积极性。如对新参加工作的护理人员，管理者在侧重物质动力激励的同时，不能忽略精神激励和信息激励。护理管理者还要把培养和提高护理人员整体素质放在工作首位，重视护理人员的需求，激励其积极性和创造性，给予更好的教育和培训，使护理人员与护理组织共同发展。

3. 加强护理文化的建设　让护理人员在良好的护理文化氛围中感受更多的人文关怀，提高护理人员对组织的认同感和归属感，提高工作效率。

案例分析

通过某病人亲身经历的两个故事的对比，来阐述中国医院应该怎样强化管理。

北京某一个诊所。韩女士曾经在那里看了一次病，便成了它忠实的顾客。看病的原因很简单，她去医院体检，发现几个指标不太正常，医院让韩女士去复查，但复查的流程复杂，韩女士没有时间。于是有一个朋友介绍她到该诊所，说不需要花太多时间。韩女士去复查的项目主要有肝功能、妇科B超等。

韩女士去该诊所的时间是上午9:00，到了前台听到的第一句话是"您请坐"，然后有服务人员帮助填表，制作病历卡，并领着她去找医生和护士，整个过程为5分钟。医生在诊室里，护士在外面。到了那儿以后，护士的第一句话仍然是"您请坐"，并帮韩女士倒了杯水。随后边跟她聊天边量血压、测体重、体温、填写病历。5分钟后韩女士准时进入妇科诊室，妇科大夫先问诊以后，当场做B超。让她惊讶的是，根本不用下床，就做另外一种检查，这个过程用了20分钟。9:50进入内科诊室，医生检查后，开化验单，这时护士进来帮她抽血，然后递给她一本杂志让她稍候。20分钟后，护士跟大夫一起进来，告诉她检查结果，并通知还有两项检查要送外地检查后才能通知她。最后护士领她去结账，普通的"招行"一卡通一刷就好了。

10:30韩女士回到办公室，5分钟以后医生亲自打电话过来，告知韩女士肝功能化验是正常的。4天以后，医生又亲自打电话过来了，说送外地的两项检查结果也都正常。

而同样的经历发生在北京某医院，结果却大相径庭。有一次韩女士眼睛上长了一个囊肿，需要做一个小手术取出来。她到医院挂号排队10分钟，然后挂号的说上二楼买病历本。挂号后到门诊，7个医生只有一个可以查视力，韩女士排队等了近40分钟才进去，检查的时间是3分钟。"明早8点来手术吧。"听到这句话后整个过程就结束了。第二天，韩女士7：50到了手术室门前，让她特别吃惊的是一共有12个人等待手术，医生约的时间全都是8点。韩女士问医生："你为什么不按时间错开而都约8点？"医生说："有的病人讨厌，有时候约好了不来，我还得等"。你看，他想的永远是自己。结果整个手术过程20分钟，韩女士等候的时间却是120分钟。

（资料来源：宫玉花．护理管理学．北京大学医学出版社，2008．）

【思考】
1. 你认为韩女士在就医过程中遇到的问题是什么？
2. 结合该案例，阐述管理中的人本主义观。

三、动态原理与原则

（一）动态原理的含义

管理的动态原理是指组织和管理处于动态变化的社会大系统之中，体现在管理的主体、管理的对象、管理手段和方法的动态变化上。同时，组织的目标以及管理的目标也是处于动态变化之中，因此有效的管理是一种随机制宜、留有余地、因情况而调整的管理。动态管理原理要求管理者应不断更新观念，避免僵化的、教条的、一成不变的思想和方法，不能凭主观臆断行事。

（二）对应的原则

1. 弹性原则　弹性原则指管理应具有伸缩性，能够随时适应内外环境的变化。要求管理者在进行决策和处理管理问题时，尽可能考虑多种因素，要留有余地，以求综合平衡；同时，无论在组织机构的设计上，还是在管理层次和管理部门的划分上，都应富有弹性，避免出现被动管理的局面。

2. 随机制宜原则　随机制宜原则与权变管理学派的管理思想相一致，反映了管理活动应从具体实际出发，任何管理思想、管理理论和方法只适应于特定的管理活动中，不可能解决一切管理问题。没有非常正确的管理，只有最合适的管理。

（三）动态原理在护理工作中的应用

随着现代护理的不断发展，新的管理制度、管理方法不断涌现，护理人员的思想、观念、行为方式、知识结构不断更新变化，护理服务对象和范围也不断扩大，护理管理者必须及时把握上述变化，在制订工作计划、组织设计、人力资源管理、决策、控制、改革创新等方面，准确收集信息，及时反馈，因地、因人、因时、因事不同而采取不同的管理手段和方法，对管理目标及管理方式进行及时调整，以适应社会环境的变化。

四、效益原理与原则

1. 效益原理的含义　管理的效益原理是指组织的各项管理活动都要以实现有效性、追求高效益作为目标，即以最少的投入获得最大的产出。最少的投入是指最小的消耗和代价，而最大的产出体现在经济效益和社会效益两方面。经济效益是指人们经济活动所取得的收益性成果。社会效益是指人们的社会活动对社会发展所起的积极作用和所产生的有益效果。效益原理要求管理者创造更多的、更好的、有形可见的社会效益和经济效益，能为社会提供有价值的贡献。

2. 对应的原则——价值原则　管理学中的价值是指衡量事物有益程度的尺度，是功能与费用的综合反映。管理活动中各个环节、各项工作都要围绕提高效益这一中心，科学地、有效地利用人力资源、物力资源、财力资源、时间资源和信息资源，以最小的消耗创造最大的经济价值和社会价值。

3. 效益原理在护理工作中的应用　效益原理要求护理管理者不能做一个只讲动机不讲效果的"原则领导者"，或忙忙碌碌的"事务工作者"。护理管理者既要以追求良好的效益为根本目标，又要树立成本-效益观念，避免各种资源的浪费，避免盲目投项目、购设备，要从科学决策、合理使用和开发人才、合理配置管理资源、有效控制管理成本等多方面入手，提供高质量的护理服务，以获取社会效益为最高准则，同时也要讲求经济效益。

复习思考题

1. 名词解释：整分合原则、人本原理、动态原理、效益原理。
2. 简述古典管理理论发展的代表人物及其主要思想。
3. 分别举例说明动力原则、整分合原则在护理管理中的应用。
4. 现代管理理论丛林有哪些学派？各学派的代表人物分别有哪些？

第三章 管理的计划职能

> **学习目标**
> - 掌握计划工作的一般步骤、目标管理在护理管理中的应用和时间管理的方法。
> - 熟悉计划的概念、种类、形式、原则和目标管理的过程及特点。
> - 了解计划的方法和意义。

计划工作是管理职能中最基本也是最重要的一个职能,是其他职能的基础。计划可以为组织的未来预测变化,减少失误,为组织成员指明方向。计划是管理过程中必不可少的环节,是对未来工作的一种策划过程,是实行科学管理的重要手段。因此,提高护理管理效率必须从管理的计划职能开始。有成效的计划,可以使组织工作有规则、有秩序、有效率。

第一节 概 述

一、计划的基本概念与意义

(一) 计划的基本概念

计划(plan)是工作或行动之前预先拟订的方案,包括工作的具体目标、内容、方法和步骤等,是对未来生产、技术、经济和服务等方面工作的统筹设计,是优选了的未来行动方案。

计划的内容可以用"5W1H"来表示,其基本含义就是确定未来活动的目标和实现目标的途径。①确定目标:做什么(What):明确一定时期的具体任务和要求。②实现目标的途径:为什么做(Why):明确一定时期组织的宗旨、目标和战略,并论证可行性;何时做(When):规定各项工作的开始和完成的进度,以便进行有效的控制和对能力及资源进行平衡;何地做(Where):规定计划实施的地点和场所,了解计划实施的环境条件和限制,以便合理安排计划实施的空间组织和布局;谁去做(Who):计划不仅要明确目标、任务、地点和进度,还应规定由哪个部门及何人负责;怎么做(How):制订实现计划的措施以及相应的政策和规则,对人、财、物等资源进行合理分配和使用,对各种活动进行综合平衡等;另外,一个完整的计划还应包括控制标准和考核指标的制订,也就是要明确做成什么样,达到什么标准才算是完成了计划。

(二) 计划的意义

1. **有利于实现组织目标** 计划工作使人们就组织的目标、当前的现状以及实现目标的途径做出事先的安排,由此明确组织的发展方向,使各方面的行动获得明确的指示和指导。护理工作繁杂琐碎,但解决的每一个具体问题都与组织目标相联系。计划可以使行动对准既定目标,经过周详的计划过程,将工作统筹安排,使工作运转井然有序,有利于实现组织目标。

2. 有利于减少变化带来的问题　计划工作针对未来的组织活动，而未来有很多不确定因素。计划虽然无法完全消除未来的不确定性和事物的变化性，但通过计划设计过程，可以预测变化趋势及变化对组织的影响，并制订适应变动的最佳方案，可有效回避风险，保证既定目标的实现。

3. 有利于合理使用资源，提高管理效益　计划职能可使组织中的成员对人力、物力、财力、时间和信息等资源合理分配使用，减少重复行动和多余的投入，可有利于管理效益和经济效益的提高。例如科学、合理地排班计划可使各级护理人员充分发挥各自的作用，使人力资源达到合理而有效的利用，并可为病人提供优质服务；病房物资领取、使用、保管、维护计划可使被服、药品、仪器、设备妥善保管，物尽其用，减少不必要的物资损耗。

4. 有利于控制工作　控制是管理人员为保证下属执行结果与计划相一致，对执行中出现的偏差采取纠正措施，实现预期目标和计划的管理活动。计划是控制的基础。控制与计划密切联系，是管理职能中两个重要环节。由于临床护理工作复杂多变，所以在制订和执行计划中可能会出现偏差现象。但是管理者可以通过控制工作及时发现工作偏差，并通过组织反馈来修订原计划。没有计划规定的目标作为测定的标准，就无法检查工作，也无法纠正偏差。例如检查整体护理模式病房的运转情况，就必须按照整体护理模式病房的计划制订质量检查标准，衡量实施效果。

二、计划的种类与形式

(一) 计划的种类

1. 按计划作用的时间分类

(1) 长期计划　长期计划 (long-term plan) 一般指 5 年以上的计划。长期计划由高层管理者制订。对组织具有战略性、纲领性的指导意义，多为重大的方针、策略。长期计划要建立在对未来发展趋势充分预测、论证和研究的基础上，以科学的态度、正确的步骤进行。如某医院创建三级甲等医院达标计划。

(2) 中期计划　中期计划 (medium-term plan) 一般指 2～4 年的计划。中期计划一般由中层管理者制订。具有战役性特点，要求根据组织的总体目标，抓住主要矛盾和关键问题以保证总体目标的实现。中期计划的制订要注意与长期计划、短期计划的衔接。如创建三级甲等医院达标计划中的人员配备、培养计划。

(3) 短期计划　短期计划 (short-term plan) 一般指 1 年或 1 年以下的计划。由基层管理者制订。指对未来较短时间内的工作安排及一些短期内需完成的具体工作部署。具有战术性特点。如病房护理的年度计划、月计划、病房护理人员新知识新技术学习计划等都属于短期计划。

2. 按计划的规模分类

(1) 战略性计划　战略性计划 (strategic plan) 指决定整个组织的目标和发展方向的计划。战略性计划一旦确定，则不易更改。战略性计划一般是长期计划，包括目标及达到目标的基本方法、资源的分配等，例如国家十一五发展规划、国家卫生健康保健机构调整计划、中国护理事业发展规划、企业 21 世纪发展计划、医院护理人才队伍建设规划等。

(2) 战术性计划　战术性计划 (tactical plan) 指针对具体工作问题，在较小范围内和较短时间内实施的计划。战术性计划具有灵活性的特征，是某些战略性计划的一部分，是战略计划执行的具体保证。护士排班计划、病房护理人员专业发展计划、病人入院计划、设备维护计划等都属于战术性计划。

3. 按计划的约束程度分类

（1）指令性计划　指令性计划（mandatory plan）由主管部门制定，以指令的形式下达给执行单位，规定出计划的方法和步骤，要求严格遵照执行的具有强制性的计划。如政策、法规。

（2）指导性计划　指导性计划（guidance plan）由上层管理阶层下达各执行单位，需要以宣传教育以及经济调节等手段来引导其执行的计划。指导性计划一般只规定完成任务的方向、目标及指标，对完成任务的方法不做强制性规定。例如医院各科室业务学习计划。

4. 按计划的覆盖面分类

（1）整体计划　又称综合计划，指一个组织和系统所有工作的总体设计，如医院的年度发展计划。

（2）局部计划　又称专项计划，指为完成某个局部领域或某项具体工作而制订的计划。如护理部的年度发展计划，某病房的年度护理计划。

（二）计划的形式

美国著名管理学家哈罗德·孔茨（Harold Koontz）指出："只要记住，计划包含有将来任何的行为过程，我们就能认识到计划的多样性。"他按照这一观点，把计划分类为：宗旨、目的或任务、目标、策略、政策、程序、规则、规划以及预算等。

1. 宗旨（philosophy）　是组织或系统对其信仰和价值观的表述，回答组织是干什么的，应该干什么。明确组织宗旨，是发展具体计划的前提。护理工作的宗旨应该包括护理活动、病人、护士三个方面，其中"护理活动"包括对护理理论、护理教育、护理实践、护理科研、护理行政和护理管理，以及护理在整个组织中的地位等问题的认识和观点。

2. 目的或任务（purpose or task）　是社会赋予一个组织的基本职能。例如：世界卫生组织（WHO）规定了护士的任务是："保持健康、预防疾病、减轻痛苦、促进康复"。各国护理组织都以这一任务为依据来确定具体目标。

3. 目标（objective）　是在宗旨、任务的指导下，整个组织活动所要达到的、具体的、可测量的最终结果。目标不仅仅是计划工作的终点，而且也是组织工作、人员配备、指导与领导以及控制等活动所要达到的结果。例如：护理质量管理年度目标中"急救物品完好率为100％"、"护理文件书写合格率达到95％"等。

4. 策略（strategy）　是为实现目标而采用的对策，即确定总体的行为过程、工作部署和人、财、物等资源取得、运用和处理的方法。策略为计划提供了基本原则，为解决问题采取的行动指明了方向。例如：医院在市场竞争中求生存、求发展的策略是重点发展优势科室，将工作部署和资源配置的重点放在本院的优势科室建设上，以获取良好的经济效益和社会效益。

5. 政策（policy）　是组织为达到目标而制定的一种限定活动范围的计划。是组织执行决策时应遵循的原则和方针，是指导决策的指南。政策由组织最高管理层确定，一般比较稳定。政策既有广泛的应用范围以保证组织统一意志的贯彻，又可使下级在一定的范围内灵活处理。组织制定的政策有三个基本的作用：①为组织成员指出行动方向；②保证组织成员的各项活动协调一致；③树立和维护组织的尊严。例如：卫生部制定的《医疗机构病历管理规定》。

6. 程序（procedure） 是根据时间顺序而确定的一系列相互关联的活动。其实质是对所要进行的活动规定时间和先后顺序，它是指导行动、执行任务的具体实施方法，具有严格的指定性。管理者一般把反复出现的例行业务的合理操作方法编制成程序，一旦该业务再次出现，就成为员工采取行动的有效指导。例如：护理程序、心肺复苏程序。

7. 规则（rule） 是对具体场合和具体情况下，允许或不允许采取某种特定行动的规定，可以理解为规章制度、操作规则。规则详细地阐明了必须行动，或者非必需的行动，没有酌情处理的余地，对执行者有较强的约束力，可作为要求员工为实现计划而努力的行为规范。例如：无菌技术操作原则。规则与政策和程序不同，规则与政策的区别在于规则在应用中不具有自由处置权，规则与程序的区别在于规则不规定时间顺序。规则是一种管理手段，制定相应的规则是必要的。但过多的规则容易抑制思维、不利于发挥成员主观能动性，因此应减少到最低限度。

8. 规划（plan） 是为实施既定方针所采取的目标、政策、策略、程序、规则及资源分配等要素的复合体，是计划过程的综合产物。规划有大有小，一个大的规划往往可以派生出许多小的规划。例如：护理人员在职培训计划，包括培训目标、培训要求、培训方法、时间安排、经费等。

9. 预算（budget） 是用数字表示预期结果的一种数字化的计划，包括人员、时间、设备、经费等方面的内容。预算既是使组织的各级计划协调统一的重要手段，也是控制组织活动不可缺少的内容。管理人员通过预算可控制业务指导工作，明确本部门与整个组织目标之间的关系。例如：护理部关于护士继续教育的经费预算。

三、计划的原则

1. 计划目标可考核性原则　目标是行动的起点和终点，计划工作必须自始至终坚持以目标为导向。制订计划时，要求提出的目标是具体的、可测量的、可考核的。具体和可考核性，是衡量目标是否有意义的尺度。

2. 计划工作领先的原则　管理者需克服各种思想障碍，使计划职能优先于其他职能，避免无计划的工作。

3. 计划先进合理、积极可靠的原则　计划要根据实际需要，与组织自身状况、执行计划的资源条件相平衡。提出计划要量力而行，使目标既先进又合理。先进合理的计划要建立在科学预测和掌握可靠信息的基础上。

4. 计划的灵活性原则　由于未来有一定的不确定性，计划执行中常常会出现变化和不协调的情况，因此在制订计划时要留有余地。计划的弹性越大，则因突发事件引起损失的风险就越小。但是，弹性也要有一定的限度。弹性大小应视具体的计划和相关因素而定。

5. 改变航道的原则　计划是针对未来制定的，而未来又含有很多不确定性，这就意味着计划在执行过程中需要不断修正。计划意味着承诺，它是对组织行为和管理者行为的一种约束。而未来的环境会有不可预测或有突发事件发生，这时要及时改变航道，修订计划。因此，制订计划应当是一种持续进行的活动。在执行中需定期检查，对已经发生和可能发生的问题要进行分析，必要时改变计划。合理的计划工作应该是一种滚动的过程。

四、计划的步骤与方法

（一）计划的步骤

计划是管理的一项最基本的职能，是一种连续不断的程序，经过此程序，组织可预测其发展方向，建立其整体目标，发展行动方案以达到组织目标。任何完整的计划都需要遵循相应的步骤，计划的步骤大致包括以下八个阶段内容：分析形势；制订目标；评估组织条件和影响因素；拟定备选方案；比较各项方案；选定最佳方案；制订辅助计划；编制预算等。但在实际工作中这些步骤并非绝对化。

1. 分析形势 分析形势是计划工作的真正起点，对系统或组织现存形势的分析和估量是计划工作的第一步，通过对组织或系统所处的内外环境进行综合分析做出科学评估，预测可能出现的问题，明确自己的优势和不足，使计划建立在充分了解情况的基础上。调查分析的内容包括：①社会发展的需求；②行业竞争的态势；③服务对象的需求；④组织自身的管理服务、技术水平及资源情况等。

2. 制订目标 计划工作的第二步是在分析形势的基础上，根据调查和预测的有关数据、资料，为组织或个人制订目标。通常在确定组织的总目标后，组织中各部门按照总目标拟订各部门的分目标，而各部门的分目标又控制其基层下属单位的目标。如此层层控制，可有效地把握全体员工努力的方向，充分发挥员工的积极性和创造力。制订目标要有时间安排，内容要清晰准确，可操作性强。

3. 评估组织条件和影响因素 评估组织现有的条件和影响因素就是评估有利于计划实施的前提条件和期望环境。前提条件包括外部条件和内部条件。外部条件指社会大系统的经济、技术、人口、政策、法令、设备等；内部条件指内部的人力、政策、技术力量、物资、经费等，即"SWOT"分析（态势分析）评估过程：S（Strength）指组织内部的优势；W（Weakness）指组织内部的劣势；O（Opportunities）指组织外部可能存在的机遇；T（Threats）指组织外部可能存在的不利因素或威胁。前提条件了解得越细致，计划的可行性就可能越强。

4. 拟订备选方案 根据资源评估和调查，可依据目标提出可供选择的方案。一个计划往往同时有几个可供选择的方案，应在分析的基础上，从这些备选方案中挑选出最有成功希望的一个或数个方案，这样可使计划同时具有合理性和灵活性。拟订可选方案应考虑：①方案与组织目标的相关程度；②可预测的投入与效益之比；③公众的接受程度；④下属的接受程度；⑤时间因素等。

5. 比较各项方案 计划工作的特点是可变性和不确定性。在该步骤中，将几个备选方案的可变因素和不确定因素进行比较、分析、论证、评价，包括其可靠性、科学性、可行性及经费预算的合理性、效益的显著性等，并根据其前提和目标来权衡，按优先次序排列。同时还要考虑所期望达到的社会效益；是否符合有关政策规定；公众的心理准备和承受程度；社会关系的有关因素；时间安排的可行性等因素。

6. 选定最佳方案 这是计划工作的关键一步，对备选方案按上述步骤进行分析、比较、排列次序后，结合组织、部门的实际情况和可承受的具体条件，对被选方案的合理性、可操作性和经济性等进行取舍，选择可行性强、满意度高、低投入高收益的最佳方案。

7. 制订辅助计划 选定计划方案后，还要制订一些辅助计划来支持总体计划的贯彻和落实。辅助计划是总计划下的分计划。总计划要靠辅助计划来保证，辅助计划是总计划的基础，是保证总计划能按时有效执行并达到预期计划目标的必要措施。

8. 编制预算　预算是用数字形式表示的组织在未来某一确定期间内的计划，是计划的数量说明，是用数字形式对预期结果的表示，即数字化的计划。编制预算实质上是资源的分配计划，包括人员、设备、经费、时间等方面的内容。通过编制预算，组织对各类计划进行汇总和综合平衡，控制计划的完成进度，才能保证计划目标的实现。因此，预算又被看作是一种重要的控制手段。

举例说明　某医院开设社区医疗保健护理服务项目的计划编制过程

步骤一：估量形势　评估整个社会和医院所处社区对社区医疗保健护理的需求，医院的地理位置，开展社区医疗保健护理服务政策支持力度，人力、物力、财力资源情况及其他医院开设社区医疗保健护理的有关信息资料。

步骤二：确定目标　医务科、护理部组织召开各科室主任、护士长及资深医护人员参加的座谈会，讨论开设社区医疗保健护理服务项目的计划，确定在半年内建立社区医疗保健护理服务机构。

步骤三：考虑制订计划的前提条件　需进一步明确组织内外环境是否达到目标的条件和应采取的措施。经预测：建立社区医疗保健护理服务机构的场所可以落实；人力资源可得到保证，有一批经验丰富的医护人员志愿参加社区医疗保健护理服务工作；可向上级部门申请一定的经费支持，并给予财政、物价、税收等优惠政策，纳入"医疗保险"定点单位；医院所处城市开展社区护理的机构较多，但一般以单纯的健康档案和体检为主，真正形成预防、医疗、保健、康复、健康教育、计划生育"六位一体"的服务模式者不多。

步骤四：发展可选方案

方案1　在医院和社区各设立一个门诊作为社区医疗保健服务中心，确定社区医疗保健医护人员，进行培训，完善社区服务体系，以社区为中心进行健康体检，建立社区人员健康档案，开展预防、医疗、保健、康复、健康教育、计划生育"六位一体"的服务模式。

方案2　在医院内成立社区医疗保健服务中心，确定社区服务医护人员，进行培训，完善社区服务体系，进行健康体检，建立社区人员健康档案，开展预防、医疗、康复护理、保健服务和健康教育等工作。

方案3　在社区中心设立门诊作为社区服务中心，确定社区服务医护人员，进行培训，完善社区服务体系，进行健康体检，建立社区人员健康档案，开展预防、医疗、康复护理、保健服务和健康教育等工作。

步骤五：比较各种方案　对三种方案进行可行性比较。

步骤六：选定方案　经研究认为方案一更合理，设立两个社区点，便利社区人群，依托医院的医疗资源，能更好地开展社区医疗护理服务。虽然人力资源需要多，根据医院目前人员情况，有人力支持，最后选定方案一。

步骤七：制订辅助计划　在社区医疗保健护理服务的总计划的基础上，设立社区医护人员培训计划、业务用房计划、医疗护理设备添置计划等。

步骤八：编制预算　预期目标完成时间，成果和收益；费用支出，如业务用房、房租、购置设备、人员工资、交通费、水电费等。

（二）计划的方法

计划方法很大程度上影响计划制订的效率高低和质量好坏。常用的计划方法有以下几种：

1. 滚动计划法　这种计划方法的具体做法是：在制订计划时，同时制定未来若干期的计划，但计划内容采用近细远粗的方法，即把近期的详尽计划和远期的粗略计划结合在一起。在近期计划完成后，根据计划执行情况和环境变化情况，对原计划进行修订和细化。以后根据同样的原则逐期向前滚动。优点在于推迟了对远期计划的决策，增大了对未来估计的准确性，提高了计划的质量；同时，它使长、中、短期计划相互衔接，保证了组织能根据环境的变化及突发事件及时进行调节，使各期计划能基本保持一致，大大增强了计划的弹性，从而提高了组织的应变能力。缺点主要是计划的工作量较大。

2. 运筹学方法　这种方法的核心是运用数学模型，力求把相关因素用变量形式反映在模型中，然后用数学和统计学的方法在一定范围内解决问题。该方法的优点在于用定量的思路替代定性的传统思路，使计划更加客观。而其缺点在于它容易导致问题简单化和绝对化，与计划工作较富弹性和复杂性的实际状况不尽相符。

3. 网络计划技术　为了适应对复杂系统进行管理的需要，网络计划技术于20世纪50年代末在美国研究并发展起来了。这种管理方法包括各种以网络为基础制订计划的方法，如计划评审技术（PERT）和关键路线法（GPM）。这两种方法基本原理是相同的，即用网络图来表达项目中各项活动的进度和它们之间的相互关系，并在此基础上进行网络分析，计算网络中各项时间参数，确定关键活动与关键路线，利用时差不断地调整和优化网络，以求得最短周期。然后，还可将成本与资源问题考虑进去，以求得综合优化的项目计划方案。因这两种方法都是通过网络图和相应的计算来反映整个项目的全貌，所以又叫做网络计划技术。网络计划技术的实施一般有四个步骤：编制网络图；确定项目的时间；决定关键路径；制订进度。

4. 目标管理法　目标管理法是指由下级与上司共同决定具体的工作目标，并且定期检查完成目标进展情况的一种管理方式。目标管理法体现出来的是现代管理过程中双向互动、全员参与的管理思想。首先，目标制订是一个领导和下属共同参与、双向互动的过程，员工和领导共同确定工作目标，这个目标制订依赖于组织的目标或战略，并同组织战略和目标相统一；其次，目标管理法强调目标考核，以结果作为考核的依据；再次，目标管理避免了目标之间的冲突，减少了管理过程中的内耗，一定程度上提高了管理工作效率。

案例分析

国内某医学领域知名专家计划在某海边城市建设一所名为长安的肿瘤医院。地方院校为支持专家在本地落户建院，特批了一块地皮和地上建筑给予支持。在多次商谈与论证后,制订了一项周密的计划并作出预算,在筹措好资金的同时开始了房屋的装修与改造,同时,委托专业的管理公司进行管理。

在建设进行过程中,意外地发现地下的地质结构有流沙层,如果不进行加固处理,就会造成基础局部下沉,建筑物开裂,甚至倒塌。在出现了此种情况后,工程陷于停顿。

要解决地下流沙层问题,须加固地质结构,使地下受力均匀,只有重新修订计划,加大投资预算才能使工程继续进行。在这种情况下,医院方重新进行工程预算,修改了实施方案,进一步加大投资并延长了施工周期,使工程重新开工并按新的计划顺利竣工。

【思考】
1. 通过此案例,你认为在制订计划与实施计划时须遵循哪些原则?
2. 如果你是院长,你如何制订计划?

第二节 目标管理

一、目标管理的概念与意义

(一) 目标管理的概念

目标管理是一种管理方法,也是一种管理思想。目标管理(management by objectives)是由组织中的管理者和被管理者共同参与目标制订,在工作中由员工实行自我控制并努力完成工作目标的管理方法。目标管理就是组织内管理人员与下属在具体和特定的目标上达成协议,并写成书面文件,定期以共同制订的目标为依据来检查和评价目标完成情况的过程。

(二) 目标管理的意义

1. 有利于调动各级人员的积极性　目标管理促使管理者权力下放,使下属获得锻炼管理能力的机会和分担组织成败的责任心。同时可以造成一种全体员工都关心组织整体目标的局面,从而得到一种组织的活力和生机,大大改善组织的素质。

2. 有利于提高管理效率　目标管理要求各级管理人员都要注重考虑实施目标的人力、物力、财力等资源的合理分配,整体实施过程中注意的问题,以便提高管理的科学性和协调一致性,根据目标管理实施过程中各级人员所承担的责任和任务,可以清楚的划分上、中、下各层领导者的职责范围和工作呈报关系,提高了管理效率。

3. 有利于提高劳动生产率　目标管理是一整套科学而周密的管理方法,由于目标是员工参与制订的,这比强迫遵循的目标更具有工作动力。目标体系实现了对整体目标的分解,而分解的各个子目标要求相互支持,环环紧扣,把各方的积极性、创造性以及可能采取的措施都汇集起来,从而提高了劳动生产力。

4. 有利于激发员工的自觉性　目标管理调动了员工的积极性、主动性、创造性和责任心,从而提高了士气。因目标体系是由员工参与制定的,每个员工都知道自己在整体工作中的地位和作用；对员工的适当授权，并给予适当的支持，激发了员工工作的自觉性；通过评价对目标实现者进行奖励，将个人利益与组织利益有机地结合起来，这种评价比较公正、客观、合理。

5. 有利于进行有效控制　管理控制的主要问题之一是如何进行监督，而目标管理使考核目标明确，并为管理者提供了监督控制的标准。管理者通过定期的检查、督促、反馈、小结，可以及时发现工作中的偏差，并予以纠正和调整，做到有效的控制。

二、目标管理的特点

1. 强调管理者和被管理者共同参与　目标管理是由上、下级共同参与制订目标及目标的衡量方法。每个部门各成员明确自己的任务、方向、考评方式，相互配合共同完成组织目标。根据组织的总目标制订部门目标，每名职工根据本部门的目标和个人职责制订个人目标，形成目标链条。

2. 强调自我管理　在目标管理中，下级不是按上级硬性规定的程序和方法行动，而是通过成员自主管理和自我控制，实现规定目标。工作过程的自我管理可提高员工的工作积极性和创造性，增强员工的组织责任感。

3. 强调自我评价　在执行目标管理的过程中，各层管理人员定期评价，通过检查、考核反馈信息，并在反馈中强调由员工自我检查，制订一系列的奖惩措施，以促使员工更好地发挥自身作用。

4. 强调整体性管理　目标管理将组织的总目标逐层分解落实。每一部门和每一成员各自的分目标以总目标为导向，使员工明确各自工作目标与总目标的关系，共同完成总目标。

5. 强调目标特定性　目标特定性是指下级目标与上级目标的一致性。由于下级与上级共同参与将组织目标转换为具体可行可测评的部门或个人目标的过程，使目标具有特定性，有利于员工自检和自查，有利于上级的评价，也促进了上下级的合作和关系的协调，以共同达到组织总目标。

三、目标管理的基本过程

目标管理分为制订目标体系、组织实施、检查评价三个阶段。

（一）制订目标体系

制订一套完整的目标体系是实施目标管理的第一步，同时也是最重要的一步。目标制订越合理明确，则后阶段的具体过程的管理和评价越容易。这一阶段可分为四个步骤：

1. 高层领导制订总体目标　根据组织的长远计划和客观环境条件，管理者与下级充分讨论研究后制订出总体目标。

2. 审议组织结构和职责分工　目标管理要求每一个目标和分目标都要成为落实到个人的确切责任，因此在制订总体目标之后，需要重新审查现有组织结构，根据目标要求明确职责分工。

3. 制订下级目标和个人目标　在总体目标的指导下制订下级目标和个人目标，分目标一定支持总目标，个人目标要与组织目标协调。在制订具体目标时应注意：目标必须要有重点，不宜过多；尽量具体化、定量化，以便测量；目标还应有挑战性以激励士气。

4. 形成目标责任　上级和下级就实现各目标所需要的条件及实现目标后的奖惩事宜达成协议，并授予下级以相应的支配人、财、物及对外联络等权力。双方意见一致后，由下级写成书面协议。形成目标责任需要多次协商、正式或非正式的沟通。

（二）组织实施

目标管理强调执行者自主、自治、自觉和自行解决实现目标，但不等于达成协议后领导可以放手不管。相反，由于形成了目标体系，管理者应对目标实施过程进行定期指导、检查。检查方法是自下而上，由下级主动提出问题和报告，管理者主要是帮助、支持、提供良好的工作环境和信息情报。上下级要定期检查双方协议的执行情况。

（三）检查评价

1. 考评成果　在达到预定的期限之后，要及时进行检查和评价，以各自目标及目标值为依据，对目标实施的结果进行考核，评价管理绩效。

2. 实施奖惩　目标实施者自检后，管理者与自检者进行沟通，讨论预先制定的评价和奖惩协议并实施奖惩，如工资、奖金、职务的提升和降免、物质奖励等。

3. 考核评价　将目标管理中的经验及教训进行总结，找出不足，同时讨论下一轮的目标，开始新的循环。在此阶段，新资料、信息、资源的输入，应随时提供给下属。如果目标没有完成，管理者在评价中应主动承担必要的责任，并启发下级自检，以维持相互信任的气氛，为下一循环奠定基础。

四、目标管理在护理管理中的应用

护理目标管理是将护理整体目标转化为各部门、各层次及个人目标，建立管理的目标体系，实施具体化的管理行为，最终实现总目标的过程。具体活动包括：护理部根据医院的整体规划制定护理工作总目标，再通过建立护理目标体系，制订各部门、各病区及护理人员个人的目标，确定目标和工作标准、职责分工、工作期限、评定方法、以及奖惩措施，通过指导实施、定期检查、终末考核等措施实现全院护理工作总目标。

举例说明　目标管理在护理管理中的应用

某综合性医院有500名护士。为配合医院质量年活动，护理部根据全院提高服务质量的整体要求，提出"在一年内使全体护理人员护理技术操作合格率达90%以上"的目标。根据目标管理的程序要求，具体操作如下：

1. 制订目标体系　建立完整的目标体系，这一阶段可分四个步骤：

（1）护理部征求所有科室护士长意见后，提出"在一年内使全体护理人员护理技术操作合格率达90%以上"的目标。

（2）护理部和各科室护士长协商后决定从部分科室抽调责任心强、技术过硬的主管护师成立"护理技术操作考核小组"（以下简称"考核小组"），并授予该小组检查权和考核评分权。

（3）考核小组成员根据护理部提出的目标，制订分目标，包括提高护理人员技术操作水平的具体办法和措施，经护理部审查通过后，下发给全院护士。全院护士再依据考核小组的目标制订个人目标。

（4）护理部与考核小组之间、考核小组与病房护士之间分别就本年度各级目标所需要的条件和权力及完成后的奖惩事宜达成书面协议。

2. 组织实施 目标执行者采用自我管理的方法，按照目标总体要求和根据自己的权限范围，调动各种积极因素，发挥自己的聪明才智，全面组织实施。上级管理者不能过多干预执行者的工作，但为了总体目标的实现，应为执行者提供咨询、定期的指导检查、及时的反馈以及调动各种资源等帮助，为目标的顺利实现提供支持。

（1）考核小组及护士个人按照自己制定的目标，采用自我管理的方式进行。

（2）护理部定期检查、指导考核小组的工作并为其提供人、财、物等多方面的支持，定期对护士进行操作指导、训练和考核。

（3）护士个人利用能够利用的资源，努力提高护理技术操作水平。在此过程中，护理部和考核小组随机检查、督促、指导护士，并及时反馈，以促进护士操作技术水平的提高。

3. 检查阶段 也是目标考评阶段。当预定期限达到后，上下级一起对目标完成的情况进行检查和考核。评价的方法可有同行评议、自评、领导评价和上下级商谈等。通过检查评价，实现赏罚预案，达到激励的目的，同时总结经验教训。

（1）护理部及考核小组督促护士自我检查，相互检查，并作出自我评价。

（2）护理部组织护理技术操作竞赛，竞赛结果作为评价指标之一。

（3）考核小组随机抽查达标情况。

（4）通过月考、季考、年终考核等措施检查目标完成情况，并根据目标完成情况给予奖惩。

第三节 时间管理

一、时间管理的概念、意义

（一）时间管理的概念

时间管理（time management）是指在同样的时间消耗情况下，为提高时间的利用率和有效率而进行的一系列活动，它包括对时间进行的计划和分配，以保证重要工作的顺利完成，并留出足够的余地处理那些突发事件或紧急变化。

（二）时间管理的意义

1. 提高工作效率 通过研究时间消耗的规律，认识时间的特征，探索科学安排和合理使用时间的方法，可提高工作效率。时间管理可使管理者自行控制时间而不被时间控制，控制自己的工作而不被工作左右，从而对时间资源进行合理分配。

2. 有效利用时间 管理者如果能有效管理时间，就可以最小的资源投入获得最大的效益，做到事半功倍。护理管理人员常因为琐碎的管理事务而不能有效控制时间，以至于常有劳而无功的感觉。学会科学时间管理方法可帮助管理者在有限的工作时间内通过合理安排，提高时间的使用效率。

3. 激励员工的事业心　时间管理是发展生产力的客观需要，也是实现个人价值对社会做贡献和成就的需要。有效利用时间可以使员工获得更多的成功和业绩，从而激发成就感和事业心，满足自我实现的需要。

二、时间管理的目的与基本步骤

（一）时间管理的目的

时间管理的目的就是要提高单位时间的工作效率，或者说是将时间投入到与组织目标相关的工作而达到预期的或更高的效果、效率、效能。因此，衡量一件工作做得好与不好，一是看到底有没有达到预期的效果；二是看做这件事情所花费的时间；三是看单位时间内的效果，即效率、效能如何。

（二）时间管理的基本步骤

时间管理要求管理者明确自己要实现的目标和为实现目标要进行的活动，以及每种活动的重要性与紧迫性。有效的时间管理过程包括以下基本步骤：

1. 列出目标　为自己和所管理的部门设定目标。
2. 按照重要性排出目标的次序　并不是所有的目标都是同等重要的，在有限的时间内，要确保对最重要的目标给以最高的优先权。
3. 列出为实现目标所必须进行的具体活动。
4. 为实现每个目标所需进行的各种活动排出先后顺序　根据以上步骤，确定哪些活动是必须做和优先做的；哪些是有空闲时间才去做的；哪些是可以授权别人去做的。
5. 按照事件的优先顺序排出活动日程，制订每日工作计划　可在每天工作开始前或前一天下班前列出最重要的、必须做的工作，按重要性与紧急性程度列出各项活动的次序。
6. 总结　每日进行自我训练，并不断总结评价，提高时间管理效率。

三、时间管理的策略

1. 消耗时间的计划化、标准化、定量化　可以根据个人情况定一个时间单位，详细记录每日时间消耗过程。
2. 充分利用自己最佳工作时间　可根据自己体力、精力状况安排工作内容，充分利用自己的最有效时间。
3. 保持时间利用的连续性　管理者安排时间表时，应将重要事件安排在无干扰时处理，集中完成，减少时间的浪费。
4. 学会授权　作为管理者必须明确，有很多事情不能亲力亲为，通过适当授权他人可增加自己的工作时间。
5. 学会拒绝　作为管理者必须学会拒绝干扰自己正常工作的事，拒绝承担非自己职责范围内的工作，以保证完成自己的工作任务。
6. 善于运用助手　管理者选择好的助手会减少管理的麻烦，节省时间、精力及体力。

四、时间管理的方法

(一) ABC 时间管理法

美国管理学家莱金建议,为了有效管理及利用时间,每个人都需要将自己的目标分为三个阶段,即今后 5 年内欲达到的目标(长期目标)、今后半年实现的目标(中期目标),以及现阶段要达到的目标(短期目标)。将各阶段的目标分为 ABC 三个等级,A 级为最优先(必须完成的)目标,B 级为较重要(很想完成的)目标,C 级为不重要(可暂时搁置的)目标。建立长、中、短期目标的优先次序很重要,因为管理者往往没有足够的时间去了解任何一阶段中所有的目标。使用 ABC 目标管理法,可以帮助管理者对紧急、重要的事件立即做出判断,提出处置措施,提高工作效率。

(二) 时间管理统计法

管理人员在时间控制上所遇到的问题是一些活动或任务的范围、深度、广度难以精确掌握。时间管理统计法是事先拟订活动时间进度表。时间进度表应力求详细,尽可能地把将来发生的情况安排到计划之中并留有余地,以防出现意外事件时束手无策。时间管理统计法的目的是对时间进行记录和总结,并分析浪费时间的原因、评价时间的应用情况以采取适当的措施节约时间。记录时注意真实性和准确性,并做到及时,以达到时间管理的目的。

(三) 确定优先工作的方法

根据时间管理的原理,管理者达到良好的工作努力/工作效益比率,必须优先处理最有价值、最紧急的任务。将每日的工作列出先后次序,然后根据先后次序安排时间,工作时要精神集中,避免各种干扰,从最重要的工作做起,依次类推。一件事情完成以前,不要开始做另一件事情,以免再回到前一件事情时,必须花费时间及精力重新进入工作状态。同时建立时间管理系统,使用先进的管理方法及各种通信设备、现代化办公设备,如计算机、复印机、电话、传真、电子信箱等。

(四) 授权

护理管理者可通过适当授权使自己的工作时间更加有价值,同时也为下属的锻炼成长提供机会。管理者计划授权的工作内容包括该项工作要分配给何人,如何使这些下属有权力和动力做好所授予的工作。授权应该是一种法定合约行为,管理者和下属都应该了解和同意授权行为以及附加的条件。为了执行工作的方便,管理者应赋予下属一些特定的权力,并以书面通知的形式向其他相关人员说明该员工已获授权。

(五) 拒绝艺术

护理管理者掌握拒绝艺术也是合理使用时间的有效手段之一。每个人的时间都是均等固定的,管理者也不例外。因此,面对各项工作,管理者要有所取舍,做到有所为,有所不为。许多情况下,管理者很难拒绝同事的一个合理的请求,类似事件在不经意间会占用管理者大量时间。在下列情况下管理者应该合理拒绝承担不属于自己工作范围的责任:当请求的事项不符合个人的专业或职务目标时;当请求的事项非力所能及,且需花费很多时间;当请求的事项是自身感到很无聊或不感兴趣;承担该请求后会阻碍个人做另一件更吸引人且有益于自己的工作时。为了避免内疚以及预防因拒绝同事的请求而人缘尽失的后果,管理者一定要学会如何巧妙而果断地说"不",最好不要解释为什么"不要",因为对方会将这些解释作为条件性的拒绝,而会想出理由来反驳。拒绝时要注意时间、地点及场合,避免伤害他人。

（六）养成良好的工作习惯

护理管理者处理的问题往往千头万绪，因此在日常工作中应该讲究节约时间和工作效率。养成良好的工作习惯从以下几方面入手：①减少电话的干扰，打电话要尽量抓住要点，电话边上放置纸、笔，便于记录重要事项，避免打社交性的电话，以减少不必要的干扰；②在办公室以外的走廊或过道谈话，以节约时间。如谈话内容重要，再请到办公室细谈；③控制谈话时间，如交谈中觉察内容不重要，可站起来，或看看表，或向门口走去，或礼貌地直接解释手中正在处理一件紧急文件，表示谈话可以结束；④鼓励预约谈话，对护理人员可安排在每日工作不忙的下午时间段进行会谈；⑤对护理有关档案资料要进行分档管理，按重要程度或使用频繁程度而分类放置，并及时处理、阅读，抓住要领；⑥减少会议，缩短会议时间，并提高会议效果，准时开始，做到不开无准备的会议，不开无主题的会议。

（七）保持心理健康

保持心理健康可使管理者有高涨的工作热情，提高办事效率。心理健康既有心理因素，又有复杂的社会因素，管理者要学会控制自己的情绪，避免因情绪因素影响自己的工作效率，造成时间浪费。一个心理健康的人，能够做到在几分钟内从不良情绪中解脱出来，使人高效地利用时间，提高工作效率。

案例分析

王晓玲是某医院普外科病房护士长，护理本科毕业生，工作五年就应聘到外科担任病房护士长工作。她每天工作非常努力，特别辛苦。总是主动协助各班护士的具体工作，不是帮助主班护士处理医嘱，就是帮助治疗护士静脉输液。尽管她忙忙碌碌，但病房的护士们仍认为她是一名不称职的护士长。

【思考】
1. 为什么护士长那么辛苦护士们还认为她不称职？
2. 护士长应如何安排自己的工作时间？

复习思考题

1. 何谓计划？制订计划有哪些步骤？
2. 什么是时间管理？时间管理的方法有哪些？
3. 请自拟一项护理管理中的具体目标，并设计出目标管理的过程。

第四章 管理的组织职能

> **学习目标**
> - 掌握组织的概念及组织的要素；护理组织文化的建设途径。
> - 熟悉组织设计的概念、要求及步骤。
> - 了解组织文化的特点、功能；我国卫生组织系统及护理组织系统概况。

组织职能是保证组织目标实现和计划有效执行的一种功能。组织工作是依据组织的任务和目标，设计和维持合理的组织结构，将组织各项资源进行最有效的统筹，并通过完善的组织运作，成功实现既定任务目标的工作过程。组织职能是管理的基本职能之一，是进行人员配备、领导、控制的重要前提。任何一项决策和计划，只有建立高效的组织并有效组织实施，才能取得预期效果。护理组织是医院的重要组成部分，为了实现其目标任务必须具备完善的护理组织机构，并使之有效运转，最大限度发挥其在医院中的作用。

第一节 概 述

一、组织的基本概念

（一）组织的概念

一般意义的组织泛指各种各样的社团、企事业单位，是人们进行合作活动的必要条件。管理学意义的组织是指按照一定目标、程序和规则组成的多层次、多岗位及具有相应人员隶属关系的权责角色结构，例如医院、学校、企业等。它是职、责、权、利四位一体相统一的机构。

组织包含四层含义：第一，组织必须是由两个及两个以上的人组成的集合，是一个人为的结构。第二，组织必须有共同的目标。作为一个整体，只有具备了被各个成员所接受的共同目标，才能有统一的指挥、统一的行动。例如医院的目标是以患者为中心，满足人民群众健康的需求。第三，组织必须有不同层次的分工协作。要实现组织目标，必须对工作任务进行合理的分工，并对组织成员的意志进行统一，使成员之间有效合作。例如医院工作主要包括医疗护理服务和后勤保障两大系统，前者有诊疗和护理两大业务主体，主要是完成以患者为中心，提供优质服务的任务；后者有支持、扩展两个业务范畴，主要是保证诊疗和护理工作的正常有效运转。第四，组织必须有相应的权力和责任。为了实现共同的目标，必须建立相应组织机构，对机构内成员确定职位，明确职责，赋予各部门及人员相应的权力。例如医院各部门的医护人员有行使医疗护理的权力和承担救死扶伤的责任。

组织是为了完成目标和任务而存在的，当组织目标、任务发生变动时，组织也应随之进行调整，才能发挥其最大的功能。所以，组织也是不断变革和发展的，可以从动态与静态两个方面去理解。动态组织指管理的一种基本职能,是组织为了有效实现共同的目标和任务,合理确定组织成员、任务及各项活动之间的关系,并对组织资源合理配置的过程。静态组织指组织的结构,是主要反映组织内人员、职位、任务及其特定关系的网络,包含组织结构中横向管理部门的设置以及纵向管理层次的划分。

(二) 组织的类型

1. **正式组织**(formal organization) 为了实现组织的目标,按照一定程序建立的具有明确职责和协作关系的群体。正式组织是通过组织设计而形成的职务或职位结构,正式组织的组织结构和成员的权力、义务均由上级管理部门规定。正式组织成员的活动必须要服从所属机构的规章制度与组织纪律。正式组织一般有以下特点:有正式的组织机构编制及职务关系;有明确的组织宗旨和目标;有明确的专业分工和密切的合作关系;有组织赋予的权力和上下隶属关系;注重效率。

2. **非正式组织**(informal organization) 组织成员在感情融洽的基础上,因共同的兴趣和爱好而形成的小群体。因其重要功能是为了满足个人的需要,进行相互帮助,因此又称心理社会体系。非正式组织一般有以下特点:有共同的思想和兴趣;有不成文的行为规范控制成员的行为;有较强的内聚力及行为的一致性;具有一定的群体目标,但没有明确的组织宗旨和目标;没有法定的组织机构和职位,存在不稳定性;组织领袖没有法定领导的权力,但有较大的个人影响力。

任何组织结构中都存在正式组织和非正式组织,其中非正式组织对组织目标的实现有积极作用也有消极作用。在组织工作中,只有发挥非正式组织的积极作用,才能有利于正式组织目标的实现。作为管理者要认识到非正式组织存在的客观性和必要性,允许并鼓励其存在,通过建设正确的组织文化去影响非正式组织成员的行为,尽可能使非正式组织同正式组织协调起来,相互补充,尽最大可能提高正式组织的运作绩效,确保正式组织目标的实现。

二、组织的基本要素

组织的基本要素是每个组织结构、组织活动及组织维护生存和实现发展的最基本的条件,主要包括五个要素:目标与任务、职权与职责、技术与质量、物质与精神、适应与发展。

1. **目标与任务要素** 组织是为了实现一定目标而存在的。目标是组织自我设计与自我维持的根据。组织目标是组织成员进行活动的行为指南和奋斗方向。一个组织如果没有目标就失去存在的意义。组织目标必须要与社会需求相适应,组织才具有生命的活力。如:医院的目标就是以患者为中心,为患者提供优质、高效、低耗的医疗卫生服务。护理部围绕医院的总目标,以提供优质、温馨、便捷的护理保健服务为分目标,使患者满意。组织目标确立后,围绕组织目标的实现必须进行工作任务的分配,使各部门成员明确自身的职责与工作内容。任务是组织实现使命、履行社会责任的基础。组织工作是将自身的使命和社会责任加以归类、分工,并给予分配任务的过程。如:医院组织中的护理任务分为两类,一类是医院内的护理服务,主要对象是患者群及其家属,通过实施护理服务使患者早日康复,从而回归社会,并提高生活质量;另一类是医院外护理服务,主要对象是亚健康及健康人群。

2. **职权与职责要素** 职权与职责是一个统一体,是组织的精神要素,有权就必须有责。职权是指经过正式程序,被组织赋予、承认的某一职位的一种权力。该种职位权力是履行岗位责任必需的手段而不是特定的个人势力。组织在赋予个人职权的同时,也赋予相应的责任,使各级管理者通过履行权责完成本部门的工作任务,保证组织目标的实现。如:护理部主任、病区护士长因管理岗位不同,行使的职权、承担的责任也不同。

3. **技术与质量要素** 技术与质量是保障组织实现发展目标、满足社会需求的重要因素。一个组织必须具有基本的技术队伍并与时俱进不断提升质量,才能保证其生存和发展。例如护理质量就是以全体护理人员的技术和素质为基础,通过护理管理来保障的。一支具有先进医学技术的医疗护理人员队伍,是医院满足社会需要,参与市场竞争,增强生存能力,保证持续发展,实现总体目标的关键。

4. **物质与精神要素** 物质要素是指为了保证组织目标的实现,组织内所需人、财、物等方面的必要资源。例如在医院护理部组织内,有护理部主任、科护士长、护士长及护士等专业工作人员;有开展各项工作所需的经费支出;有护士站、办公室及各个病室的基本设备,保证护理工作的正常运行等。精神要素是组织内成员的职责、权力、工作规范、服务精神、生活准则、认同感及归属感等。例如医院的院训、护理团队的服务理念、护理人员的奉献精神等。

5. **适应与发展要素** 组织的内环境之间、组织的内外环境之间处于持续变化、相互制约和相互影响的互动过程中。组织为实现生存与发展,必须不断与周围环境进行物质能量和信息的交换,根据环境的变化调整自身运营机制,通过适应环境和变化自我,实现在动态中求平衡,在平衡中求发展。如:随着医疗市场竞争的加剧、我国医疗模式的转变,护理模式也随之进行调整、创新,以适应社会不断发展的需要。

三、组织的基本原则

组织要发挥协同作用、实现资源共享、提高管理效率,必须遵循以下原则:

1. **组织目标一致的原则** 组织目标一致的原则是指在建立组织结构时要明确目标,并使组织内各部门、员工的目标与组织的总目标相统一。

首先,一个组织要对总目标进行分解,在此基础上建立明确的目标体系。其次,在这一目标体系的基础之上建立组织结构的总体框架,其中包括划分管理层次、确立部门结构、确立工作任务以及员工职责权力等,都要服从于组织的总体目标。

2. **分工协作并存的原则** 分工协作并存的原则是指组织结构为提高管理效能、实现组织目标,各项任务和工作的分工,以及这些任务和工作之间的协调。

分工是依据组织的目标、任务,按专业化进行合理分配。协作是各项工作顺利实施的保障。组织工作应坚持专业分工和协调配合的原则,一方面合理划分组织内部各职能部门的工作范围,并使分工适应组织内外部环境的变化,反映组织活动的现有条件和客观需求;另一方面要明确各专业分工之间的相互关系,明确纵向管理层及横向管理部门之间的协调方式和控制手段,从组织上保证目标的实现。

3. **管理幅度适当的原则** 管理幅度是指一个管理者直接有效管理下属的人员数量,又称管理宽度。管理幅度适当的原则指组织中管理人员直接管理下属的人数应合理适当,才能保证组织的有效运转。

有效的监督和管理,只有在合理有限的管理幅度下才能实现。人的精力有限决定了管理者管理的人数的有限。若超过一定限度,管理效率就会大大降低。管理幅度与管理者的职位高低成反比，即管理者的职位越高则管理幅度越小。高层管理者负责组织的战略决策和管理，管理幅度应小一些，管理者与被管理者之比约为1∶4～1∶8；中层管理者和基层管理者主要负责执行性管理，管理幅度可大一些，管理者与被管理者之比约为1∶8～1∶15。管理幅度如果过小，会造成机构臃肿，人浮于事，浪费人力资源；管理幅度如果过大，会导致管理者工作负荷过重，影响工作效果。

4. 管理层级最少的原则　管理层级是组织结构中的纵向管理系统划分的等级数量。管理层级最少的原则指在保证组织有效合理运转的前提下，尽量减少管理层级。

组织结构中管理层级的数量，应该根据组织的规模和任务量而定。通常情况下，组织越大层级越多，从高层领导到基层领导以2～4个层级为宜。在组织结构中，管理层级与管理幅度成反比。根据管理幅度的大小与管理层级的多少，分为扁平结构和高耸结构两种基本组织结构。扁平结构指管理层级少而管理幅度大的结构。高耸结构指管理层级多而管理幅度相对较小的结构。

组织层级中的指令和信息必须逐层下达和上报，如果层级过多，不利于上报和下达情况，影响沟通效果；再者，层级如果过多，管理成本也会相应增加。因此，通常情况下，组织中的层级越少，命令路线就会越短，管理效率就会越高。

5. 职责职权对应的原则　职责是担任某个职位时需履行的责任。职权是在管理职位范围内被赋予的权力。职责是岗位任务的具体体现，职权是行使职责的有力工具。职责职权对应的原则指为了保证组织结构的完善和组织工作的有效进行，在设计组织结构时，每个职位的职权与职责要对应一致。

按照这个原则，首先要因事设职、因职设人，明确每个职位、成员的相应责任和工作任务，增强大家的责任感；其次要责任到人、权力到人，对承担责任的组织成员赋予明确的权力；最后要责权一致，对等相应，如果有权无责或权大责小会导致滥用权力、官僚主义，如果权力过小会导致组织成员无法尽职尽责。

6. 集权分权结合的原则　集权指把组织中的权力较多地集中到组织较高管理层；分权指把组织中的权力适当分散在较低管理层。集权与分权结合的原则指在组织工作中必须正确处理好集权与分权的关系，才能保证组织的有效运行。

首先，要认识到集权与分权是管理活动中必不可少的方式，集权有利于组织的统一指挥，提高工作绩效；分权有利于调动各级组织成员的工作积极性。其次，要认识到集权与分权是相对的。如果集权过度，会影响组织成员对工作的正常开展，制约成员积极性的发挥；如果分权过度，则会导致组织管理上的失控，造成组织管理上的混乱。所以，应该对集权与分权把握适度，集权要以不妨碍下属履职、利于调动积极性为准；分权要充分考虑下属的工作能力，以下级能够正常履职、上级能够较好管理掌控为准。

7. 稳定适应平衡的原则　稳定适应平衡的原则是指要保证组织的正常运行，必须要在组织结构的稳定性和适应性之间获取平衡。

组织结构的稳定，能够促进组织的正常运行和协作关系的稳固；而组织随着内外环境的变化做出内部构成和分工协作关系的适应性调整，能够强化组织的功能，增强组织对环境的适应能力。如果组织结构一成不变，那么就不能适应环境的变化；如果组织结构经常调整，又会影响正常的组织秩序。所以，管理者必须要在组织的稳定与动态变化之间寻求平衡，既能保证组织结构的稳定性，又能使组织具有一定的适应性和发展弹性。

四、组织的职能和作用

(一) 组织的职能

组织的职能是为了实现组织的管理目标,对人力、物力、财力、信息、时间等进行有效组合,并进行一定的组织活动。主要目的是通过建立一个适宜组织成员相互合作、各尽其才的良好环境,消除由工作或职责方面引起的各种冲突,营造和谐的组织氛围,使组织成员凝心聚力,在各自岗位上为组织的发展和目标的实现做出应有的贡献。组织的职能包括:

1. **组织设计** 根据组织的目标,设计并建立一套特定组织机构和职位系统。
2. **组织联系** 通过横向纵向联系组织内各部门单位,明确各层级之间的分工协作关系,使组织成员了解个人在组织中的工作关系与隶属关系。
3. **组织运转** 通过与其他管理职能相结合,保证所设计和建立的组织机构有效运转。
4. **组织变革** 根据组织内外部环境和要素的变化,适时调整组织的目标、结构、职权、制度和人员等,使组织不断与外界交换能量,确保组织持续生存与发展。

(二) 组织的作用

组织工作存在于社会生产和生活的方方面面。在社会系统内部,为了达到某一特定目标,将人员按照不同的方式组织起来,因组织方式的不同可能产生不同的效果,主要有以下作用:

1. **实现组织的汇聚和放大效应** 正确的组织协同工作会形成组织力量的汇聚(1+1=2)和放大(1+1>2)效应,实现组织的协同发展。即集体努力的结果大于单独个体努力的结果总和,一定数量的人员相互协作发挥的整体功效大于一些个体简单相加时的功效。把多个分散的个体组成集体,成为一个有共同目标的组织,可以让单独个体无法达到的目标得以实现,这就是组织的力量汇聚作用。在组织力量汇聚作用的基础上,通过组织的力量放大作用,能够进一步提高工作绩效,获得"产出"大于"投入"的效果,使组织实现发展壮大。
2. **达到组织的资源共享** 组织作为一个各种力量的集合体,能够有效地把组织内部的人、财、物、信息等资源统筹规划、合理利用、弹性安排,用以发挥最大的效益,实现资源的共享,达到人尽其才、物尽其用。
3. **提高组织的管理效率** 通过组织有效的活动,使组织内各部门及成员之间互相学习、互相借鉴、取长补短、优势互补、分工合作、避免浪费和重复工作,帮助管理者提高工作质量、员工提高生产率,从而进一步提高组织的管理绩效。

第二节 组织设计

一、组织设计的概念

组织设计(organizational design)是指管理者将组织内各要素合理组合,建立和实施一种特定的组织结构的过程。组织设计是组织有效管理的必备方法之一,是一个复杂的工作过程。通过组织设计,能够协调组织内各成员、各部门之间的关系,明确组织中的沟通渠道,有利于减少组织中各部门及成员之间的矛盾和摩擦,使组织内的各级目标、任务、责任、权力等要素能够发挥最大的效应,从而达到提高组织整体功效的目的。组织结构的设计一般有两种情况：一种是对新组建的组织进行结构设计，另一种是对原有的组织结构进行调整和完善。

二、组织设计的基本类型

组织设计的合理与否直接影响着组织运行的效率。良好的组织结构能够不断适应内外环境的改变，达到组织目标，实现持续发展。因每个组织的内外部环境不同，组织设计的类型也不尽相同。常见的类型有：

（一）直线型组织结构

又称作单线型组织结构（图4-1），是一种最简单、最古老的组织结构类型。该类型中组织系统职权按垂直方式直线排列，从组织上层"流向"组织基层，上下级关系是命令与服从的关系。组织内部不设专门的职能机构和参谋部门。

1. 优点　结构设置简单，发布命令统一；权力集中，责任明确；联系便捷，沟通容易；适应环境变化，管理成本较低。

2. 缺点　如果组织规模大、业务复杂，就会造成管理者负担太重，同时也有悖专业化分工的原则；由于权力过于集中，容易导致滥用职权的现象发生。

3. 适用范围　适用于规模较小，管理和运行比较简单的组织。

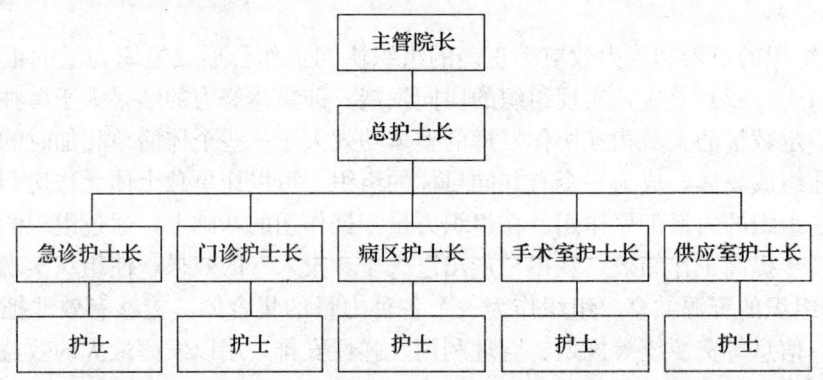

图4-1　直线型组织结构示意图

（二）职能型组织结构

又称作多线型组织结构（图4-2）。是指组织内采用按职能分工、实施专业化管理的方式，相应设立一些组织机构来分担某些管理职能，替代直线型组织结构的全能管理者。职能部门或岗位是因分管某项业务而设立的单位，所以具有一定的职权，各职能部门有权在自己分管的业务范围内直接指挥下属。

1. 优点　能够充分发挥职能机构的专业管理作用，管理工作分工较细，有利于提高人力和物质资源的使用效率；便于专业人才施展职能专长，减轻上层管理者的负担；职能机构的作用如果发挥得当，可以弥补各级行政管理者能力的不足。

2. 缺点　形成多头领导，削弱组织的统一指挥和集中领导；横向联系差，影响各职能机构之间的工作配合；对专业化知识过分强调，不利于管理人才的全面发展；职责权限划分不明确，使职能部门之间的协调性较差。

3. 适用范围　适用于具有相对稳定外界环境的组织。

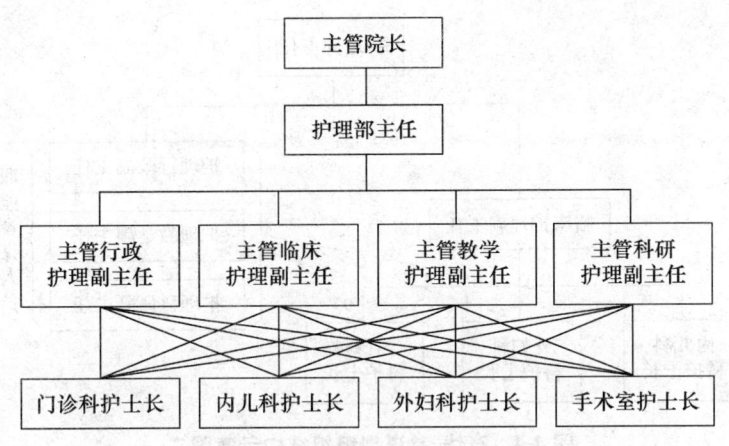

图 4-2　职能型组织结构示意图

（三）直线参谋型组织结构

又称作直线-职能型组织机构（图 4-3，图 4-4）。这种组织结构集中了以上两种结构的优点，设置一套直线指挥系统和一套参谋系统。直线指挥系统具有对下属指挥和发布命令的权力，对组织工作负全责；参谋系统对指挥系统起参谋辅助的作用，对下级提供业务指导和建设，通常不具备指挥权和决定权。但有时直线主管领导为了充分发挥各职能管理部门的作用，也可授予这些职能管理部门一定的控制权和决策权。其特点是组织下层成员除直接接受一位上级的命令以外，同时又可以接受职能参谋人员的指导。

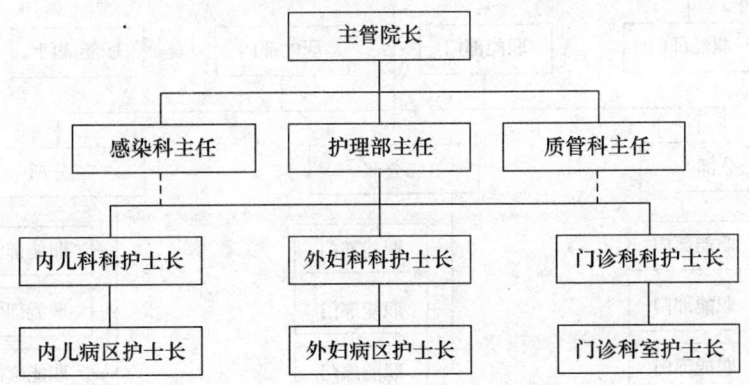

图 4-3　直线-参谋型组织结构示意图一

1. 优点　保证了直线型组织机构的统一集中指挥，又具备了职能型组织机构发挥专业化管理的长处；领导集中、职责清晰、秩序井然，能够提高工作效率，使组织具有较高的稳定性。

2. 缺点　部门间沟通交流较少，协调工作较多；职能部门之间目标不能完全统一，容易发生直线主管领导与职能部门之间、职能部门内部之间的职权冲突；整个组织的反应不灵敏，适应性较差。

3. 适用范围　适用于中、小型的组织，是目前广泛采用的组织结构。

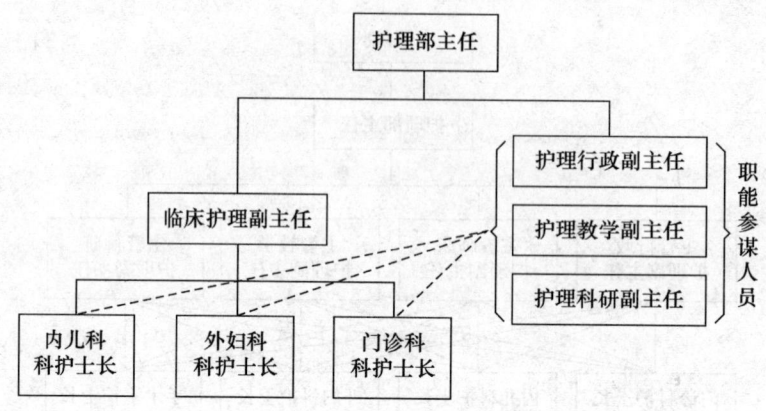

图 4-4　直线-参谋型组织结构示意图二

(四) 分部制组织结构

又称事业部组织结构 (图 4-5)。是在高层管理者之下,按照分布地区或特征设置若干分部,实行集权领导下的分权管理。由高层管理者负责组织方针政策、目标和计划的制订,下放分部处理日常事务的权力,保留人事决策、财务控制、监督等重大问题的决策权,同时利用利润等指标对分部进行掌控。

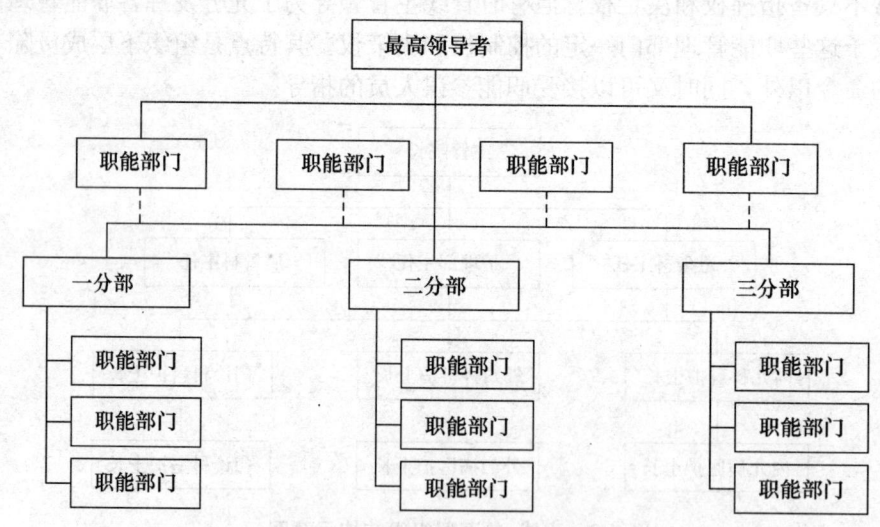

图 4-5　分布制组织结构示意图

1. **优点**　利于高层管理者摆脱日常的管理事务,集中精力做好组织的战略决策,统揽全局进行长远规划;利于事业部管理主动权的发挥。

2. **缺点**　管理人员、管理层次和管理费用增加,职能机构相互重叠;如果分权不当,容易导致分部的工作脱节,影响组织的整体利益;各分部之间的横向联系和工作协调较难,不利于组织的和谐发展。

3. **适用范围**　适用于较大规模的组织,主要普及在国外。

(五）委员会组织结构

是组织结构中的一种特殊类型。由来自不同领域的人聚集在一起，以集体活动的形式执行某方面的管理职能。委员会常与上述组织结构相结合，有直线型的，也有直线参谋型的；可以是临时需要建立的，也可以是长久设置的。主要起咨询、决策、合作和协调的作用。如医院党委委员会、临床护理专家委员会、专业建设指导委员会、职称评审委员会等。

1. 优点 能够集思广益，防止权力过于集中；便于沟通和协调，利于集体审议与判断；能够代表集体的利益，易于让群众信服；有利于管理人员的成长等。
2. 缺点 职责分离，耗费管理时间和成本；存在少数人专制的现象。
3. 适用范围 适用于大多数组织，是目前普遍存在的一种组织结构。

(六）其他组织结构

20世纪80年代初开始，出现了一些新型的组织结构，例如团队结构、虚拟组织、无边界组织以及女性化组织等。这些新型组织具有网络化、扁平化、多元化、全球化、灵活性的特点。团队结构由组织内不同工作部门的成员，为完成一项工作任务而组成，与其他组织相比更加灵活、反应更加迅速；虚拟组织是一个小的核心组织，主要依靠其他组织通过合作关系进行制造、营销、供应等活动，使管理者能够面对日新月异的新技术和低成本竞争，具备更强的应变能力和适应性；无边界组织是指通过取消组织的垂直界限使组织趋于扁平化，最低限度降低等级秩序，能够使管理成本减少，进一步增强组织的适应性；女性化组织是指一种重视人际交往与人际关系的组织。

三、组织设计的要求

1. 统一 设计组织结构时一般要求实施"一元化管理"的原则，即在所有的管理层次上建立统一的指挥系统，形成自上而下的指挥链。各级组织和管理人员原则上只服从一个上级的指挥或命令，只对一个上级负责，使所设计组织内部的权力相对统一集中。
2. 精简 组织设计的基本要求是精简。设计组织结构时既要保证机构的健全，又要避免机构的重叠，防止头重脚轻、人浮于事，以充分发挥组织的各项功能。
3. 高效 组织生存的关键是效能。设计组织时要以目标为中心，结合自身的实际，使组织内各部门、各环节及组织成员之间有效融合，形成高效的结构形式。

总之，合理的组织设计应该具备如下特点：清晰的管理层次、相对稳定的组织结构、有效协作的部门体系、顺畅的沟通渠道、准确及时的信息反馈系统、灵活的环境适应性。

四、组织设计的步骤与结果

(一）组织设计的步骤

组织设计的步骤一般为以下八项（图4-6）。

1. 确立组织目标 通过收集、整理及分析资料，进行组织设计前的评估，以确立组织的目标。资料的内容包括：第一，同类组织的经营管理理念、结构形式、人员配置等方面的资料。例如在设计护理组织时，通过学习借鉴同类医院的护理组织结构形式、管理理念和人员设置等资料，取其精华，避其不足，使我们节省时间和精力，少走弯路；第二，外部环境的各种资料。通过多方收集掌握外部的各种资料和信息，为组织结构的设计提供参考和依据，有利于组织目标的确立；第三，组织内部情况的资料。例如现有的组织规模、形式、资源、运行状况及存在的问题等。通过资料的收集、整理及分析,确定组织的发展趋势及方向,明确组织目标。

2. 划分业务工作　每个组织都由若干部门组成。要根据组织的工作性质、内容及工作之间的联系,把组织活动组合成具体的管理单位,同时确定其业务范围和工作量,进行工作业务的划分。如医院护理任务可按照内、外、妇、儿等专业及循环、呼吸、消化、内分泌等亚专业划分不同的病区,护理工作按照各病区的专业范围依次分派到群体或个人。

3. 提出组织结构基本框架　是组织设计中至关重要的一步,决定着组织的效能。指按照组织设计的要求,确定组织的层次及部门结构,形成组织管理系统的层次及框架。在设计组织框架时,应该认真处理好管理幅度以及管理层次的关系、横向与纵向的协调关系,保证信息传递及反馈的灵活便捷。

4. 明确职责和权限　按照所管辖工作的内容,明确规定各管理层次、各管理部门以及各职位的权限和责任。通常用职位说明书或岗位职责等文件的形式表达。

5. 设计组织运行方式　包括:一是联系方式的设计,即纵向管理层、横向管理部门之间的协调方式和控制手段;二是管理规范的设计,确定各项管理业务的工作标准、工作流程,明确管理人员应采用的管理方法等,形成各管理层级、部门和人员的行为规范;三是各类运行制度的设计,例如绩效评价制度、考核奖惩制度、员工激励制度、人员培训制度等。

6. 决定组织人员配备　按照岗位、职务及技能的要求,为组织选择配备适宜的管理人员和员工。

7. 形成组织结构　依据组织目标及设计要求,审查、评价和修改组织设计,确定正式组织结构及运作程序,并颁布实施。

8. 调整组织结构　为了保证组织的高效运行,除了审慎设计组织外,还需要根据组织的运行情况及内外环境的变化,对组织结构进行相应调整,使其不断趋于完善。例如医院根据社区服务的日益需求,增设社区护理部门,需要设计新的职务及岗位职责,增加社区的护理人员等。

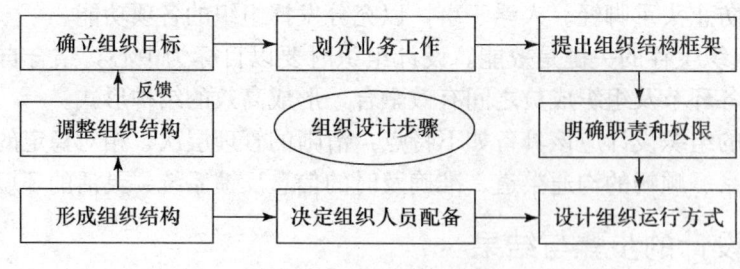

图 4-6　组织设计的步骤

(二) 组织设计的结果

组织设计工作的结果是形成组织结构,使组织中各构成部分联结成一个有机的整体,各方面的行动协调配合起来。通常以组织结构图、职位说明书及组织手册的形式表示。

1. 组织结构图 (organizational chart)　又称组织树,通过图形的形式来表示组织的整体结构、职权关系及主要职能。组织结构图的垂直形态表示权责关系,水平形态表达组织的分工与部门分布情况。组织结构图一般描述以下几种组织结构及管理关系方面的概况:权力结构、管理范围、人员分工、沟通关系、角色结构及组织资源流向等。

2. 职位说明书（positional handbook） 又称职务说明书，是说明组织内部某一特定职位的工作内容、工作关系、职责和职权，以及担当该职务所必须具备的任职条件（如学历、工作经验、素质能力、技术知识等）的一种书面文件。其目的是为了帮助成员明确组织内各项职务的任务和工作要求。

3. 组织手册（organizational handbook） 是职位说明书与组织结构图的综合体，用来说明组织内部各部门的职责、职权及每一个职位的主要职责、职能、职权及相互间的关系。

案例分析

某医院为了实现创新发展，对现有管理体制进行理顺，对行政管理机构进行重组，将原人事科更名为人力资源部，突出了市场经济条件下人事职能的转变；组建后勤服务管理部，在后勤社会化改革中突出对服务实体的监管职能；组建市场开发部，明确了市场开发论证、投融资论证、医院发展策划等市场职能。

评析：

现代医院已不再把组织机构看作一个刚性东西，而把它看作一个柔性东西，一个有学习能力的机体。因为僵硬的组织机构已不再适应现代多变的状态。随着先进医院经营理念的确立和医疗竞争市场的形成，医院内部管理机构的职能和职责发生重大变化，所以必须对现有的医院内部管理机构进行再造。例如，人事科原来只履行人员调动、工资管理、职称晋升的职能，而随着医院改革和发展的需要，其工作职能应向吸引优秀人才，降低人力成本，开放人员出口转移。所以人事科的名称与新的工作职能就十分不相称。这样人力资源部就会取代原来的人事科。再比如随着医疗市场竞争的加剧，营销理念必须贯彻到医院管理全过程和各个科室及全体员工，于是市场开发部就应运而生。一个医院的行政组织机构不是一成不变的，要根据医疗市场的变化，经营方针的变动，不断重新整合。

【思考】

1. 该医院对现有管理体制的理顺是否属于组织设计的一种？组织设计的步骤分为哪些？
2. 根据现有资料分析该医院的组织结构属于哪种类型？有何优点和缺点？

第三节　组 织 文 化

一、组织文化的概念

组织文化（organizational culture）是组织在长期的发展过程中形成的价值观、群体意识、行为准则、道德规范、管理风格、工作作风、经营特色及传统习惯的总和。是以思想观念的形式进行组织成员行为的调控，进一步补充、强化组织结构和制度管理工作，属于管理的软件范畴。组织文化有广义和狭义之分，广义的组织文化又包括物质文化和精神文化。物质文化指组织的物质状态、技术水平和效益水平等，主体是物。精神文化是组织在发展过程中形成的自身特有的思想、观念等意识形态和行为模式，以及与其相适应的组织结构和制度，主体是人。狭义的组织文化指组织所创造的精神财富，反映了该组织成员的整体精神面貌、共同的价值标准、符合时代要求的道德行为、适应社会发展的文化素质。

任何组织都有组织文化，只是内容、形式、结构以及积淀的程度不同。组织文化不是组织表面的经营管理和文化活动，而是隐含在其中的价值观念和精神源泉；组织文化不是人际关系，而是通过人际关系所体现的处世哲学；组织文化不是获得的荣誉，而是荣誉背后折射出来的荣誉观。组织文化是一种无形资产，具有创新精神的组织文化更是一种巨大的无形资产。组织文化的管理，把制度的需求转化为一种专门设置的价值理念，与人的价值需求结合起来。作为一种管理艺术，组织文化从根本上改变了人的被动性，恢复了人性的价值和意义，实现了特定的管理意境，即团体目标与个人目标统一，管理和被管理统一，物质鼓励与精神鼓励统一，约束和自由统一，工作与生活统一。

二、组织文化的特点

组织文化作为社会文化的重要组成部分，既具有文化的共同属性，又具有独特的自身特点。主要包括以下几个方面的特点：

1. 文化性　是组织文化最明显、最重要的特征之一。也是区别于组织其他内容的根本。在组织内，以不同的形式展现其组织活动的内容。通过物质形式表现的：例如医院的工作环境、硬件设备、医疗技术等。通过制度形式表现的：例如医疗护理目标管理责任制、护理操作规章制度等。通过精神形式表现的：例如医务人员的救死扶伤精神、严谨治学精神等。

2. 整合性　组织文化有着强大的凝聚力，对统一组织员工的思想行为具有重要的作用，能够使员工认识到组织的共同目标和利益，齐心协力，团结奋进，尽量减少内耗，为组织的和谐、持续发展贡献各自的力量。

3. 综合性　组织文化作为一种独特的文化形式，其内容涵盖了组织内的各个方面。组织内个体的价值观和服务理念不代表组织文化的内容，只有综合大部分个体共同的价值观和服务理念才是组织文化的一部分内容。

4. 实践性　组织文化作为一种实践的工具而存在，它的形成源于实践又服务于实践。组织文化的内容与实践联系紧密，例如组织价值观、组织精神、组织理念等都是针对管理的实践而言。所以，组织文化是一种实践的文化。

5. 自觉性　组织文化是管理者和组织员工在组织发展过程中，不断总结提炼出的组织文化理念，并通过应用于社会生产实践，逐步培养、升华出高水平的组织文化，它是组织员工通过高度自觉的努力形成的。而一般的文化是在社会、政治、经济等客观因素的影响下，在人们自觉意识之外形成的。

三、组织文化的结构

组织文化的结构可分为三个层次，表层的是物质文化，中层的是制度文化，深层的是精神文化，其核心为价值观。

1. 物质文化　指存在于物质产品中的文化，是组织文化结构中最表层的部分，由组织员工创造的产品和物质设施等构成。主要包括两个方面：一是组织生产经营成果，例如组织的产品和提供的服务等；二是组织的工作和生活环境、办公设备、建筑标识等。它主要反映人与自然之间的关系。

2. 制度文化　指存在于组织制度中的文化，是人为制定的一种标准化、程序化的行为模式和运行方式，例如医院各岗位的规章制度、护理查房制度、分级护理制度等。它主要反映人与人之间的关系。

3. 精神文化　指存在于人本身的思想、观念及言行中的文化，是组织在长期发展的过程中，受一定社会文化背景的影响，逐渐形成的一种文化理念和精神成果。它是组织文化的核心和灵魂。主要包括组织精神、组织理念、组织价值观、组织道德等。它主要反映人与其自身的关系。

四、组织文化的功能

组织文化的构建，独创了一种管理意境，把制度管理和条例管理的内容融合其中，以一种柔性管理的文化形态，在冰冷的物质结构之外，构筑成一种文化氛围和文化需求，用以适应人性、人情和人的自身价值提升的需求。组织文化对组织成员是软性的制约作用和内化激励作用，其作用概括起来主要表现在：

1. 导向作用　组织文化能够引导员工树立明确的目标，塑造员工的态度和行为，进一步规范组织成员的日常生活行为，以达到与群体目标行为相一致的目的，将组织整体及每个员工的价值观和行为引导向组织目标。

2. 激励作用　组织文化的核心是以人为中心，强调对人自身价值的重视，对人格的尊重和信任，因而会激发员工的工作热情，激励组织成员自信自强，调动其工作的积极性和创造性，提高工作效率。

3. 凝聚作用　组织文化包含全体成员共同创造的群体意识，表达了成员们对组织的认同感，对组织有内聚作用，与组织同舟共济，对组织有强烈的归属感、责任感和使命感。

4. 约束作用　组织文化通过有形的制度约束和无形的软性约束，对组织的经营活动和员工的日常行为进行调控，要求组织成员不仅要注重个人目标和自我利益，更要注重群体目标和组织利益，使每名员工的工作态度和行为尽可能符合组织的要求。

5. 效率作用　通过组织文化的宣传与贯彻，可在社会上树立良好的组织形象，进一步提高组织的知名度和美誉度，获得社会各方的尊重和支持，实现良好的社会效益和经济效益，为组织的良性发展奠定基础。

五、护理组织文化

护理组织文化作为一种职业精神和柔性管理，已形成自己完整的系统。它包括以下内容，一个核心：组织精神和组织价值观；两类范畴：护理哲理和护理形象，两者分别构成护理的内在文化和外在文化；三个层面：精神层面、物质层面和制度层面；五大内容：护理目标、护理价值观、护理领导风格、护理职业形象、护理群体意识与传统。

（一）护理组织文化的含义

护理组织文化是在一定社会文化的基础上，形成一种具有护理专业自身特征的群体文化。它是全体护理人员在实践中创造的物质成果和精神成果的集中体现，也是全体护理人员共同接受的价值观念和行为准则，能最大限度调动护理人员的工作积极性和潜能，凝聚护理组织内各种力量于共同的宗旨之下，齐心协力实现护理组织的奋斗目标。护理组织文化内容丰富，分为显性和隐性两大类。显性内容是以精神的物化产品和行为作表现形式，通过直观的视听器官能感受得到，符合组织文化实质的内容，主要包括护理组织形象、工作环境、组织制度等。隐性内容是组织文化最重要的部分，直接表现形式为精神活动，具有文化的特质，主要包括价值观念、护理哲理、道德规范、组织精神等。

（二）护理组织文化的建设

护理组织文化是医疗资源的重要组成部分，护理管理的重要任务之一是营造良好的护理组织文化。所以，必须根据护理专业的特点，从精神文化、物质文化、制度文化三个方面加强建设，营造良好的护理组织文化。护理组织文化创建的过程包括：

1. 分析诊断　全面收集资料，对组织现有的文化进行系统分析、自我诊断。确定目前组织已经形成的传统作风、行为模式和工作特点。通过分析现有文化中哪些是积极向上的，哪些是落后保守的，哪些是要继续发扬的，哪些是要坚决摒弃的，来确定文化建设的目标。

2. 归纳总结　在分析诊断的基础上进行归纳总结，不断完善优秀的文化内容，用富于哲理的语言表现出来，形成组织制度、规范、口号和守则。

3. 自我设计　在现有组织文化的基础上，按照护理组织的特点，发动全体组织成员参与组织文化的设计。通过对各种设计方案的整理、比较、融合、提炼，集合组织成员的信念、意识及行为准则于一身，融合组织目标、共同理想、社会责任及职业道德于一体，设计出具有鲜明特色的组织文化。

4. 倡导强化　通过各种途径和载体大力宣传提倡新的组织文化，达到人人皆知。管理者在组织管理的过程中，要利用各种手段强化新的文化理念和价值观念，使其约定俗成，被广大组织成员接受和认可。

5. 实践提高　用新的价值观念和工作理念指导实践，进一步把感性认识上升到理性认识，从实践上升到理论，实现新的飞跃，将少数人的看法统一成全员的观念，达到不断提高组织文化层次的目的。

6. 适时发展　在组织不同的发展阶段，组织文化的内容和风格也应有所不同，要依据形势的发展和需要，让组织文化不断更新、不断优化，实现再塑造。

在护理组织文化建设的过程中，要对以下几个方面加以重视：一是易接受性。护理组织文化应容易被护理人员认同、理解和接受，所以要对护理组织文化的建设作深入的宣传、研究和探索，尤其是通过精神文化和制度文化的建设，引导护理人员从文化的角度研究护理组织，增进全体护理人员对组织的认同感。二是群众性。护理组织文化是需要广大护理人员积极参与的，所以管理者应当高度重视，积极发动每一位护理人员，做好协调工作。三是独特性。设计和培育护理组织文化，要充分体现护理专业的个性。由于每个医院建立和发展的条件不同、规模设置和技术专长不同、人员构成和整体素质不同、地理环境和社会氛围不同、经营方式和管理模式不同，也就决定了医院组织文化与护理组织文化的内涵不同。所以，护理组织文化建设必须从医院本身的特色出发，才能使其具有强大的生命力。四是针对性。护理组织文化建设是一项系统的工程，既要考虑组织的共性要求，又要结合自身的实际情况进行建设。

组织文化是一种新的管理理论和方式，坚持"以人为本"，把人作为管理中最重要的因素，强调文化的认同感和群体意识的作用，更加适应现代管理发展的要求。护理管理人员通过创造独特的护理组织文化,并把组织文化落实到组织的管理及运行中,不断激发护理人员的工作积极性和热情,为患者提供优质的服务,赢得良好的社会效益和经济效益。

(三)营造护理组织文化的形式

1. 言谈举止 护理组织内高层管理人员通过各种教育活动和言谈举止将组织期望和护理行为准则渗透到整个群体中。也可通过护理活动中护理人员的各自行为和相互作用,使护理组织内成员感悟到应遵守的规则。

2. 文字和符号 标语、口号、护理人员守则及书面材料等都是护理文化的表现形式,通过以上表现形式均可将护理组织文化传递至全体护理人员。

3. 实物形象 经过艺术构思的内容和实物也可以用来反映护理组织文化。如医院标志和标牌、护士服饰、南丁格尔塑像等。

4. 视听设备 用来表现和宣传护理组织文化的途径和形式较多,其中利用现代化的视听设备较为普遍,例如网络、电视、广播、广告、多媒体等。

5. 其他形式 通过文艺演出、知识竞赛、专题会议、选树典型、表彰先进等各类活动,实现宣传护理组织文化的目的。

(四)护理组织文化的管理

护理组织文化建立后,可以实行目标管理,其目标管理的步骤是:一是确定当前组织文化的宗旨和目标;二是分析环境;三是识别机会和威胁;四是分析组织的资源;五是判断优势和劣势;六是重新评价组织文化的宗旨和目标;七是制定发展战略;八是实施战略;九是评价结果。

通过护理组织文化的管理,推广护理组织文化,鼓励变革,促进创新;有效地领导和激励护理人员;倡导护理人员具备真正的职业资格;积极倾听每个人的意见和建议;与下属进一步沟通交流;建立反馈控制机制等。不断完善护理组织文化的建设,使组织文化层层落实,逐步渗透到护理组织的业务一线,同时,要加强组织文化服务内容和服务手段的创新,注重管理和文化渗透的执行力度,保证组织文化与实施人性化管理的统一,促进组织的持续发展,使组织充满生机与活力,为医院护理管理总目标的实现服务。

第四节 我国的卫生组织系统与护理组织系统

一、我国的卫生组织系统

我国的卫生组织是贯彻执行国家的卫生工作方针政策,领导全国和地方的卫生工作,制定卫生工作具体政策,组织卫生专业人员和人民群众运用医药卫生科学技术,推进卫生工作的专业组织。我国卫生组织系统是以建立行政体制为基础,在不同的行政地区设置不同层次、不同规模的卫生组织。其中每个层次的卫生组织都是按照医疗、预防、保健、教育及科研等主要职能配置的。医院作为卫生组织中的一种,与其他专业卫生机构例如卫生防疫机构、妇幼保健机构等并行,全部隶属于同级卫生行政部门的领导,按照卫生行政部门制定的卫生工作方针、政策、法规及工作计划和标准等提供卫生服务。在我国卫生部机构和省卫生厅机构中,均设有分管各类卫生工作的职能机构,其中在医政司(处)内设有分管护理工作的护理处或护理专职人员。

（一）分类和任务

依据我国卫生组织系统的性质、职能和任务，大致可分为三类，即卫生行政组织、卫生事业组织、群众卫生组织。

1. 卫生行政组织　是贯彻执行国家卫生工作的方针政策，领导全国和地方的卫生工作，提出国家卫生事业发展的战略规划和目标，制定具体政策、法规，并进行督促检查的机构。目前，我国卫生行政组织的机构划分为：国家设立卫生部，是国务院统一管理全国卫生工作的职能部门；省、自治区、直辖市设立卫生厅（局）；省辖市、地区（州）设立卫生局；市、县、区设立卫生局（科）；乡、镇或城市街道办事处设卫生专职干部，负责管辖地区的卫生工作。各级卫生行政组织主要工作任务是：贯彻执行国家对卫生工作的方针政策；结合各地方实际情况，制订卫生事业发展规划及工作计划，进行监督检查，组织经验交流，推进工作开展。

2. 卫生事业组织　是具体开展卫生业务工作的专门机构，按工作性质的不同可分为：

（1）医疗预防机构　包括各级综合医院、专科医院、医疗保健院（所）、门诊部、康复医院、疗养院、护理院等，主要是承担诊疗和疾病预防的任务，是我国分布最广、任务最重、卫生人员最集中的机构。

（2）卫生防疫机构　包括各级的卫生防疫站，职业病、地方病、寄生虫病防治机构以及国家卫生检疫机构等，主要承担疾病预防的任务，并对可能危害人民群众健康的影响因素（如自然环境卫生、食品卫生、公共场所卫生等）进行监督和监测。

（3）妇幼保健机构　包括妇产科医院、儿童医院、妇幼保健院（站）及计划生育专业机构（如计划生育咨询站、门诊部等），主要承担妇女及儿童的保健任务和优生优育工作。

（4）药品、生物制品及卫生材料的生产、供销和管理检测机构　包括药品检验站、生物制品研究所等，主要承担我国医药学的发展和保证安全用药的任务。

（5）医学教育机构　包括各类医学院校，主要承担发展医学教育事业，培养合格医药卫生人才的任务，并适时对在职卫生人员进行培训。

（6）医学科研机构　包括医学科学院、预防医学中心、各种研究所等，主要承担医药卫生科学的研究任务，为我国医学科学和卫生事业的发展奠定基础。

3. 群众卫生组织　是在政府行政部门的领导下，由专业或非专业卫生人员按不同任务所设置的机构，主要分为以下两类：

（1）卫生专业人员组成的学术性团体　例如中华医学会、中华护理学会、中华药学会等，主要任务是举办各种学术活动、组织人员学习培训、进行科普知识咨询、开展工作经验交流等，达到开阔眼界、提高医药卫生技术和学术水平的目的。

（2）群众卫生积极分子组成的基层群众卫生组织　这个组织的代表机构是中国红十字会，遍布全国各地的红十字会是基层卫生工作的主要力量，受中国红十字会的统一指挥。主要任务是发动人民群众开展卫生工作，宣传卫生常识，进行社会服务和福利救济工作等。

（二）医院组织系统

医院是配有一定数量的病床、医疗设施和设备及医务人员等，通过运用医学科学理论和技术，在医务人员的集体协作下，对住院或门诊患者实施诊治与护理的医疗事业机构。是针对个体或特定人群进行防病治病的场所。医院是社会系统中一个有机的组成部分，必须与社会环境的改变和发展相适应。不同级别的医院机构设置有所不同，根据医院各组织的不同职能和作用，一般分为五个组织系统：

1. 党群组织系统　包括党委书记、党委办公室、组织、宣传、工会、共青团、统战、纪检、监察等部门。

2. 行政管理组织系统　包括院长、院长办公室、医务、护理、科教、防保、设备、财务、信息、总务、安全环保、膳食等部门。

3. 临床业务组织系统　包括内、外、妇产、儿、眼、耳鼻喉、口腔、中医、皮肤、麻醉、肛肠、传染等临床业务科室。根据医院的任务、规模不同，其组织结构可进行相应增减。

4. 护理组织系统　包括门诊、急诊、病房、手术室、供应室及与医技科室相关的护理岗位。

5. 医技组织系统　包括放射、理疗、超声、药剂、检验、心脑电图、放射性核素、中心实验室、营养等部门。

（三）医院的类型

根据不同的标准划分，可将医院分为不同的类型（表4-1）。

表4-1　医院类型

划分条件	类　型
按收治范围	综合医院、专科医院、职业病医院、康复医院
按特定任务	企业医院、军队医院、医学院校附属医院
按经营目的	非营利性医院、营利性医院
按所有制	全民所有制医院、集体所有制医院、个体所有制医院、中外合资医院
按地区	城市医院（市、区、街道医院等）、农村医院（县、乡、镇医院）
按分级管理	一级医院（甲、乙、丙等）、二级医院（甲、乙、丙等）、三级医院（特、甲、乙、丙等）

综合医院：是各种类型医院的主体，配备一定数量的病床，设内、外、妇产、儿、眼、口腔、耳鼻喉、中医、皮肤等各专科，药剂、影像、检验等医技部门和相应人员、设备，具有综合的治疗和护理能力，通过医务人员的协作配合解决急、难、危、重患者的健康问题。

专科医院：是诊治专科疾病的医院，例如传染病医院、精神病防治医院、肿瘤医院、妇产科医院、儿童医院、口腔医院、眼科医院、骨科医院等。能够集中人力物力，充分发挥技术专长和设备优势，进行专科疾病的预防、治疗和护理。

非营利性医院：指不以营利为目的，而是为公众利益服务设立和运营的医院。其收入用于弥补医疗服务成本，医院运营中的收支节余不能用作投资者的回报，只能用于自身发展，例如引进新技术、开展新的医疗服务项目、改善医疗条件等。

营利性医院：指所得医疗服务收益可用于投资者经济回报的医院。其医疗服务项目和价格由市场依法进行调节。

1989年开始，我国医院实行分级管理制度。根据医院的功能、相应规模、隶属关系、服务地域、技术力量、管理水平、服务质量等综合水平，将其划分为三级（一级、二级、三级）、十等（每级分甲、乙、丙等，三级医院增设特等）。

一级医院：是直接为拥有一定数量人口的社区提供预防、保健、医疗及康复服务的基层医院，包括农村乡、镇卫生院及城市街道医院等。主要任务是为服务人群提供一级预防，同时进行多发病及常见病的管理，对疑难重症进行及时正确的转诊，协助上级医院做好住院前后的服务。

二级医院：是向多个社区提供综合的医疗卫生服务，同时承担一定教学、科研任务的医院，包括一般市、县医院、省辖市区级医院和相当规模企事业单位的职工医院。主要任务是提供医疗护理、预防保健及健康服务，对高危人群的监测进行指导，接收一级医院转诊的患者，指导一级医院的业务，承担一定程度的教学、科研任务。

三级医院：是向全国范围提供高水平、专科性的医疗卫生服务，同时承担高层次教学、科研任务的医院，包括国家、省、市直属的市级大医院以及医学院校的附属医院。主要任务是提供全面连续的医疗护理、预防保健、康复服务及高水平的专科医疗服务，诊治危重疑难病症，接受二级医院转诊的患者，指导和培训下级医院，承担全面的教学和科研任务。

（四）医院的功能

国家卫生部颁发的《全国医院工作条例》中指出，医院的任务是"以医疗工作为中心，在提高医疗质量的基础上，保证教学和科研任务的完成，并不断提高教学质量和科研水平。同时做好扩大预防、指导基层和计划生育的技术工作"。医院的任务就是医院的功能，具体体现在以下四个方面。

1. 医疗　是医院的主要功能，其两大业务主体为诊治疾病和护理服务，同时与医技部门密切配合，形成整体的医疗服务提供给患者。医疗工作通常分为门诊医疗、住院医疗、急救医疗及康复医疗等。门诊和急诊是医院诊疗工作的第一线。住院医疗是医院工作的核心，主要针对危重、疑难、复杂等病例进行诊疗。康复医疗是通过物理疗法和心理调整，纠正患者因疾病引起的功能障碍或心理失衡，以促进患者的功能恢复和心理健康。

2. 教学　是任何医院都具备的功能。不同专业、不同层次的卫生技术人员，接受的学校教育只是医学教育的一部分，还必须进行临床实践、毕业后培训和继续教育，通过终生学习增长新知识、新技能，不断适应医学科学领域的快速发展。

3. 科研　是医院提高专业技术水平和推动医学科学发展的需要。医院是进行医疗实践的场所，将临床实践中发现的一些问题作为医学科研的课题，通过科研既解决了医疗护理工作中的难题，又为临床实践提供了新方法、新手段，促进了医学科学技术的发展和教学的进步。

4. 预防和社区卫生服务　在"人人享有卫生保健"的全球目标指引下，预防保健和社区卫生服务成为医院工作的另一个重点。各级医院积极发挥预防保健功能，面向全社会开展社区医疗和家庭服务，实施健康教育，普及卫生常识，强化自我保健意识，倡导健康的生活行为；进行身体健康检查和疾病普查，开展妇幼保健指导、老人生活指导和健康咨询等，进一步提高全民健康水平和生活质量。

（五）医院工作的特点

医院的工作是以服务对象为中心，组织全体医务人员运用医学知识和技能，为患者提供诊断、治疗、护理及疾病预防，服务于患者及广大社会人群。这是医院组织系统区别于其他组织系统最本质的特点。在实际工作当中，要想管好医院，必须先做好医院的管理工作，在医院管理的过程中，要具体注意以下几个方面的问题：

1. 医院工作以患者为中心、医疗为主体　医院的所有部门都要围绕患者开展工作。在为患者提供医疗服务的过程中，要保证患者的安全，注重医疗质量和医疗效果，例如预防院内感染的发生、减少并发症、保持患者生理和精神上的功能等。要提升医务人员的职业道德素养和技术水平，加强医疗服务质量。要保证患者的基本需要，提供舒适整洁的环境、身心安全的护理、营养丰富的膳食等。这就需要医院的医疗、护理、医技、后勤等各个部门互相配合、通力协作、共同完成。

2. 医院工作的科学性、技术性强　医院是以医学科学技术为服务手段的机构，所服务的患者是一个非常复杂的有机整体，所以要求医务人员按照生物-心理-社会的现代医学模式工作，既要具备扎实的医学理论知识和熟练的实践操作技术，又要有团结协作的团队精神和良好的服务态度，还要熟悉心理学、社会学、流行病学和人文科学等知识。需要注重加强医务人员的学习培训，不断提高医疗护理队伍的整体素质，为患者提供全方位的服务。

3. 医院工作随机性大、规范性强　医院内各科的病种复杂繁多，病情千变万化，经常需要临时调配人员。另外，由于突发性事件和难测性灾害导致的抢救任务很重，使医院工作的随机性很大，所以，医务人员必须具备随机应变的能力。同时，医院的医疗行为关系到人的生命安全，必须用严格的规章制度、明确的岗位责任制进行约束，使医疗工作程序、技术操作程序实现规范统一，符合质量标准。

4. 医院工作时间性、连续性强　医院在诊治和抢救患者的工作中必须分秒必争。但是在抢救的过程中，既要求工作的严密性又要求观察病情的连续性，所以医院的工作是日夜和长年不间断的，医院的管理工作要结合这个特点安排工作时间。

5. 医院工作的社会性、群众性强　医院是一个复杂的开放系统，必须满足社会对医疗的基本要求。医院工作联系着社会、家庭和个人，服务范围广泛，需要全体医务人员发扬救死扶伤的革命人道主义精神，为社会及每个家庭和个人提供最优质的医疗服务。医院的工作同时也受到社会条件的制约，医院的发展离不开社会的支持，需要调动各方的力量为医疗服务，坚持群众性的宗旨，赢得良好的社会效益。

6. 医院工作是一种复合型劳动　医院工作的性质需要医务人员掌握丰富的医学知识和熟练的操作技能，是脑力劳动和体力劳动相结合的复合型劳动。管理者要根据医疗服务的特点，重视人才培养和技术建设，发挥医务人员的积极性，努力提高科学技术水平，保证医疗服务活动的高效率。

二、我国的护理组织系统

（一）护理行政管理系统

1. 卫生部医政司护理管理处　是国家主管护理工作的最高领导机构，其主要职责为：制定并组织实施全国护理工作发展和学科建设规划；制定护理管理相关政策、法规和规章制度等，组织实施并进行监督管理；制定护理技术操作标准及流程，对护理质量进行控制；监督护理执业管理工作，指导护理执业考试，实施护士注册；规范对护理人员的管理，建立护士信息管理系统；对全国护理人员配置情况进行统筹，制定护理人员配置标准；进行护理技术指导、专业骨干培训，开展护理方面的国际交流与合作。

2. 各级护理行政管理机构　各省、自治区、直辖市政府的卫生厅（局）均设有主管护理工作的厅（局）长，负责管辖范围内的护理管理；大部分地（市）以上卫生厅（局）在下设的医政处（科）配备一名护理管理干部，要求为主管护师或主管护师以上职称，对本地区的护理管理工作全面负责；部分县卫生局也配备专职护理干部。以上护理管理机构及人员的职责和任务是：根据上级的精神，结合本地区实际情况，制定护理工作的具体方针、政策、法规和技术标准；制定护理工作发展规划和工作计划，对执行情况进行检查，并组织开展经验交流；负责听取护理工作的情况汇报，研究解决存在的问题；与本地区护理学会相互配合，共同做好工作，促进本地区护理事业的发展。

（二）护理学术组织系统

中华护理学会（Chinese Nursing Association）是全国护理科技工作者的学术性群众团体，受中国科协和卫生部的双重领导，是中国科学技术协会所属全国性自然科学专门学会之一。中华护理学会于1909成立，1922年加入国际护士会。现出版学术期刊《中华护理杂志》、《中华护理学会会刊》和《华护信息》，并与河北日报社联合主办《现代护理报》。中华护理学会拥有18个专业委员会，包括内科护理、外科护理、妇产科护理、儿科护理、五官科护理、口腔科护理、精神病科护理、肿瘤科护理、传染病护理、中医及中西医结合护理、感染护理、行政管理、门急诊护理、骨科护理、手术室护理、老年护理、社区护理、静脉输液护理专业委员会，其中肿瘤科护理专业委员会已加入国际肿瘤护士协会。

中华护理学会在全国31个省、自治区、直辖市均设有分会，建立直接的业务指导关系。各省、自治区、直辖市通常设有地（市）、县分会。香港特别行政区和澳门护理学会也与本会有相应的工作联系。形成了一个自上而下，遍及全国的护理学会网络系统，为护理学术活动的广泛开展提供了组织保证。该学会的主要任务是：组织广大护理工作者开展学术交流及科技项目论证、鉴定；编辑出版护理专业科技期刊和书籍；普及并推广护理科技知识与先进技术；组织开展对会员的继续教育；发动会员进一步发挥对国家重要的护理技术政策、法规的咨询作用；积极为会员服务，向政府有关部门反映会员的意见和要求，维护会员的权利。

（三）医院护理组织系统

我国医院的护理组织系统变更多次。在20世纪50年代初期，医院护理工作为科主任负责制。到20世纪50年代末60年代初，医院建立了护理部，负责全院护士的管理。1978年，国家卫生部发布了《关于加强护理工作的意见》后，规范了医院护理工作秩序，逐步完善护理管理组织。1986年，在全国首届护理工作会议上，卫生部提出了《关于加强护理工作领导，理顺管理体制的意见》，全国各地的医院健全了护理管理指挥系统，实施了护理部垂直领导体制，为加强护理管理机构的建设提供了组织保证。

1. 医院护理管理体制　我国医院的护理管理体制主要有以下两种：

（1）三级管理体制　县级以上医院及300张床位以上医院设护理部，在主管医疗、护理工作的副院长或专职护理副院长的领导下，实行护理部主任、科护士长、病区护士长三级负责制。

500张床位以上的医院要积极创造条件，配备专职的护理副院长（兼任护理部主任），另外设护理部副主任1~2名；300~500张床位的医院设护理部主任1名、护理部副主任1~2名，全面负责医院的护理管理工作；100张床位以上或者3个护理单元以上的大科室，以及任务繁重的急诊科、门诊部、手术室设科护士长1名，在护理部主任的领导下，在科主任的业务指导下，全面负责科室的护理管理工作；各病区护理管理实行护士长负责制，在护理部主任及科护士长的领导下，在病区主任的业务指导下，全面负责病区的护理管理工作。

（2）二级管理体制　300张床位以下的医院不设科护士长，实行护理主任或总护士长、病区护士长二级负责制。

2. 医院护理管理组织系统　护理管理组织系统是医院管理系统中的分系统，在医院的管理机构设置中，护理管理机构不仅领导着临床各病区、手术室、急诊、门诊、供应室等护理工作，同时还与医务管理和后勤部门相互协调配合，在进行卫生保健服务的过程中合理分配资源，逐步提高工作效率和服务质量。

按照医院不同的规模和任务，护理组织机构的设立也有所不同（图4-7，图4-8）。

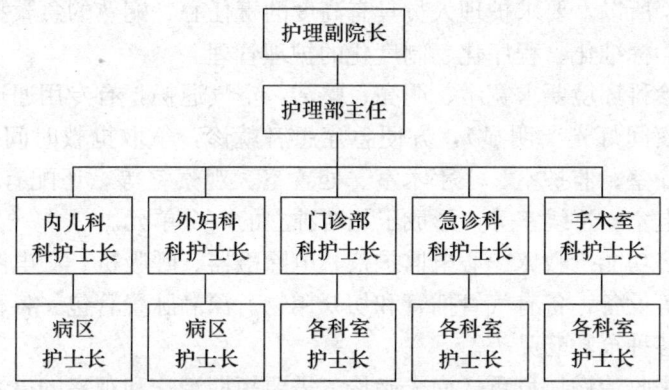

图4-7　综合医院三级护理管理组织机构

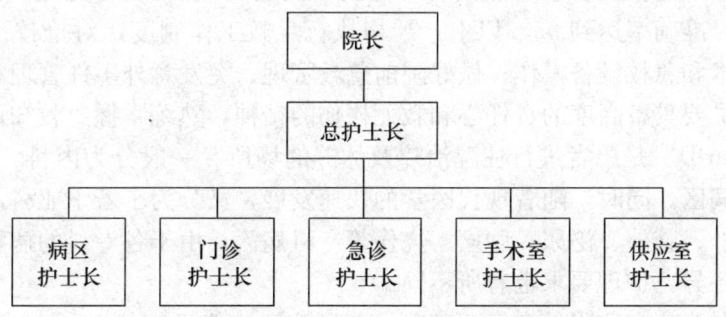

图4-8　综合医院二级护理管理组织机构

（四）医院护理单元的组成及管理要求

1. 门诊部（outpatient department）　是患者或特殊人群接受检查、诊断和治疗的部门。门诊部是医院对外服务的窗口，是患者集中的场所。其特点为患者多、病种不一、要求多样，容易发生交叉感染。门诊医护人员的工作直接反映了医院的医疗护理技术、医德医风、科学管理水平，所以，应加强门诊的组织管理和护理服务，这是护理管理者的重要职责。

（1）布局　分医疗部门、医技部门、辅助部门三个部分。医疗部门包括内科、外科、妇产科、儿科、眼科、耳鼻喉科、口腔科、中医科、皮肤科等专科。设有服务台、候诊室、诊断室，并按需要设专科治疗室、门诊手术室、换药室、观察室、传染病诊断室（例如发热门诊、肝炎门诊、肠道门诊）等。医技部门包括药房、化验室、B超室、CT室、X线室、内镜室等。辅助部门设有导诊台、挂号室、收款室、住院处等。

门诊护理人员主要分布在导诊台、住院处、观察室、各科服务台、门诊手术室及治疗室、换药室等岗位，同时接受门诊部护士长和科室护士长的双重领导。

(2) 管理要求　建立健全各项规章制度，落实各岗位责任制；做好门诊的分诊管理，维持正常的就诊秩序；对消毒隔离和预防交叉感染进行严格管理；严格执行护理操作规程和查对制度，防范护理纠纷，保证治疗安全；组织开展健康教育工作，提高人群健康意识。

2. 急诊科（室）（emergency room）　是对急症患者进行抢救、诊治、护理的场所。是医院内急危重症患者集中、病情复杂、病种不一、抢救任务繁重的科室，也是易发生医疗事故和护理纠纷之地。所以，要求护理人员具有高度的责任心、娴熟的急救技术、优质的服务态度，实现规范化、标准化、程序化、制度化的护理管理。

(1) 布局　急诊科环境要求宽敞、明亮、整洁，空气通畅，有专用通道和出入口，有醒目的标志和路标（夜间灯光要明显），方便急症患者就诊，争取抢救时间。设置有分诊台、诊室、抢救室、治疗室、监护室、小手术室、处置室、观察室等，还配有挂号室、收款室、药房、化验室、心电室、X线室等，形成了相对独立的一个单元。

抢救室内设有多功能抢救床、心电监护仪、电除颤器、呼吸机、心电图机、洗胃机、中心吸氧和负压吸引等设备，备有气管插管和切开用物、深静脉置管包、各种穿刺引流包、缝合包等抢救物品及各种抢救药品等。

观察室主要用来收治病情危重、尚未确诊、需要短期治疗和观察的患者。通常按医院总床位的5%设置。一般患者观察1~3天。

(2) 管理要求　急救设备和药品的管理做到"四定"，急救设备完好率达到100%；认真做好分诊管理，准确率达到95%以上；严格执行急救工作制度，对抢救预案熟悉，能够熟练掌握急救技术和急救设备操作；做好院前急救管理、突发意外事件管理和防范护理纠纷等工作；护理人员要具备高度的责任心和救死扶伤的精神，熟练掌握急救知识和专业技术。

3. 病区（ward）　是患者进行住院治疗及休养的场所。一般分为内科、外科、妇产科、儿科、五官科等病区。同时，随着现代医学的快速发展，又分为了若干亚科，例如外科分为普外、胸外、骨外、脑外、泌尿、肿瘤、烧伤等专科病区，由于各专科的病种不同，所以检查与治疗的方法各异，护理要求也有所不同。

(1) 布局　分为病室和附设房间两部分，普通病区一般设床位30~50张。病室按病情的轻重程度不同，设普通病室、危重病室、抢救病室，普通病室内通常放置2~6张病床，每张病床配备中心供氧、负压吸引、输液导轨装置和对讲机等设备。另外，随着现代化病室向家庭化发展的趋势，还配有电视、电话、卫生间等生活设施。危重病室和抢救病室内置1~2张抢救床，应设在护士站附近。附设房间根据科别的不同进行设置。一般内科系统设护士站、医生办公室、治疗室、会议室（示教室）、配膳室、洗漱室、值班室等；外科系统另加设处置室、换药室等；产科病区另加设待产室、分娩室、婴儿室等；儿科病区另加设新生儿室、活动室、配奶室等。

护士站应设在病区中央，要求视野宽阔，便于病区管理和观察患者情况，并且尽量与治疗室和医生办公室相通。配有办公桌椅、电脑、打印机、住院患者一览表、病历架、悬挂式书写板、电话机、对讲机、体重秤、挂钟等。

治疗室内划分清洁区和半污染区。清洁区内设配药台、无菌物品柜、护理物品柜、药柜、治疗车、服药车、冰箱、空气净化器、药物振荡器、熏蒸柜、药物配伍禁忌表等；半污染区内有洗手设施、烘手器、一次性物品浸泡消毒容器等。

（2）管理要求　病区护理管理的目的是为患者提供一个整洁、舒适、安静、美观、安全的疗养环境。具体要求是：实行病区护士长负责制，建立健全各项管理规章制度；病室保持通风顺畅、照明良好、温度和湿度适宜；床单元陈设统一，力求美观，保证安全、舒适；加强管理，预防医院内感染的发生；落实好陪护、探视等各项规章制度；对患者及其家属做好健康教育。

4. 监护病房（intensive care unit，ICU）　是对危重患者集中监护的单元。主要是应用现代化的诊疗设备，严密监测危急重症患者的重要脏器，使患者度过危险期。由于面对的是自理能力丧失或心理状态脆弱的危急重症患者，护理人员必须具备较高的专业素质，及时准确做好监测、抢救、治疗、护理和心理支持工作，严格控制院内感染的发生，减少并发症，降低死亡率。

随着现代医学的发展，目前的监护病房有许多种。具有综合性质的监护病房如重症监护病房（ICU），主要监护休克、多器官功能衰竭等重症患者、各种复杂大手术或新开展手术后的患者。具有专科性质的监护病房如心血管病监护病房（CCU）、呼吸监护病房（RICU）、新生儿监护病房（NICU）、癌症监护病房（CICU）、烧伤、神经等监护病房。

（1）布局　通常以护士站为中心，呈扇形、长方形或回形布局，旁侧设治疗室，周围是病室。为了便于观察抢救，一般用透明玻璃分隔为半封闭单元，划分为清洁区与非清洁区，设有清洁通道与污物通道，防止交叉感染。设有放置急救仪器、物品及药品的固定场所。护士站设中心监护台，随时监测每个患者的病情变化。病室内设有恒温恒湿及正压通气设备，床上方放置监护仪、氧气和负压吸引及输液导轨装置，每床配备洗手设施。

（2）管理要求　按照监护病房的不同类型，相应配备经验丰富、护理水平较高的专科护理人员；建立健全交接班制度、抢救程序与原则、急救物品管理制度、患者入室与出室程序等一系列规章制度；落实好抢救监护常规管理、护理安全管理、感染控制管理、仪器设备管理等工作。

5. 手术室（operating room）　是对患者进行手术诊疗和急救的主要场所。当代医学科学和诊疗技术迅速发展，各种高难度手术如器官移植、颅脑、心脏及显微外科手术等成功率不断提高。我们要加强手术室整体环境的消毒管理，尤其是加强对地面及用物（例如手术台、器械台、无影灯等物品）表面的清洁消毒，重视对手术室空气、手术器械及敷料的严密消毒，尽量减少污染。

（1）布局　设置在相对清洁、安静的环境中，配备专用的供电、供水系统以及隔音、空气过滤、温湿度调节装置。按照功能流程、清洁区和污染区的分区要求设三条出入线，分别为工作人员出入线、清洁物品出入线、污染物品出入线。为了有效控制无菌范围，保证必要的卫生程序，减少各区之间的相互干扰，将手术室严格划分为以下三个区。

非限制区：在手术室的最外侧，主要包括患者接送区、污物处理间、更衣室、值班室、办公室、卫生间等。

半限制区：设在手术室的中间，主要包括洗涤室、敷料器械准备室、灭菌室等，麻醉恢复室也可放在此区。

限制区：设在手术室的最内侧，主要包括洗手间、药品室、无菌物品间、污染手术间（供感染手术使用，例如阑尾炎穿孔等）、相对无菌手术间（供可能污染的手术使用，例如胃肠道手术等)、无菌手术间(供颅脑、心血管、甲状腺等手术使用)。各手术间内设置无影灯、万能手术台、大小器械台、麻醉机、麻醉桌、中心供氧与吸引、观片灯、药品柜、升降托盘、输液架、脚踏凳、转凳等设备。

(2) 管理要求　按照手术类别实行分组定人管理，通过合理分工加强专科配合，确保手术的安全和高效；严格执行相关规章制度，例如各岗位责任制、消毒隔离制度、查对制度、教学制度、参观制度等；落实好手术配合管理、感染控制管理、器械管理、安全管理等工作。

6. 分娩室（delivery room）　是产妇完成分娩过程的关键部门，利于保证产妇和胎儿的生命安全。其工作随机性强，具有紧急入院多、急症手术多、临产和分娩变化多、抢救工作多的特点。随着当代医学科学的快速发展，以"母子为中心"的围生期保健系统逐渐取代了"以母体为中心"的产科护理，针对产妇（尤其是高危孕产妇）、胎儿及新生儿，实施科学的管理方法和先进的检查监护措施，使母子的安全得到最大的保障。

(1) 布局　建筑要求与手术室相同，可分为无菌区和缓冲区。

缓冲区：设在外侧，主要包括待产室、隔离待产室、准备室、洗手间、更衣室、办公室等。待产室内备有待产床、胎心监护仪等设备。

无菌区：设在内侧，主要包括手术室、生理产分娩室、病理产分娩室、隔离分娩室等。其中生理产分娩室内备有产床、操作台、及附属设备；病理产分娩室内备有手术床、器械台、常用病理产手术器械及抢救器械、急救药品等。

(2) 管理要求　明确各岗位职责，建立健全相关规章制度；熟练掌握产科监护及急救技术，对产程严密观察；认真查对，及时向产妇和家属告知新生儿性别、安全、有无畸形等情况，防止护理纠纷的发生；落实好感染控制管理、器械管理和安全管理等工作。

7. 供应室（supply room）　是医院内负责向各临床科室提供无菌医疗器材和物品的部门。主要承担大批量医疗物品的清洗、包装、灭菌，同时负责低值易耗物品的供应，其特点是物品种类多、数量大、周转快、灭菌质量要求严格，所以加强供应室的护理管理是提高医疗护理质量、保障患者安全、减少物资消耗的重要环节。

(1) 布局　设置在环境清洁、无污染源、相对独立的区域，具有通风、防虫、污水排放及净化设施，按照物品从"污"至"净"的流程，严格划分为污染区、清洁区和无菌区，物品从回收到发放按照强制性的流程运行，禁止逆行路线。

污染区：设在外侧，包括污物接收间、初洗间。由专人、专车从专用通道接收各种污染物品并分类放置，对一次性污染物品进行毁形和无害化处理，对重复使用的污染器械进行浸泡消毒和洗涤。

清洁区：设在中间，包括精洗间、敷料室、包装室、灭菌室、储藏室、办公室、更衣室等。对清洗后的物品进行检查、妥善包装并灭菌。

无菌区：设在内侧，包括无菌物品存贮室和发放室。对灭菌处理后的物品进行存贮和发放。无菌物品应当按灭菌的先后顺序排列于存贮柜内，原则上利用分发车按照专人、专车、专用路线进行分发，分发剩余的物品视为已污染，不能再进入无菌物品储存区。

(2) 管理要求　健全岗位责任制，分工明确，注意保护工作人员的安全；工作人员应以中青年为主，具备护理专业技术职称；严格遵守物品的回收、消毒、清洗、灭菌及发放程序，认真监测灭菌效果；分别放置污染、清洁、无菌物品并严格区分；积极配合临床，合理准备充足物资，保证供应及时。

案例分析

一天早上，产科护士长王红找到医院院长，要求辞去护士长的职务。她申述到："我简直干不下去了，我的每位上级都有不同的要求，并且都要求优先处理，可我分身之术，我尽了最大的努力也无法兼顾，就让我举个例子吧。昨天早上，护理部张主任打来电话说上午10点钟需要一份床位利用情况报告，供她下午在院周会上作汇报时用。我知道，这样一份报告至少要花一个半小时才能写出来。30分钟以后，外科护士长李静来到病区检查，质问我为什么当班的护士不足。我告诉她产科肖主任从我这临时调走了两名护士，说是急诊产科手术正缺人手，需要借用一下。虽然我也反对，但肖主任坚持说只能这么办。李护士长听后叫我立即让这两名护士回到产科病区。她还说，一个小时以后，她会回来检查我是否把这事办好了！这样的事情每天都发生好几次，难道我们的医院就只能这样运作吗？"

【思考】
1. 这家医院的组织结构是怎样的？
2. 运用你所学的知识进行分析，这个案例中发现了什么问题？

复习思考题

1. 名词解释：组织、组织结构、组织文化。
2. 设计组织结构时有哪些具体要求？
3. 组织有哪些职能与重要作用？
4. 组织文化的概念如何理解？有哪些特点？

第五章 护理人力资源管理

> **学习目标**
> - 掌握护理人员编设的计算方法，临床护理分工，护理排班。
> - 熟悉人员管理，护理人员编设，职业生涯设计的基本原则，职业生涯发展阶段，护理人员职业生涯发展规划与管理。
> - 了解人力资源管理相关概念及意义，影响护理人员编设的因素，护理人员招聘程序，护理培训与继续教育，护理人员培养及人力资源管理的发展趋势，了解职业生涯相关概念及意义。

人力资源是生产劳动中最基本的要素，也是一切资源中最重要的资源。人力资源管理是适应市场经济和科学技术发展的需求而形成的管理理论和管理制度。在护理管理活动中，最不容忽视的是人员管理，因为在医院的工作人员中，从数量看，护理人员比例最高；从分布看，护理人员遍及医院各科室；从与病人关系看，护理人员与病人接触最为密切。因此，护理管理成效很大程度上取决于护理人力资源管理系统是否完善和有效。

第一节 概　述

我国护理人力资源管理研究，始于20世纪80年代至90年代。众多护理管理者，对此进行了不懈地探索研究，取得了一定成绩。护理人力资源的管理，需要结合国情、院情来确定目标和策略。

一、人力资源管理的相关概念

1. **人力资源**　人力资源是以人的生命机体为载体的社会资源，是指一定范围内人口中所拥有劳动能力的人的总和，是能够推动社会发展的具有智力和体力劳动能力的人的总和。人力资源是有层次的立体机构，分为人口资源层、劳动力资源层和人才资源层。

2. **人力资源管理**　人力资源管理是指对人力这一资源进行有效开发、合理配置、充分利用和科学管理。有效开发不仅指人的智力开发，还包括人的思想文化素质和道德水准的开发；不仅指现有能力的发挥，还包括人潜力的挖掘。从利用的角度看，应包括对人的发现、鉴别、选拔、分配和合理使用；从宏观管理上，应包括人力资源的预测、规划、组织和培训。

3. **人力资本**　人力资源管理理论的基础是人力资本理论。美国经济学家沃尔什首先提出"人力资本"的概念。人力资本是与物质资本相对应的，物质资本体现在物质产品上，人力资本体现在劳动者身上。简单来说是指提供生产或服务的人，亦即是员工，员工是机构的重要资产。

人力资本是以劳动者的质量或其技术知识、工作能力表现出来的资本。人力资本理论的主要内容是：人力资源是一切资源中最主要的资源，人力资本理论是经济学的核心问题；在经济增长中，人力资本的作用大于物质资本的作用；人力资本的核心是提高人口质量，教育投资是人力投资的主要部分。因此，现代人力资源开发与管理同传统的人事工作相比，其职能、作用、地位等方面都发生了很大变化。

4. 护理人才　人才是指具有一定专业知识和专业技能的劳动者。具有德、识、才、学、体良好综合素质，并能够创造性劳动。对社会发展和人类进步做出一定贡献的人。人才的本质是创造性、进步性和社会性的统一。

按我国目前对人才概念的界定，护理人才从广义上是指具有护理中专以上学历或培训后，具有专业技术职务的护理专业人员，就是说凡是中专或中专以上学历的护士都属于护理人才，既具有系统的现代护理学知识，有较强专业才能和业务专长，又能创造性劳动，对护理事业做出一定的贡献的护理专业人员。它包括管理人才、教育人才、专家人才三个类型，以及普通人才、优秀人才、杰出人才三个层次。

5. 护理人才管理　护理人才管理是通过宏观或微观的预测、规划、教育培训、合理的调配使用，使护理人才达到最有效地服务于人类健康，促使生产力发展和社会进步。护理人才管理的实质就是创立并维护医院的内部环境，使在环境中工作的每一个护士的聪明才智得到有效的发挥，并努力完成团体的共同目标。

二、人力资源管理的意义

在人类所拥有的一切资源中，人力资源是第一宝贵的，自然成了现代管理的核心。不断提高人力资源开发与管理的水平，不仅是当前发展经济、提高市场竞争力的需要，也是一个国家、一个民族、一个地区、一个单位长期兴旺发达的重要保证，更是一个现代人充分开发自身潜能、适应社会、改造社会的重要措施。人力资源管理的主要意义是：

1. 实现人力资源的精干和高效，取得最大的使用价值　人的使用价值达到最大，人的有效技能最大地发挥。

2. 充分调动广大员工的积极性和创造性　也就是最大地发挥人的主观能动性。调查发现：按时计酬的员工每天只需发挥自己20%～30%的能力，就足以保住个人的饭碗。但若充分调动其积极性、创造性，其潜力可发挥出80%～90%。

3. 培养全面发展的人　人类社会的发展，无论是经济的、政治的、军事的、文化的发展，最终目的都要落实到人，一切为了人本身的发展。目前，教育和培训在人力资源开发和管理中的地位越来越高，马克思指出，教育不仅是提高社会生产的一种方法，而且是造就全面发展的人的唯一方法。

实际上，现代人力资源管理的意义可以从三个层面，即国家、组织、个人来加以理解。目前，"科教兴国"、"全面提高劳动者的素质"等国家的方针政策，实际上，谈的是一个国家、一个民族的人力资源开发管理。只有一个国家的人力资源得到了充分的开发和有效的管理，一个国家才能繁荣，一个民族才能振兴。在一个组织中，只有求得有用人才、合理使用人才、科学管理人才、有效开发人才等，才能促进组织目标的达成和个人价值的实现。针对个人，有潜能开发、技能提高、适应社会、融入组织、创造价值、奉献社会的问题，这些都有赖于人力资源的管理。

三、人力资源管理的内容

人力资源管理是由组织的人力资源部门和基层主管人员分工合作、共同完成的，各自担负的职责不同。例如医院护理人力资源是由人力资源部或人事处（科）和护理部、护士长分工合作共同完成。具体说来，人力资源管理主要包括以下一些具体内容和工作任务。

1. 制订人力资源规划和计划　根据组织的发展战略和经营计划，评估组织的人力资源现状及发展趋势，收集和分析人力资源供给与需求方面的信息和资料，预测人力资源供给和需求的发展趋势，制订人力资源招聘、调配、培训、开发及发展计划等政策和措施。

2. 人力资源成本会计工作　人力资源管理部门应与财务等部门合作，建立人力资源会计体系，开展人力资源投入成本与产出效益的核算工作。人力资源会计工作不仅可以改进人力资源管理工作本身，而且可以为决策部门提供准确和量化的依据。

3. 岗位分析和工作设计　对组织中的各个工作和岗位进行分析，确定每一个工作和岗位对员工的具体要求，包括技术及种类、范围和熟悉程度；学习、工作与生活经验；身体健康状况；工作的责任、权利与义务等方面的情况。这种具体要求必须形成书面材料，这就是工作岗位职责说明书。这种说明书不仅是招聘工作的依据，也是对员工的工作表现进行评价的标准，进行员工培训、调配、晋升等工作的根据。

4. 人力资源的招聘与选拔　根据组织内的岗位需要及工作岗位职责说明书，利用各种方法和手段，如接受推荐、刊登广告、举办人才交流会、到职业介绍所登记等从组织内部或外部吸引应聘人员，并且经过资格审查，如接受教育程度、工作经历、年龄、健康状况等方面的审查，从应聘人员中初选出一定数量的候选人，再经过严格的考试，如笔试、面试、评价中心、情景模拟等方法进行筛选，确定最后录用人选。人力资源的选拔，应遵循平等就业、双向选择、择优录用等原则。

5. 雇佣管理与劳资关系　员工一旦被组织聘用，就与组织形成了一种雇佣与被雇佣的、相互依存的劳资关系，为了保护双方的合法权益，有必要就员工的工资、福利、工作条件和环境等事宜达成一定协议，签订劳动合同。

6. 岗前教育、培训和发展　任何应聘进入一个组织（主要指企业）的新员工，都必须接受岗前教育，这是帮助新员工了解和适应组织、接受组织文化的有效手段。教育的主要内容包括组织的历史发展状况和未来发展规划、职业道德和组织纪律、劳动安全卫生、社会保障和质量管理知识与要求、岗位职责、员工权益及工资福利状况等。为了提高广大员工的工作能力和技能，有必要开展富有针对性的岗位技能培训。对于管理人员，尤其是对即将晋升者有必要开展提高性的培训和教育，目的是促使他们尽快具有在更高一级职位上工作的全面知识、熟练技能、管理技巧和应变能力。

7. 工作绩效考核　工作绩效考核，就是对照工作岗位职责说明书和工作任务，对员工的业务能力、工作表现及工作态度等进行评价，并给予量化处理的过程。这种评价可以是自我总结式，也可以是他评式的，或者是综合评价。考核结果是员工晋升、接受奖惩、发放工资、接受培训等的有效依据，它有利于调动员工的积极性和创造性，检查和改进人力资源管理工作。

8. 帮助员工的职业生涯发展　人力资源管理部门和管理人员有责任鼓励和关心员工的个人发展，帮助其制订个人发展计划，并及时进行监督和考察。这样做有利于促进组织的发展，使员工有归属感，进而激发其工作积极性和创造性，提高组织效益。人力资源管理部门在帮助员工制订其个人发展计划时，有必要考虑它与组织发展计划的协调性或一致性。也只有这样，人力资源管理部门才能对员工实施有效的帮助和指导，促使个人发展计划的顺利实施并取得成效。

9. 员工工资报酬与福利保障设计　合理、科学的工资报酬福利体系关系到组织中员工队伍的稳定与否。人力资源管理部门要从员工的资历、职级、岗位及实际表现和工作成绩等方面，来为员工制订相应的、具有吸引力的工资报酬福利标准和制度。工资报酬应随着员工的工作职务升降、工作岗位的变换、工作表现的好坏与工作成绩进行相应的调整，不能只升不降。员工福利是社会和组织保障的一部分，是工资报酬的补充或延续。它主要包括政府规定的退休金或养老保险、医疗保险、失业保险、工伤保险、节假日，并且为了保障员工的工作安全卫生，提供必要的安全培训教育、良好的劳动工作条件等。

10. 保管员工档案　人力资源管理部门有责任保管员工入厂时的简历以及入厂后关于工作主动性、工作表现、工作成绩、工资报酬、职务升降、奖惩、接受培训和教育等方面的书面记录材料。

四、人力资源管理的基本原则

1. 职务要求明确原则　对设置的职务及相应的职责应有明确要求。若不明确，则使人员不能了解特定职务的重要性和任务，影响工作效果，同时也无法有目的的培训人员并依据标准考核人员。因而各级护理和临床护理，应有条文规定的岗位职责，如护理部主任及各级护士长职责、各班护士职责等。

2. 责权利一致原则　为达到工作目标，应使人员的职责、权力和利益（物质和精神上的待遇）相一致。权力能使工作人员有效地担当所负的责任，相应的利益可调动积极性，履行自己的职责，促使人员认定目标，竭尽全力完成组织赋予的使命。

3. 公平竞争原则　对组织内外人员一视同仁的公平竞争，才能得到合适的人选。在选拔人才、考核聘用、利益分配、奖励、推荐进修、晋升职称等环节都要遵循公平的原则，否则会严重挫伤人员的积极性。

4. 用人之长原则　知人善任、用人所长、扬长避短，才能充分发挥人员的才能，取得最佳效果，获得最大效益。

5. 系统管理原则　将人员的选拔、使用、考评和培训作为紧密联系的整体，在使用中加强培训与考评。

案例分析

中国四大名著之一《三国演义》，从人力资源管理的视角看，是一座取之不尽的富矿。曹操、孙权、刘备三国各自的战略意图与人力资源管理战略，各自的选人、育人、用人、留人策略及其成功与失当之处，发人深省，留给我们一部警世之作。如何将人力资源整合成能够攻无不克、战无不胜的团队，正是人力资源管理所要研究的问题。

【思考】
1. 人力资源管理有何意义？
2. 人力资源管理的内容有哪些？
3. 人力资源管理的原则有哪些？

第二节 护理人员的编设

护理人员的编设是护理人力资源管理的重要内容，也是护理管理的基本职能之一。护理人员编设就是为各病区提供合理数量和质量的护理人员，以满足病人护理需求的过程。由于医院类型、等级、规模、病人数量、护理工作量等的差异，所编设护理人员的数量、层次也有所不同。人员编设是否正确合理，比例合适，直接关系到整个管理系统的工作效率、护理质量、服务水平、工作目标的实现。护理人员科学编设，对保证发挥医院正常功能和各种任务的完成，促进医院的建设和发展，起着重要的作用。

一、护理人员编设的原则

1. 满足护理需要的原则　医院的服务目标是"一切为了病人"，以病人为中心的服务宗旨，那么所配置护理人员的数量、结构（年龄、学历、职称等）等应满足病人的护理需要，即有利于护理目标的实现。

各级医院的情况不同，对所需求的护理人员数量、类别、技能等要求也不尽相同，但总体目标均是"一切为了病人"，因此在护理人员编配上应结合医院的类型、等级、规模（病床数）、科室设置、仪器设备、建筑布局、护理工作量等实际情况进行综合考虑。如有的医院重危病人多，ICU、CCU护理工作任务较繁重，另外整体护理的开展需要的护理人员也相对增多。因此，在制订护理人员编设时，应以满足护理功能需要为原则，否则护士在超负荷的情况下，势必难以保证护理质量。

2. 合理结构的原则　我国医院分级管理标准规定，二级、三级医院护理人员占卫生技术人员总数的50%，医师与护理人员之比为1∶2，病房床位与护理人员之比为1∶0.4。护理人员编设不仅要考虑数量，而且要考虑人员群体的结构比例，要设置合理，包括护理人员的分类比例和质量比例，从事行政管理、教学科研、临床护理人员数量中所占的比例为分类比例，护理人员所具有的不同学历和专业职务所占的比例为质量比例。

通常普通病房从事基层护理技术操作的以初级职称的青年人员比例较大，特殊科室如急诊科、ICU等科室须较高学历、临床护理经验丰富、专科知识与实践能力较强的人员比例大一些，呈高中低（学历、职务、年龄）三角形梯队，向橄榄形比例发展，以保证护理服务质量和护理人员对工作的满意度。

3. 优化组合的原则　对于不同层次结构的护理人员，在编制管理上要进行人才组织结构优化，配置合理，人尽其才，才尽其用，充分发挥个人潜能，做到优势互补，以最小的投入达到最大效益，发挥人力资源的经济效能。

4. **经济效能的原则** 医院管理体制的改革和自身发展，要求护理管理者对人力、物力、财力、时间、信息等资源进行有效核算、监测和控制，因而编设和使用护理人员时，应在保证优质、高效的基础上减少人力成本的投入。

5. **动态调整的原则** 随着护理专业的发展，服务对象的变化，医院在体制、制度、机构等方面的不断变革，人员编制方面也要适应发展的需要，不断进行动态调整。护理管理者要有预见能力，重视和落实在编人员的继续教育，在人事工作上行使对护理人员的筛选、调配、选用、培养的权利，使护理人员素质适应社会需要，发挥选拔、培养、考核的职能。应使护理人员能出能进，能上能下，合理流动，不断进行动态调整。使护理管理者具有一定的人事自主权，能够做到动态发展的管理。

6. **人才管理的原则** 不同人才用于不同岗位，选择合适人去担任所规定的各项任务，做到人员的资历、能力、思想品德与所担负的工作职务相适应。

二、影响护理人员编设的因素

1. **工作量和工作质量** 工作量和工作质量是影响护理人员编设的主要因素。工作量主要受床位数、床位使用率、床位周转率、门急诊患者就诊率、手术开展率等因素影响；工作质量与护理业务广度和技术难度有关，不同类型与级别的医院、不同护理方式（如功能制度或整体护理）、不同护理级别病人所要求的护理质量标准不同。整体护理病区的建立、专科特色的发展和新的诊断治疗仪器设备的使用，对护理人员的数量和质量提出了更高的要求。

2. **人员素质** 人数数量的多少与人员的素质密切相关，使用技术、品德、心理素质较高的护理人员，编设可以少而精，但有利于提高工作质量和效率；若编设的护理人员素质差、能力低，不仅需要的人数多，且影响工作质量和效率。

3. **人员比例和管理水平** 医院内各类人员的比例、护理系统的管理水平以及与医院行政、医技、后勤等部门的相互协调，直接影响护理工作的效果和对护理人员的编设。管理水平包括护理指挥系统和其他相关部门的管理水平。护理指挥系统能科学地组织、使用人力资源，激励护理人员积极性，并有效地协调好各部门关系，可节省人力并提高效率。

4. **工作条件** 不同地区、不同自然条件的医院，需要的人力有所不同。工作条件包括医院的建筑、布局、配备、自动化设备和后勤供应等条件。如后勤供应及时则能较节省人力，提高工作效率。

5. **政策法规** 目前，我国实行双休日，规定的公休假有节假日、休假、产假、病事假等十几种。现每年护士各种假可高达150多天，且护理人员几乎清一色为女同志，如产假及哺育期的延长，也影响护理人员的编设。

6. **社会因素** 医院在社会中的地位、医疗保险制度和护理对象的经济状况、社会背景、文化层次、年龄特征等，都会影响护理人员的编设。此外，自然条件影响发病率，不同地区人们的风俗习惯等也对人员的编设有一定的影响。总之，随着社会的不断发展，还会产生新的影响因素，在进行护理人员编设时，应综合考虑多方面的影响因素。

三、护理人员的编配方法

护理人员编设的确定,是在医院组织编设原则指导下,综合分析医院规模、专科特色、医教研工作量、医院服务水平及其他影响医院编设的诸因素,通过科学、合理的方法计算出各类人员的编设数量和比例而进行的。医院护理人员的编设,必须在遵照执行有关政策的原则下,结合本地区本单位的实际情况而设编制,以利于医院的建设和发展。

(一) 按卫生部《编制原则》计算法

根据服务者(医疗技术人员)与被服务者(患者)的数量及比例或者不同"职系"、"职级"之间员工的比例确定人员编制的方法。例如,根据卫生部制定的《医疗机构专业技术人员岗位结构比例原则》,医院高级、中级、初级员工的比例:一级医院为 1:2:(8~9);二级医院为 1:3:8;三级医院为 1:3:6。

卫生部 1978 年颁布的《综合医院组织编制原则试行草案》(以下简称《编制原则》),对城市综合医院、医学院校的综合性附属医院和县医院的人员编设做出了明确规定。

1. 医院各类人员总编设

(1) 病床与工作人员之比 根据各医院规模和所负担的任务,将医院分为三类,病床与工作人员之比为:①300 张床位以下的医院,按 1:1.30~1:1.40 计算;②300~500 张床位的,按 1:1.40~1:1.50 计算;③500 张床位以上的,按 1:1.60~1:1.70 计算(表 5-1)。

(2) 各类人员的比例 ①卫生技术人员占医院总编设的 70%~72%,其中护理人员占 50%,医师占 25%,其他卫生技术人员占 25%;二、三级医院的医护比例为 1:2,一级医院的医护比例为 1:1。②行政管理和工勤人员占总编设的 28%~30%,其中行政管理人员占总编设的 8%~10%(表 5-2)。

表 5-1 综合医院人员编设方案

适用范围(床)	计算基数(床)	床位与工作人员之比	工作人员总数(人)	卫生技术人员数(人)	护理人员数(人)
80~150	100	1:1.30~1:1.40	130~140	91~98	46~49
151~250	200	1:1.30~1:1.40	260~280	182~196	91~97
251~350	300	1:1.40~1:1.50	420~450	298~320	149~160
351~450	400	1:1.40~1:1.50	560~600	403~432	201~216
451 以上	500	1:1.60~1:1.70	800~850	576~612	288~306

注:①护理人员内包括助产士名额;②病、产假等预备名额已计入总编设内

表 5-2 医院各类人员比例

卫生技术人员							行政管理人员	工勤人员
医师	护理人员	药剂人员	检验人员	放射人员	其他医技	合计		
25%	50%	8%	4.6%	4.4%	8%	70%~72%	8%~10%	18%~22%

举例说明

某医院有病床400张,根据卫生部《编制原则》,其工作人员的编设约为多少人?其中卫生技术人员最多可配备多少人?护理人员多少?

根据卫生部《编制原则》,300～450张床位医院工作人员的编设按1∶1.4～1∶1.5计算,即400×1.4～400×1.5=560～600人。

卫生技术人员占总编设的70%～72%,则最多配备560×72%～600×72%=403～432人。

护理人员占卫生技术人员的50%,应为403×50%～432×50%=202～216人。

2. 工作量及人员编设

(1) 病区护理人员的编设 护理人员包括护士和护理员,护士与床位数比为0.4∶1,护理员与床位数比为1∶1;护士和护理员比以3∶1为宜;病区护理人员所承担的护理工作量,不包括发药和治疗工作,每40～50张床还需增设3～4名护士;每6名护理人员(助产士)另增加替班1名。

举例说明

某医院外科病区有病床45张,按卫生部《编制原则》,可配备护理人员多少人(给药及治疗工作按4名护士计算)?

按卫生部《编制原则》,外科每名护理人员担当的病床工作量为:日班12～14张,小夜班18～22张,大夜班34～36张,则45张病床的外科病区,分管床位的护理人员为:

① $\frac{45}{12}+\frac{45}{18}+\frac{45}{34}\approx 7.55$(人);② $\frac{45}{14}+\frac{45}{22}+\frac{45}{36}\approx 6.55$(人)

另外,给药及治疗护士增加4名,则:

①7.55+4≈11.55(人);②6.55+4≈10.55(人)

根据文件规定,每6名增加替班1名,则该医院外科病区护理人员的编设应为:

① $11.55+\frac{11.55}{6}\approx 13.48$(人)

② $10.55+\frac{10.55}{6}\approx 12.29$(人)

即12～14(人)。

(2) 每名护理人员承担的床位工作量 见表5-3。

表 5-3　每名护理人员承担床位数

科别	每名护理人员承担床位数		
	白班	小夜班	大夜班
内、外科	12~14	18~22	34~36
妇产科			
结核科			
传染科			
眼、耳鼻喉、口腔科	14~16	24~26	38~42
皮肤科			
中医科			
小儿科	8~10	14~16	24~26

（3）非病区科室护理人员的编设

1）门诊护理人员与门诊医师之比为 1：2。
2）住院处护理人员与病床之比为 1~1.2：100。
3）急诊室内护理人员与医院总床位之比为 1~1.5：100。
4）急诊观察室护理人员与观察床位之比为 1：2~3。
5）婴儿室护理人员与病床之比为 1：3~6。
6）注射室护理人员与病床之比为 1.2~1.4：100。
7）供应室护理人员与病床之比为 2~2.5：100。
8）手术室护理人员与手术台之比为 2~3：1。
9）助产士与妇产科病床之比为 1：8~10。
10）中心配药室护士与病床之比为 1：100~150。

以上各部门每 6 名护理人员（助产士）另增加替班 1 名。

举例说明

某医院有病床 400 张，根据卫生部《编制原则》，急诊室、供应室各配备护理人员多少人？该院手术室有 10 张手术台，应配备多少护理人员？

按卫生部《编制原则》，急诊室护理人员与床位之比为 1~1.5：100，应配备护理人员为：

$$\frac{400}{100} \times 1 \sim \frac{400}{100} \times 1.5 = 4 \sim 6 \text{（人）}$$

供应室应配备护理人员为：

$$\frac{400}{100} \times 2 \sim \frac{400}{100} \times 2.5 = 8 \sim 10 \text{（人）}$$

手术室 10 张手术台，应配备 20~30 名护理人员。

3. 护师以上专业技术职务的岗位设置及编设比例　1985年，卫生部在试行专业技术职务聘任制中，对护师以上专业技术职务的岗位设置做出如下规定：

(1) 一般病区　①护师：每15~20张病床设1名；②主管护师：每30~40张病床设1名；③正、副主任护师：在医教研任务较重，护理专业技术要求较高，具有3种专业和床位在150张以上的大科，设1~2名。

(2) 手术室　①护师：每2张手术台设1名；②主管护师：在开展4种以上专科（普外、胸外、脑外、泌尿外、骨科、妇产科、五官科等）手术的手术室，每6~8张手术台设1名；③副主任护师：在开展专科手术种类多，技术复杂（如体外循环），8张手术台以上的手术室设1名。

(3) 特种病房（ICU、CCU、血液透析、烧伤等）　①护师：每张病床设1~2名；②主管护师：每4张病床设1名；③正、副主任护师：重症监护中心设1名。

(4) 急诊室（科）　以急诊室（科）护士的比例计算：①护师：每5名护士设1名；②主管护师：在有内、外、妇、儿等4科以上的综合急诊室，每2~3名护师设1名；③正、副主任护师：急诊科设1名。

(5) 供应室、营养科（室）　①300张床以上的医院，任务繁重，设备复杂，开展多种消毒灭菌业务、卫生监测和营养技术工作，设护师或主管护师1~3名；②300张床以下的医院，仅完成一般消毒灭菌、供应和营养技术工作，设1~2名。

(6) 护理部　正、副主任护师1~3名；主管护师若干名。

(二) 按总劳动量和分级护理劳动量计算法

1. 以工时测定确定的总劳动量为依据计算编设的方法　工时测定是确定劳动量的基本方法，即对完成某项护理工作任务全过程的每一环节必须进行的程序和动作所耗费时间的测定。例如静脉输液操作工时测定，是对数名操作者从做准备到操作完成的每项步骤所耗费的时间进行测定，需在不同患者身上多次操作，取其平均值。通常以分作为计算单位。还要根据分级护理（目前我国按原型分类法将病人分为一、二、三级护理及特级护理四类）要求的护理内容，测定各级护理中每名患者在24小时内所需的平均护理时数，依此计算工作量。

计算公式：应编护士数＝编制床位数×床位使用率×每名病人每日平均所需护理时间（分钟）/每名护士每日工作时间（分钟）×（1＋机动率）

公式中：①床位使用率以93％计算。②机动率指全年因正常产假、休假、各种情况的不在位因素所减少的人员百分比，通常按25％计算。但由于近年来实行了双休日，另外军队人员休假时间略长于地方，因此在计算机动率时可酌情高于25％，也可以进行实际测算后确定机动率。③每名护士每日工作时间以8小时计算，有效工作时间一般为75％。因此每名护士每日工作时间为360分钟

举例说明

某医院床位编制300张，经过测定每名病人每日平均所需护理时间为138分钟，计算编制护士数。

编设护士数＝300×93％×138/360×（1＋25％）＝106.95×（1＋25％）＝133.69

应配备134名护士。

2. 以分级护理劳动量为依据计算编设的方法　不同等级护理所需护理时间大不相同，测定不同等级护理的工时，以此劳动量计算编设是近年来计算编设的又一种方法。

计算公式：应编设护士数＝各级护理所需时间总和（小时）/每名护士每日工作时间（小时）×（1＋机动率）

（1）测定分级病人的直接护理所需时间，直接护理时间与间接护理时间（指会议、交班、书写记录等所消耗时间）相加为护理时间总和，有资料记载每1名护士直接护理1名一级护理病人需要4.5小时，二级护理病人需要2.5小时，三级护理病人需要0.5小时，间接护理时间为13.3小时。

（2）护士工作时间为8小时。

（3）机动率为25％。

> **举例说明**
>
> 某科室一、二、三级护理病人分别是8、25、40名，计算编设护士数。
>
> 编设护士数＝（4.5×8＋2.5×25＋0.5×40＋13.3）/8×（1＋25％）＝20.59
>
> 应配备21名护士。

（三）卫生部《医院分级管理标准》计算法

1989年，卫生部在关于《医院分级管理办法（试行草案）》和《综合医院分级管理标准（试行草案）》中，提出医院各级人员编设标准（表5-4）。

表5-4　医院各级人员编设基本标准

项目	标准		
	一级医院	二级医院	三级医院
总人员编制（床∶职工）	1∶1～1∶1.4	1∶1.4	1∶1.6
卫生技术人员比例（％）	80	75	72～75
护理人员占卫技人员比例（％）	38	50	50
医师（含医士）与护理人员之比	1∶1	1∶2	1∶0.4
病床与病区护理人员之比	—	不少于1∶0.4（300床以下不少于1∶0.3）	1∶0.4
护师以上职称人员比例（％）（占护理人员总数）	≥10	≥20	≥30
护理员占护理人员总数（％）	≤33	≤25	≤20

> **举例说明**
>
> 某三级甲等医院有病床1000张，依据卫生部《医院分级管理标准》，全院工作人员的编设为多少人？护理人员的总编设最多为多少人？其中需护师以上职称人员多少名？

> 按照《医院分级管理标准》，三级医院工作人员的总编设（床：职工）为1：1.6，即1000×1.6＝1600（人）；卫生技术人员占总编设的2‰～75％，护理人员占卫技人员的50％，则护理人员的总编设最多为：
> 1600×75％×50％＝600（人）；
> 需护师以上职称的人员≥30％，应为：600×30％＝180（人）。

四、护理人员的分工

由于医学进步和护理管理的演变，医院临床各病房护理人员的分工方式也不断发展。对护理人员进行科学组合、合理分工，明确其岗位责任和相应的协调关系，适时地调整、排除妨碍护理目标实现的不利因素，是护理组织管理的任务。

护理工作的分工方式是根据各级护理人员的职责和工作能力组合设计的动态方式。目前护理分工方式基本形态可分为五种，各有其分工原则和优缺点，在结合实际应用时，应选择与所在单位环境、条件、人员、经费以及患者实际情况相适应的方法。

（一）按职务分工

1. 按行政管理职务分工　医院有专职管理护理工作的副院长，护理部设主任、副主任；临床科设科护士长、病区护士长、护士。

2. 按技术职务分工　有主任护师、副主任护师、主管护师、护师、护士。

以上各级护理人员均应按1994年卫生部正式发布的《中国人民解放军医院医疗工作暂行规则》中规定的"各级医务人员职责"分别履行自己的职责。

（二）按护理运作方式分工

护理运作方式是指用来开展护理工作的组织形式。护理运作方式随着护理学的进步与护理内涵的拓展而演变。护理质量受护理运作方式的制约，不同的运作方式有不同的护理效应。

1. 个案护理（case nursing）　也称为特别护理或专人护理，是由一名护理人员在其当班期间承担一名病人所需要的全部护理。其组织形式是一对一的关系，主要适用于各种监护病室、抢救危重病人、大手术后等。由于病情复杂、严重，需护士24小时进行观察、护理。其优点有：①护士及时、全面观察病情变化，实施细致、全面、高质量的护理服务；②增加与患者直接沟通交流的机会，及时解决病人身心方面的问题；③护士职责、任务明确，责任心增强；④有利于培养护士发现问题、解决问题的能力。其缺点是：①护士轮换频繁，无专人负责，护理缺乏整体性；②人力消耗多，所需费用高，工作效率不高。

2. 功能制护理（functional nursing）　功能制护理是以工作为中心，按照护理工作内容分配护理人员，每1～2名护士负责承担一个特定的任务，如主班、治疗班、护理班、换药班、小夜班、大夜班以及教学班等，各班护士相互配合协作共同完成病人所需的全部护理，护士长监督所有工作。功能制护理的优点有：①节省人力、经费、设备、时间，尤其在护理人员不足的情况下，护士长便于组织工作；②有利于提高护士技能熟练程度，工作效率较高；③分工明确，有利于按护士能力分工。其缺点是：①忽视病人的心理和社会因素，护理缺乏整体性；②护患之间缺乏沟通和理解，易发生冲突；③护士被动进行技术性、重复性工作，容易产生疲劳、厌烦，不能发挥主动性、创造性，工作满意度降低。

3. 小组制护理（team nursing） 是将护理人员分成若干小组，每组由一位管理能力和业务能力较强的护士任组长，在组长的策划和组员的参与下，共同为一组病人提供护理服务。小组可由护师、护士、护理员不同等级人员3~5名组成，负责6~15位病人的护理，成员间相互合作、协调，共同按护理计划对本组病人实施护理，并评价护理效果。其优点有：①便于小组成员协调合作，相互沟通，工作气氛好；②小组成员集思广益，对患者全面负责系统、连续性的护理，有利于提高护理质量；③护理工作有计划、有评价，易出成果，成员有成就感，提高其满意度；④小组由不同级别护士组成，可充分发挥成员的水平、经验与才智。其缺点是：①护理是责任到组，而非责任到人，患者无固定护士负责，整体护理受影响；②所需人力较多，对组长的管理技巧、业务能力要求较高。

4. 责任制护理（primary nursing） 责任制护理是在生物—心理—社会医学模式影响下产生的一种现代护理模式。其强调以病人为中心，以护理程序为核心，以计划护理为内容，并通过评价护理实效为目标，实现系统、连续、整体、个别性的护理。在责任制护理中，责任护士是主导，可直接向医生汇报病人的病情变化，并与其他医护人员、家属沟通，责任护士不在班时，由辅助护士代为负责。责任制护理的优点有：①病人获得整体、连续的护理，安全感与所属感增强；②护士工作的独立性增强，可充分运用专业知识发现和解决病人生理、心理和社会方面的护理问题；③护士责任感、求知感和成就感增加，工作兴趣和满意度增加；④加强与病人、家属及其他医务人员的沟通，合作性增强。其缺点是：①对责任护士的业务知识和技能水平要求高，需接受专业培训；②所需人力、物力多，经费耗量大，也常受人员编设、素质等方面的限制；③辅助护士不参与制定护理计划，不利于业务水平的提高。

5. 综合护理（modular nursing） 是目前我国医院实施整体护理的一种较佳的组织结构，这种组织方式集小组制护理和责任制护理的优点于一体，由一组护理人员（主管护师、护师、护士等）应用护理程序的工作方法，共同完成对一组病人的护理工作。组长又称为专业护士，负责计划、安排、协调和实施本组病人的护理活动，专业护士指导辅助护士运用护理程序制订本组病人的护理计划，便于本组护士不在班时，其他护士能够根据所制订的护理计划对病人进行护理，从而保证每班护士护理病人的质量。护士长担任咨询、协调和激励者的角色，负责组织病区内3~4个小组。其优点有：①病人获得连续的、全面的整体护理，对护理满意度较高；②护士责任感、求知感和成就感增强，工作的主动性和独立性加强，工作满意度较高；③加强与病人、家属以及其他医务人员的沟通，合作性增强；④促进小组成员间的有效沟通，提高护理服务质量；⑤护理记录书写简单、方便，护士护理病人时间增加；⑥辅助护士参与制定护理计划，工作兴趣与满意度增强。其缺点是：①由于护理人员缺编，白天按照这种方式组织安排工作较为现实，大小夜班人员力量相对薄弱；②护理工作节奏加快，护士工作压力较大。

6. 整体护理（holistic nursing） 整体护理模式的宗旨是以护理对象为中心，以现代护理观为指导，应用护理程序的工作方法，解决护理对象现存的、潜在的健康问题，达到恢复健康、增进健康的目的。整体护理模式的建设主要内容包括：确定护理指导思想，制订护士职责和评价标准，合理配备护士人员编制，设计各种护理表格以及标准护理计划和标准教育计划。同时建立健全医院的各种支持系统，为整体护理模式创造良好的工作环境，使护士从大量的非专业性工作中解脱出来,增加直接护理病人的时间,提高护理质量。整体护理模式是现阶段比较理想的护理工作方式,但也存在对护士要求高、护理表格书写烦琐等缺点。应用整体护理模式时主要应掌握整体护理的思想,具体工作方法可根据各自的条件灵活采用。

(三) 护士工作时间的安排

按国家规定,护士每周五个工作日,每日工作 8 小时,由于护理工作有连续性、继承性、服务性的特点,病区的护理必须是 24 小时不间断地向病人提供护理服务,另一方面,护理是一个动态的、周而复始的护理过程。因此,护士工作时间的安排,必须符合护理工作的规律性。具体时间的排法多采用三班制,即将 24 小时分为:

1. 日班　7:00~12:00,15:00~18:00 或者 7:00~15:00,也可以为 7:00~9:00,12:00~16:00。
2. 晚班(小夜班)　17:00~24:00 或者 18:00~1:00。
3. 夜班(大夜班)　24:00~8:00 或者 1:00~8:00。

为了加强早晨及晚间的护理工作或在重症、手术后病人较多的情况下,除上述三班外,可加强护理力量,在 6:00~10:00 和 18:00~22:00 或者 7:00~12:00 和 18:00~21:00 增加一名护士。

五、护理人员排班

排班是基层护理管理者的一项经常性工作。由于护理工作具有 24 小时不间断的特点,需护理人员轮流在不同的时间上班,护士长应根据护理工作任务、内容、程序、人力和时间等影响因素全盘考虑,做出系统、科学的安排,以确保病人安全和护理工作的优质、高效、连续性和整体性。

(一) 排班的基本原则

1. 以病人需要为中心,确保 24 小时连续护理　按照护理工作 24 小时不间断的特点,合理安排各班次,保证相互衔接,尽量使医疗、护理、清洁工及后勤人员的工作互不干扰重叠,提高工作效率。
2. 掌握工作规律,保持各班工作量均衡　护士的工作量以白天多、夜晚少,工作日多、节假日少为特征,应根据病人需要护士的时间规律,合理安排人力,保持各班工作量均衡,必要时适当调配。
3. 人员结构合理,确保病人安全　排班时应根据病人情况,结合护理人员的数量、知识技能水平等进行有效组合,做到新老搭配、优势互补,消除排班的薄弱环节,保证病人安全,防范护理纠纷。
4. 保持公平原则,适当照顾人员的特殊需求　排班时,应以一视同仁的态度爱护、体谅所有护理人员,使护理人员产生公平感和满意感。
5. 有效运用人力资源,充分发挥个人专长　通过按职上岗,将护理人员的专长、优势与病人的护理需要相结合,提高工作成就感,可增加病人及其家属的安全感和信任感,提高满意度。

(二) 排班的类型

依照排班权力的归属分为三类:

1. 集权式排班(centralized scheduling)　是由护理部或科护士长负责所有单位护理人

员的排班。由于计算机的临床应用，也可由电脑负责操作。其优点是排班者掌握全部护理人力，可依各部门工作需要，灵活调配合适人员。但是由于不能真正了解各单位的需求，照顾工作人员的个别需要也不够，集权式排班会降低护理人员满意度。

2. 分权式排班（decentralized scheduling） 排班者为护理单位护士长，可依自己的实际护理需要和工作人员个人意愿排班，是目前最常用的排班方式。其优点是管理者能充分了解本部门的人力需求状况，进行有效安排，也能照顾护理人员的个别需要；缺点是受病区护士长职责范围的限制，无法调派其他病区的人力，且排班花费的时间较长。

3. 自我排班（self-scheduling） 由护理人员自我协调排班，个人可自行选择自己想上的班，以激励护理人员的自主性，提高工作满意度。在采用自我排班法前应先拟订排班原则，集体讨论排班方案，试行后不断修改、完善排班方案。其优点是：①提高护理人员的积极性和自主性；②促进团体凝聚力；③促进护士长与护理人员关系融洽；④护理人员调班减少；⑤护士长节省排班时间。缺点与分权式排班类似。

（三）影响排班的因素

根据排班的原则，做到科学合理、公正、有弹性的排班很不容易，在实施中，不能忽视影响排班的若干因素：

1. 医院政策 排班与人员编设数量、群体结构等情况有密切关系，受医院相关政策影响。编制人数与群体结构合理，则排班顺利，若人力不足或新成员多，则不易搭配。有的医院为缩减开支，轻视护理，首先压缩护理人员编制，而有的医院以服务患者为主要方针，按护理量需要进行人员编排，以保证护理质量。

2. 护理人员素质 护理人员的教育层次、工作能力、临床经验、心理素质、心理和身体状况均是排班时需考虑的因素。

3. 护理分工方式 不同的护理分工方式，人力需求和排班方法也不同。个案及责任制护理需用人多，功能制护理则节省人力。

4. 部门的特殊需求 如监护病房、手术室、门诊、急诊等不同护理单元，各有其工作的特殊性，人员需求量和排班方法也与普通病区不同。

5. 工作时段特点 每天24小时的护理工作量不同，白班工作负荷最重，小夜班、大夜班依次减轻，人员安排也由多到少。

6. 排班方法 各医院因机构、政策、人力配备、工作目标和管理方式不同，排班的方法也不同。

（四）排班的方法

在护理实践中，排班的方法多种多样，没有固定的模式，各医院可根据自身政策、采用的护理方式、护理人员的数量与素质、各部门病人的特点及护理工作量等灵活安排。

1. 每日三班制排法 使用广泛，即将一日的24小时分为三个基本班次，按照早班、小夜班、大夜班等进行安排，每班工作8小时，一般由7~8名护士进行轮班，人员多时可增加白班的力量，设定固定的排班模式，每个护理人员都熟悉排班规律和休假时间，既利于相互之间的合作与配合，又便于安排个人生活。其优点为人员均有公平而预知的休假时间，上班人力固定，班次与时间变化少，减少排班所花费的时间。

（1）单人三班制 每班只安排一个护士，早、晚配备帮班，适当安排白班，责任护士与早班、小夜班及大夜班护士之间进行病人、病情及物品交接，主要适用于病人数量和危重程度变化不大、夜班工作量较少的病区。优点是：①上班与休息时间集中；②夜班轮换少；③节约人力。缺点是：①夜间病区有紧急情况或工作量大时，一位护士顾及不周；②夜班工作时间长，护士较疲劳。

(2) 双人三班制 每班安排2位护士，适当安排白班，责任护士和早班、夜班之间进行病人、病情及物品交接，主要适用于危重病人多、护理工作量大、专科性强（如心血管内科、神经内科、脑外科等）的病区。优点是：①24小时均有2个护士值班，且保证大、小夜班护理工作量较大或抢救病人时有2位护士相互分工与协作；②新老护士搭配上班，有利于新护士的成长；③夜班有4小时休息时间，护士乐于接受。缺点是需要的人力多。

2. 每日二班制排班法 将一日的24小时分为两个基本班次，按白班、夜班排班，每班安排1个或多个护士，工作12小时，同时上下班，由6~8名护士进行轮换，必要时增加白班人数，白班与夜班之间进行病人、病情及物品交接。同样设定固定的排班模式，既利于相互之间的合作与配合，又便于安排个人生活，主要适用于产房、手术室及眼科等小病区。优点：①上班与休息时间集中，便于路途较远的护士上下班，也便于护士参加学习；②节约人力。缺点是连续工作时间过长，易出现精力不充沛的现象。

> **案例分析**
>
> 某医院骨外科病房，原有病人35人，近两天又在走廊加床收病人5人。该病区护理人员编制如下：人员数量8人，其中副主任护师1人、主管护师2人、护士5人。只有4人能够值夜班，昨日小李护士因父亲病逝请假，护士小孙也称自己疲惫，想休息几天。
> 【思考】
> 1. 该病区护理人员的配备标准是怎样的？ 2. 影响人员编设的因素有哪些？
> 3. 护士长如何进行护理分工以及如何排班？

第三节 护理人力资源的培训

护理人员的管理不仅是人事部门的工作，也是护理部主任和各级护士长的职责，要根据工作需要制订人力资源计划，参与招聘、使用、培养、考评和晋升工作，同时对本部门护理人员进行科学、合理的安排。

一、人员的招聘

招聘护理人员是人力资源管理的工作之一，关系到护理工作的质量和组织目标的实现，招聘包括从外部招聘、接收毕业生、内部调整和晋升等方式，应按以下步骤进行。

(一) 制订护理人力资源计划

制订护理人力资源计划（human resource planning）是护理人员招聘、解聘与甄选的基础工作，它是一个过程。首先是明确实现组织目标所需要的人员数量和类型；然后是对现有的人力资源状况进行考察；预测出人力资源的短缺程度（数量和类型）及超员领域；制订出满足未来人力资源需要的行动方案,包括具体招聘、解聘和甄选护理人员的行动方案。

通常从调查研究开始对现有的人力资源状况进行考察。目前人力资源管理已广泛引入计算机系统,可获得相应资料。一般信息和数据也可以来源于护理人员填写的登记表、调查表和业务技术档案。

为制订选聘计划,还需分析未来所需的护理人员的职务以及履行职务所需职责等,即进行职务分析。职务分析将决定各项职务适合的人选,形成"岗位说明书"和"任职说明书"。

在全面评估现有人力资源能力和未来需求后,结合护理人力资源的供应预测,即可拟订出具体行动方案。

完整的护理人力资源计划应包括:岗位职务计划、人员补充计划、教育培训计划、人力分配计划等几个方面。计划可以分为短期、中期和长期计划。

(二)职务分析,岗位说明书和任职说明书

1. **职务分析** 职务分析又称工作分析,是人力资源管理的基础性工作。是指人力资源管理部门对某一工作岗位(职务)进行分析,确定该岗位(职务)的特征、规范、要求、工作流程以及人员素质的要求。例如对责任护士这一职务进行分析,它是全面了解、获取与工作有关的详细信息的过程,也是对某个特定职务的工作内容和职务规范的描述和研究过程,分析的结果可形成岗位说明书和任职说明书。职务分析需要由人力资源管理部门专家、组织的主管人员和普通员工共同努力合作完成。职务分析过程大致分为四个步骤:准备阶段、调查阶段、分析阶段、完成阶段。调查可采用几种方法:①文献法:查阅中外文献资料中关于"岗位说明书"和"任务说明书"的内容并进行修改、补充。②观察法:直接对某职务员工工作进行观察记录。③面谈法:以个人或小组形式与职工交谈。④调查问卷法:设计出有关工作任务方面的问题,由职工书面回答。⑤技术讨论会:由专家讨论,如对某项工作的护理管理者确定职务的具体特征。⑥护理人员记录法:由2名护理人员将其每日活动作出记录。

通过以上方法收集资料,然后进行分析、整理,作为"岗位说明书"和"任务说明书"的参考资料。

2. **岗位说明书** 岗位说明书也称工作描述,是对护理人员某岗位所对应的工作活动进行详细的描述说明。其一般包括:工作名称、工作活动和工作秩序、工作环境和工作条件等。

(1) **工作名称** 指医院为某护理岗位对应的工作活动所规定的称谓或代号,确定工作名称的目的是便于对各种工作进行识别、登记、分类等。一般地,同一工作可设置多个岗位,一个岗位也可对应多项工作。例如病房护理工作白班可设置主班、治疗班、护理班等多个岗位。

(2) **工作活动和工作秩序** 是指医院对某一护理岗位的工作内容、工作流程、工作规范以及员工应承担的责任所作的规定。它是岗位说明书的主体,必须详细描述。

(3) **工作环境** 是指员工工作时所处的物理环境和社会环境,其中物理环境包括工作场所的温度、湿度、光线、噪声、空气质量、安全设施等。社会环境包括工作群体的其他员工及相互关系、各部门间的工作关系、社会习俗与文化背景等。

(4) **工作条件** 是指医院为某岗位所对应的员工所提供的工作生活条件,包括员工的工作时数、工资、奖金、福利、培训和晋升机会等。

例如按护理行政职务序列确定的岗位说明书（护理部主任、科护士长、护士长等），按技术职务序列确定的岗位说明书（正、副主任护师，主管护师、护师、护士等）和按具体业务岗位确定的岗位说明书（主班、治疗班、护理班、小夜班、大夜班等）。

确定岗位说明书有利于各种不同工作之间相互比较、消除混乱。既是选配人员的依据，也是向求职者详细说明该职务要求的文件，也可作为不同人员分配工作和任职者今后行为的指南和设计个人职业生涯的依据，也是管理者考核、评价不同职务人员行为的标准。

3. 任务说明书　任务说明书又称职务要求，即对从事某项工作的护理人员在生理、心理、知识、技能等方面的要求，任务说明书主要包括以下几方面：

（1）一般要求　包括年龄、性别、学历、职称、工作经验等。
（2）生理要求　包括健康状况、体力、智力等生理条件。
（3）素质要求　包括观察、理解、记忆、表达、计算、决策等方面的能力。
（4）专业技术要求　包括专业基础知识、专业技能以及教学科研能力等。

护理人员职务要求能指明任职者有效地承担某职务所必须具备的基本条件或资格标准，也是管理者进行人员选聘、调整和晋升工作的重要依据之一。

（三）护理人员的招聘、甄选与解聘

1. 招聘（recruitment）　即吸引、确定和安置有能力的申请者的活动过程。

（1）招聘人员的工作步骤　招聘应根据职务分析得到的信息和人力资源计划进行。①制定招聘计划：包括招聘人数、对象范围、条件、职务和待遇、招聘时间及地点。②接待应聘者：包括来信、来访、报名登记者。阐述个人需求和发展计划，并可作为初试。③动机分析：动机决定行为方式和今后发展中的努力程度。应聘动机可分为三类：为改善目前工作环境或人际关系；原有的工作不顺利或实际生活有困难（待遇、住房、分居等）；追求个人价值。一般而言，第三类最适于创业，工作最为主动努力；第二类优于第一类。④考试筛选：见下面甄选手段。⑤面试与心理性格测试。⑥确定人选，办理各种手续。

（2）职务潜在候选人来源渠道　候选人来源渠道可有如下：内部搜索、广告招聘、职工推荐、学校分配、就业机构（人才交流中心）、公开选拔以及各部门之间临时性支援等。使用哪种招聘来源应根据护理人员市场供应情况、所需工作职务的类型及组织的规模来确定，所聘人员职位要求的技能越高或职位层次越高，越需扩展招聘范围。

2. 甄选过程　甄选是采用一些方法对申请人员进行甄别，以确保最适合的候选人得到这一职位的过程。

（1）甄选基础　甄选是一种预测行为，即按组织的标准和要求，预见应聘者是否能成为合格有效的护理人员。甄选过程可产生正确的决策或错误的决策两种后果。因此，甄选过程应着眼于减少错误决策和增加正确决策的概率。提高人员甄选正确决策的概率，就要考虑甄选手段的效度和信度。效度要求甄选手段的使用必须与工作的绩效结合。例如，护理人员甄选中应考虑技术操作，其测试得分与后来的工作绩效表现呈正相关关系。信度是指一种测试手段是否能对同一事物作出持续一致的测量。例如，考核技术操作，其测试成绩应在相当一段时间内重复测试时保持相对稳定。

（2）甄选手段　常用的甄选手段有如下几种：①申请表：包括个人简历、技能、成就、各种考核等级。可作为工作绩效的具体效度的衡量标尺。②笔试：包括智商、能力（如业务水平、英语能力）等内容。要求在设计试卷时，内容与今后工作和绩效有相关性，做效度验

证。如护理理论知识的测定与今后提供高质量护理相关。③绩效模拟测试：是测验人员的实际工作行为，例如书写一份护理病历或交接班报告、做一项护理技术等，检验是否具备相应能力。④面谈：是既有效度又有信度的甄选手段，但要做好组织工作并按标准化方式进行，否则会产生偏见和障碍。面试小组一般由3~6人组成，包括人事部门、护理主管部门及用人护理单元的护士长等有关人员。主要针对应聘者的专业知识、沟通表达能力、判断能力、思维能力、应变能力等方面，考察应聘者对岗位的适合程度。⑤履历调查：核实、查询申请资料，以免叙述不够准确。⑥体格检查：护理工作是要求身体条件的职务，体格检查具有一定的效度，通过体格检查，以确认应聘者的健康条件，也为今后减少员工医疗保险开支。⑦确定试用人选：主管部门负责通过筛选确定试用人员，一般试用1~3个月。⑧签订聘用合同：主管部门推荐，人事部门与试用合格的人员签订聘用合同。

（3）解聘　解聘可以理解为减少组织内部中的人员超员现象，即减少人员数量。当组织需要紧缩护理规模或对技能构成重组时，解聘必然成为人员管理的重要内容。采取减员解聘的方案有如下几种：①解聘（下岗）：即永久性、非自愿地终止合同。②临时解聘：临时性、非自愿性地终止合同，时间可长可短。③自然减员：辞职、退休后空缺不填补。④调换岗位：横向或向下调换员工岗位。⑤提前退休：在正常退休期限前退离岗位，为年龄大、资历深的员工提供激励。

二、护理人员的培训与继续教育

护理人力资源培训系指由组织提供的有计划、有组织的教育与学习，旨在改进工作人员的知识、技能、工作态度和行为，从而使其发挥更大的潜力以提高工作质量，最终实现良好组织绩效的活动。它是人力资源开发的基础性工作，是提高护理队伍素质、开发智力、培养人才的重要途径，是护理管理的迫切而重要的任务。

护理人员的培训包括毕业后规范化培训和各种形式的继续教育。护士规范化培训是指在完成护理专业院校基础教育后，为培养合格的护理专业人才，护士在职接受规范的护理专业化培训。继续教育是继毕业后规范化专业培训之后，以学习新理论、新知识、新技术、新方法为主的一种终身性护理学教育。

由于医学科学的迅速发展，促使现代护理的理论体系、工作范围、内容均在不断地扩大，新理论、新知识、新技术日益增多。护理人员必须适应社会发展需要，不断更新知识。终身教育的观念为解决护理人员适应学科体系的日益庞杂性、学科教育的有限性，提供了新的途径。

（一）护理人员的成长特点

护理学是实践性、探索性、学术性很强的科学，护理人才的成长和发展，与其他医学人才的成长相同，都具有以下特点：

1. 实践性　实践是护理人员的成长的重要基础。刚从医学院校毕业的护理人员所接受的学校教育，主要是医学护理理论基础知识和短期的临床实践，还需在进一步的护理工作实践中积累经验、掌握技能、提高能力，从生理、心理、社会等方面满足不同病人的需要。临床实践可使护理人员熟练掌握专业技能，培养严谨的工作作风和良好的职业道德，这也是护理人才成长的重要途径。

2. 晚熟性　护理人才的培养，不仅要使其掌握基础医学、临床医学、现代护理的理论，更重要的是要经过长期的实践，取得比较丰富的临床经验，将经验升华，逐步发展成熟。因此，护理人员的培养不能急于求成。但要对刚毕业的护理人员进行考核培养，及早选拔培养，使之早日成才。

3. **群体性**　护理质量的提高，学科的发展，应靠群体的形成和群体的努力。为此，应根据实际情况，制订并实施人员整体教育和训练规划，加速培养，使群体符合现代护理工作的要求。此外，护理人员的成长，既要靠个人努力，又要靠领导者和群体的支持与帮助，应根据工作需要和个人条件，重点、择优培养一批人才，包括临床专科、护理教育、护理管理和科研等多方面的人才。

4. **终身性**　医学的迅速发展，使得知识更新周期缩短，要求护理人员不断更新知识。现代教育观念更强调教育是一种终身学习的过程，无论正规的或非正规的教育，都必须为护士提供多次学习机会。国际医学教育界把医学院校教育—毕业后医学教育—继续医学教育称为医学教育联合统一体。护理人员必须终身学习，才能跟上护理学科的发展。

（二）护理人员培训和继续教育的基本原则

1. **理论与实践相结合**　理论是实践的先导，对于大多数护理人员，学习理论的目的是要解决临床护理问题，因此，要紧密围绕为病人服务和为临床工作服务设定培训内容，理论与实践相结合。学习方法也要贯彻理论结合实践，学以致用，在实践中检验培训结果。

2. **基本功训练与专科技术训练相结合**　基本功训练是提高护理质量的先决条件，是培养实事求是科学态度的有效措施，也是护理技术建设的基本要求。基本功培训应包括政治思想、职业素质、医德医风、临床操作技能等。专科技术训练要求不断学习新的理论和技术，加深护理理论的理解，加强专科技术培训，培养具有专科理论知识和临床经验的技术骨干。

3. **一般培养与重点择优培养相结合**　对不同年资、学历、职称的护理人员确定不同的培养目标，在普遍规范化培训和继续教育的基础上，选拔和重点培养具有专科特长的技术骨干。

4. **当前需要与长远需要相结合**　护理人员的培训计划和目标，不仅要满足当前护理工作的需要，还要根据护理专业的发展趋势，结合本部门的长远规划，制订培养计划，把当前需要和长远需要结合起来，全面安排。

5. **灵活与激励相结合**　护理人员培训属于成人教育，每个人的经历、能力、精力、知识背景、经验、兴趣、理想与追求均有不同，培养要有一定的灵活性、针对性，才能收到良好效果。对于成年人，特别是护理人员，工作和家庭负担较重，激励能克服各种干扰，坚持学习。

（三）护理人员培训的基本程序

教育与培训需要有计划、有组织地进行，医院护理部应有领导成员负责或成立专门机构管理培训工作。根据卫生部对临床护士规范化培训和护理学继续教育要求，对不同学历层次护理人员培训目标、内容、形式与方法、考核、培训基地建设与组织管理等均应根据实际情况，制订培训计划。

1. **确定目的与方针**　即确定教育活动的具体目的、方向、训练范围与方针政策。
2. **计划**　包括教育和训练短期达到的效果、内容、可行方案等。
3. **组织**　护理部和各科室有明确的部门或人员负责此项工作，组织教学机构，明确人员职责。选择合适的专业人员负责教学。

4. 领导　护理领导者应负责指导教学过程，落实教师、学员、教材、教师等各项工作。

5. 控制　控制人力、物力与经费开支，考核教学效果，了解教学计划执行情况，以确保教学质量。

（四）护理人员培训内容

1. 新护士的岗前培训　是对护理专业毕业生（大学本科、大学专科、中专）上岗前的基本培训，可使新护士尽快熟悉新的工作环境、内容和要求，以适应护士角色，早日独立、安全地进行工作。

（1）岗前培训的内容

1）公共部分：由护理部制订培训计划并组织实施，一般为1～2周。包括医院简介、医院环境、医院组织体系、有关规章制度、职业道德、护士仪表与行为要求、有关法律法规及护理纠纷的防范、基本护理技术、急救技术（如心肺复苏）、院内感染预防、护理文书书写等，有些医院还组织新护士的授帽仪式。

2）专科部分：由各临床科室分别制订计划并逐项落实，普通科室为3～4周，ICU、CCU、急诊科一般为6～8周。包括熟悉本科室环境、人员结构、各类人员职责、各班工作要求、质量控制标准等，以及本科室常见病和常见急症的主要临床表现、治疗（救治）原则及护理措施、主要专科检查和特殊诊疗技术的临床应用及主要护理措施（如各种造影检查、心电监护、呼吸机的应用）等。

（2）岗前培训的方式、方法

1）培训方式：主要包括集中式、分散式、集中与分散相结合三种。集中式是护理部统一安排所有新护士参加护理部组织的培训；分散式则由各临床科护士长组织相应的临床师资，对进入本科室内的新护士进行针对性的专科培训。

2）培训方法

a 讲授：可用于职业道德、规章制度、专科护理技术、护士礼仪服务等。

b 视听：通过运用光盘、录像带、幻灯片等教具介绍医院的发展情况、医院环境、组织规模等，进行护士职业道德、行为规范、基础护理操作技术等教育。

c 练习：在带教老师的指导下，通过练习学会护理文书的书写、急救技术、院内感染的预防等。

d 实地参观：参观医院和科室的环境。

e 临床带教：由护士长指定临床师资进行带教，主要内容是基础护理、病情观察、专科护理等，同时培养新护士的沟通能力、人际交往能力、发现和解决问题的能力。

（3）岗前培训的考核

1）公共部分：由护理部统一组织安排，分为理论和技能两部分，理论部分包括有关规章制度、职业道德、护士仪表与行为要求、有关法律法规及护理纠纷的防范、护理文书书写等内容；技能部分为主要基础护理操作技术、护士仪表、举止及语言的考核。

2）专科部分：由各专科护士长组织有关临床师资负责，以理论考试为主，包括护士的职责、各班工作要求、本科室常见急症的临床表现、治疗（救治）原则及护理措施、专科主要检查和特殊诊疗技术的临床应用及护理（如各种造影检查、心电监护、呼吸机的应用）等。

2. 临床护士的规范化培训　新护士经过岗前培训后，还须进行严格的规范化培训。在护理基本理论、基本知识、基本技能和外语水平、医德医风等方面得到全面的提高和发展，达到卫生部《卫生技术人员职务试行条例》中规定的护师水平。

（1）培训内容　根据卫生部《临床护士规范化培训试行办法》（见附录二），培训内容包括政治思想、职业素质、医德医风、临床操作技能、专业理论知识、外语。培训方式以临床实践为主，理论知识和外语以讲座和自学为主，培训时间依据大学本科、专科、中专三个不同学历层次分别为一年、三年和五年。

（2）培训方法　根据不同学历层次（大学本科、大学专科、中专）分阶段进行。

1）大学本科毕业生（毕业后1年）

a 专业知识：巩固大学期间学习的理论知识，学习有关专业的理论知识，阅读本学科进展状况资料，完成一篇综述或论文。

b 专业技能：掌握本专业的各项操作技能，掌握常见病、多发病、一般急症及危症病人的抢救配合及监护，独立运用护理程序对病人实施整体护理，正确书写护理病历，完成临床教学工作。

2）大学专科毕业生（分两个阶段）

第一阶段（毕业后1年）

a 专业知识：巩固学校期间学习的理论知识，学习大学本科护理专业教材。

b 专业技能：熟练掌握基础护理操作技能，掌握常见病人的护理措施。

第二阶段（毕业后2～3年）

a 专业知识：深入学习有关的理论知识，了解本科进展状况，完成一篇综述或论文。

b 专业技能：掌握本专业各项操作技能，掌握对危急病人的抢救配合及护理，能运用护理程序对病人实施整体护理，正确书写护理病历，完成临床教学工作。

c 外语水平：借助辞典每小时能笔译2000个印刷符号以上。

3）中专毕业生（分三个阶段）

第一阶段（毕业后1年）

a 专业知识：巩固学校期间学习的专业理论知识，复习卫生部国家考试中心规定的护士执业考试内容，掌握护理程序的理论知识。

b 专业技能：掌握各项基础护理技术操作，初步掌握本科常见的护理操作及常见病人的护理。

c 外语水平：熟记常用医用英语词汇。

第二阶段（毕业生2～3年）

a 专业知识：完成本省、市卫生人员晋升教材中医学基础知识部分的复习内容，学习护理心理学、护理伦理学理论知识并运用于临床实践，了解本专科的进展状况。

b 专业技能：熟练掌握各项基础护理技术操作，掌握本专科护理技术操作及各项护理常规、基本掌握本专科急重症病人的抢救配合及病情观察。

c 外语水平：借助词典能阅读医用科普短文。

第三阶段（毕业后4～5年）

a 专业知识：完成本省市卫生人员晋升指定教材中全部专业理论知识内容，掌握本专科重症监护病人护理知识，阅读大学专科或本科护理教材内容。

b 专业技能：熟练掌握本专科各项护理技术操作，掌握重症监护病房常规仪器的使用和保养，能运用护理程序对病人实施整体护理，并能书写护理病历，完成对中专护生实习的带教工作。

(3) 考核　由护理部主任主持，科护士长和病区护士长负责，考核合格者可获得合格证书。

1) 考核项目：政治思想、医德医风、实践时间、理论知识及专业能力。
2) 考核类型：阶段考核和综合考核。

(五) 护士的继续护理学教育

继续护理学教育是继护士的规范化培训之后，以学习新理论、新知识、新技术和新方法为主的一种终身性护理学教育。目的是使护理技术人员在整个专业生涯中，保持高尚的医德医风，不断提高专业工作能力和业务水平，跟上护理学科的发展。主要内容包括学术会议、专题讲座、调研考察报告、护理疑难病例讨论会、技术操作示教、专题培训等，一般以短期和业余学习为主，并根据卫生部《继续护理学教育试行办法》(见附录三)，授予学分。

1. 学分授予　继续护理学教育实行学分制，分为Ⅰ类学分和Ⅱ类学分。
(1) Ⅰ类学分项目　①国家卫生部审批认可的国家教育项目；②省、市审批认可的继续教育项目；③卫生部继续教育委员会专项备案的继续教育项目。
(2) Ⅱ类学分项目　①自学项目；②其他形式的继续教育项目。
2. 学分制管理　继续护理学教育实行学分制，可按照《继续医学教育学分授予试行办法》执行。

护理技术人员每年参加经认可的继续护理学教育活动的最低学分为25学分，其中Ⅰ类学分须达到3~10学分，Ⅱ类学分达到15~22学分。省、自治区、直辖市级医院的主管护师及其以上人员5年内必须获得国家级继续护理学教育项目授予5~10学分。护理技术人员在任期内每年须修满25学分以上(包括25学分)，才能再次注册，聘任及晋升高一级的专业技术职务。

三、护理人员培养的发展趋势

护理人才是指具有系统现代化护理学知识、较强的专业才能和业务优势，并对护理事业作出贡献的护理人员。"人才"是社会公认的宝贵财富，护理队伍中各种人才的有机构成所产生的综合效应，是提高护理管理和护理质量的关键，所以必须重视护理人才的培养。

(一) 护理人才的类型

主要包括护理管理人才、护理教育人才、临床护理专家三种不同类型，分为普通、优秀、杰出三个不同层次。

1. 护理管理人才　主要包括医院的护理副院长、护理部主任、护士长；医学院校的护理院长、护理系主任、教研室主任等，具有正式的职位及其相应的权力，承担组织管理和领导工作，是进行护理管理的主要力量。
2. 护理教育人才　主要包括医学院校的护理教授、副教授、讲师，医院主管护理教育的副主任护师、主管护师，主要承担研究生导师、课堂教学与研究，指导临床实习等工作，是进行护理教学与研究、开展学术活动的主要力量。
3. 临床护理专家　也称专科护士，是指在某专科和专病方面具有较高水平的护理人才，是临床护理工作的实施者和指导者，是进行护理会诊，开展学术活动和护理研究的主要力量。

(二) 护理人才的结构

1. **个体结构** 主要决定个体潜能的大小,包括品德结构、知识结构、智能结构三部分。

(1) **品德结构** 包括思想品德、伦理道德和心理品质三方面。思想品德是人才的灵魂;伦理道德主要是要包括社会公德和职业道德;兴趣、情绪、意志以及进取精神等都是人才应具备的重要心理品质,在人才成长和事业成就中具有重要作用。

(2) **知识结构** 主要包括基础知识、专业知识、哲学知识以及各类知识的相互联系。基础知识是专业知识的理论基础,是开发人才智能的钥匙;专业知识是专业人才的特点,通常又分为专业基础知识、专业知识和专门化知识;哲学知识过去常被研究专业的自然科学家所忽视,随着科学的发展,人们认识到哲学是全部科学研究之母,是提高人才思维素质的必由之路。

(3) **智能结构** 智能是智力和能力的总称。智力结构由观察力、记忆力、想象力、思考力、实践能力五大基本要素构成;能力结构由获取知识的能力、表达能力、实际操作能力、组织管理能力、科学研究能力和创新能力等要素组合而成。

2. **群体结构** 是指某系统内构成群体的诸因素及其相互关系。护理人才的群体结构应是一个多要素、多层次、多序列的动态系统,可分为四个部分。

(1) **专业结构** 指护理系统内护理人员的比例构成和相互关系。医院内护理人员的数量和比例结构应编设合理,若比例失调,护理人员的使用和发展就会受到影响,护理工作难以正常进行。

(2) **能级结构** 指护理人员中不同学历和能力级别的比例和相互关系。合理的护理人才能级结构应是由高级人才、中级人才和初级人才按适当比例构成,这个比例应是"金字塔型"。

(3) **年龄结构** 指护理系统内不同年龄护理人才的比例构成。一个人的知识、精力、记忆力、理解力和分析能力的最佳时期,是创造力量强、效能最高的时期,应创造条件充分发挥护理人才的作用,防止人才年龄老化或年龄结构的断层,影响护理事业的发展。

(4) **智能结构** 人才按智能结构分为再现型、发现型和创造型三类。再现型人才善于积累知识,并能有效再现;发现型人才能在前人经验的基础上有所前进、提高;创造型人才善于有重大突破和创新。群体的最佳智能结构,是通过知人善任,将不同智能优势的人才进行有效结合,达到人尽其才,才尽其用,实现预期目标的目的。

(三) 护理人才的培养方法

1. **基础训练** 扎实的专业基础和相关的人文科学知识是护理人才必须具备的基础条件,培养护理人才必须努力抓好基本理论、基本知识和基本技能的训练,以利于今后的不断提高和发展。

2. **定向培养** 应根据培养对象的优点、长处和特点确定培养方向,如管理人才、教育人才或临床护理专家,通过人才培训班、学术活动、进修深造等方式扬长避短,重点培养。

3. **知识更新** 知识更新是培养人才的基本方法。无论管理人才、教育人才还是临床护理专家,其专业工作能力和业务水平的高低,都取决于知识更新的程度。

4. **在实践中不断提高** 人才的成功离不开实践,在实践中学习、磨炼、提高是培养人才的根本途径。护理人才只有坚持在临床、教学、管理第一线,才能不断充实知识,积累经验,提高能力,勇于创新。

案例分析

孙佳莉是某三级甲等医院脑科病房护士长，一次在护士长会上对护理部主任抱怨说："我们脑科对于留住有经验的高年资护理人员感到困难。近年来我们先后招聘了工作能力强的高年资护理人员9人充实到科室护理队伍，半年内先后有5个人辞职离开医院。她们离开的主要原因是忙于护理工作，没有培训进修学习，没时间开展科研，感觉无发展前途。现在病房护理人员多数为缺乏经验的护士。这种情况使我很担心护理工作质量"。

【思考】
1. 孙护士长应该如何改变现状？
2. 如需招聘护士，该如何进行？
3. 护理人员的培养发展趋势如何？

四、护理人员的绩效考核

绩效考核又称绩效评估、人事评估、员工考核等。护理人员绩效考核是护理管理者或相关人员对护理人员工作所做出系统评价。护理管理中有了绩效考核，可促使护理人员学习工作达到护理目标。

（一）绩效考核的目的

绩效考核是护理人力资源管理中的重要组成部分，其主要目的是：

1. 为管理部门对护理人员调动、选拔、聘任使用、晋升职称、奖惩等提供依据。
2. 绩效评价的反馈可激励优秀者，帮助绩效不良者分析原因，提出改进建议，提高护理人员素质和工作水平。
3. 对选拔人才及新进人员考核，为之安排合适的工作岗位。
4. 促进管理者与护理人员沟通，以实现工作目标。
5. 考核标准本身为护理人员提供指南。
6. 反映护理人员之间的差距，避免好坏不分以及平均主义。
7. 为继续护理教育提供参考内容与方向。
8. 提供储备人才的人事资料，以及对护理人员发展趋势做出预测。

（二）绩效考核的原则

1. 定期考核与随机考核相结合　绩效考核应建立定期考核制度，如任期考核，就是在某一专业技术职务任期满后进行的考核。定期任职考核是动态考核，可打破"终身制"和"大锅饭"，激励人才不断进取。也可根据实际情况进行随机抽查考核。

2. 综合考核与单项考核相结合　对人才德、能、勤、绩四个方面的考核，多为定期或较长时间才进行的一种综合考核，可结合年度工作安排或临时完成某项工作任务，可进行基础理论、专科技能等考核，以促进护理人才的专业培养。

3. 领导考核与群众评议相结合　绩效考核必须走群众路线，听取方方面面的意见，让群众以及有关专家根据考核标准评议,然后由科室、医院领导综合评价,避免主观性和片面性。

4. 学历与能力相结合　有的学历高但实践经验少,解决问题的实际能力差;有的学历低,而实际工作能力强。因此,既要看学历,又要看经验,两者结合才能客观地、实事求是地选拔和使用干部。

5. 定量考核与定性考核相结合　用数据说话,有了数的概念,就可以客观地反映工作中的实际情况,有序列性、区分性和可比性。

(三) 绩效考核的内容

绩效,即个体能力在一定环境中表现出来的程度与效果。护理人员绩效是护理人员在护理活动中所做的成绩和贡献,是其知识、才能、品德的综合反映。因此,对护理人员全面、综合性的考核原则应包括德、能、勤、绩四个方面。

1. 德　即政治素质、思想品德、工作作风以及职业道德等。
2. 能　即具备本职工作要求的知识技能和处理实际工作的能力。
3. 勤　即工作态度、勤奋精神以及事业心。
4. 绩　即工作质量、数量和成绩。绩能综合体现德、能、勤三方面,应以考绩为主。

(四) 绩效考核常用方法

采用的方法应根据考核对象、考核目的合理选用。

1. 行为特征评定法(也称评语法)　是按照护理人员的行为特征对其进行评定。优点是简单易行,缺点是评定一般带有主观成分,对行为特征的测量较为困难,尤其是上级对部下缺乏了解时,评价趋于一般化,可能少数人可得到表现突出或业绩不佳的评价。评语法是常用的评定方法。

2. 评分法　是按照护理人员岗位职责和操作技能要求的行为活动和工作绩效,设计出不同的分数进行评定,可采用百分制评定、五分制评定或等级评定(A、B、C、D、E)。也可设计成图表式或用文字描述评价等级,如用"从不使用"、"偶尔使用"、"经常使用"、"坚持使用"词句,由评价者对被评定人做出相应等级点,如可采用比例尺1~5评价操作仪器的熟练程度"12345"进行评定。此方法容易测量,省时省力,便于在强与弱、优与劣之间进行分析比较,但制定某项考核项目以及区分等级时比较困难。

3. 考核表法　根据岗位职责要求及各类相关的行为表现作出考核项目。

4. 实绩记录法　是以被考核者实际工作情况的记录为考核依据,通常是发放统一的表格,按日或周记录实绩,定期进行考核评价。如危重症病人的抢救例数,完成各项技术操作次数,上夜班及出勤等内容。

5. 重要工作成效记录法　是记录人员成功或失败的工作成效及重要差错、事故。记载中对行为特征的描述较少。优点是促使评价者多接触部属,了解实际情况;缺点是需要评价者记录被评价者的每件有意义的工作,较费时间。

6. 强迫选择比较法　要求按规定的等级比例对人员绩效进行评定。如上级规定考核比例标准为:优秀占10%,良好占20%,合格占40%,合格占30%。评价者须按规定的选择比例来划分护理人员的等级。优点是拉开了被考核者之间的等级差距,便于进行相对比较;缺点是由于选择比例的限制,评定结果不一定完全符合等级标准。

7. 目标管理评价法　即管理者与护理人员共同制订工作与行为目标,定时按目标考核。

其优点是护理人员直接参与目标值和评价标准的制订,激励自我认识与成长,同时按目标达到程度为基准来评价,是比较具体和客观的绩效考核。缺点是设计目标时,需与下属统一意见,较费时间。此法要求目标的制订具体、可测量、量化。如年度护理理论考核成绩达85分以上,技术操作考核达到95分等,可避免评价的主观性和含糊不清。

此外,绩效考核方法还有非正式考核,包括观察护理人员的言语、询问、收集患者及家属的反应等。

第四节 护理人力资源管理的发展趋势

一、护理人力资源管理的影响因素

护理人力资源是卫生人力资源的重要组成部分。卫生事业和卫生人力资源的发展,与社会各个方面有着千丝万缕的联系,受社会经济、政治、社会发展、技术进步等环境的影响和制约。

(一) 宏观环境

目前我国的国民经济和社会发展已经或正在发生着深刻的变化。从计划经济向市场经济转化的战略调整,使经济制度、经济结构、物质资源供应、国民消费水平等情况都大大发展。我国加入WTO后融入国际经济环境,要求与国际接轨的步伐加大。社会的进步使人口流动和城市化速度加快,同时带来了许多例如性病、艾滋病、伤残增加等社会问题;随着人们物质条件、生活方式改变,卫生服务需求提高,并且需求趋向多样化;生活水平提高带来了营养过剩、食品卫生等问题,也使疾病谱发生了变化;技术进步和高科技发展并应用于医学,使生命科学飞速进步,出现了基因工程、器官移植、电子工程技术等新领域;社会人口老龄化趋势和老年脆弱人群的身心特点,使卫生消费发生改变;知识经济时代的出现使包括卫生人才在内的高科技人才竞争激烈;人类在21世纪还将有更大的变革和发展等等。社会进步和经济发展等诸多因素,给人类健康带来了严峻挑战,给医药卫生和护理事业提出了许多新课题。作为维护、促进公众健康的重要力量,护理人员要承担更多的责任,护理人力资源管理正面对新的挑战。

(二) 微观环境

医院护理人力资源管理与医院面临的微观环境相同,也有许多直接影响因素。外部因素包括:人力资源供应者、竞争者、服务对象、卫生行政部门及社会上影响医院经营活动的组织;内部因素包括医院文化和经营条件两部分。

1. 人力资源供应者及其相关部门 护理人力资源的主要来源是医学院校毕业生和人才市场。①目前我国护理教育已发展到中专、大专、本科、研究生等多层次并存的教育护理模式,而高等护理教育规模发展迅速,办学多渠道、多样化,教学内容上不仅贯彻整体护理模式,而且增加社会、人文学科知识,百多所大学可以提供大专和学士学位护士毕业生。②随着全国人事制度整体改革,护理人力资源流动趋势加大,出现了用人单位与求职者根据需要双向选择的环境。③根据全国对劳动力市场技能型人才紧缺状况的调查和预测,护理专业是最为紧缺的专业之一。在医疗服务领域,医生与护士的比例仅为1:0.61,在世界平均比例为1:2.7。为此,由教育部、卫生部联合启动对护理专业技能型紧缺人才的培养培训工程将按照医疗机构、社区服务及出国就业对护理人员的要求,遵从就业优先、贴近临床的原则,开设社区护理、涉外护理等专业,重新设计开发相关课程。建立院校与医院合作的机制,扩大招生,根据医院用人"订单"进行教育培养;实行学历证书、培训证书和职业资格证书相结合,加强学历教育与职业培训的沟通。预计到2007年护理专业将为各类医疗机构和社区服务岗位多输送毕业生25万人,在相关专业领域提供短期技能提高培训40万人次,初步缓解我国护理专业技能型人才的紧缺状况。因此,护理人力资源供应的微观环境越来越拓宽来源渠道,并影响着整体队伍数量与结构的调整。同时也提出了如何调整队伍结构、合理使用和留住高等护理教育人才,以及竞争加剧等难题。

2. **服务对象** 医院服务对象主要是患者,社区护理服务对象包括患者,主要是健康人群。现在人民群众的素质和对诊疗护理服务的质量要求也在不断提高,例如法制观念增强,对医疗安全的需要提高等。医院的服务需求是多方面的,而且会经常产生变动,有许多潜在的不确定因素。要在医疗市场竞争环境中成长并不断扩大固定的患者群,就需要尽力满足患者的需求,确保及时提供满意优质的服务。这是当今医院管理面临的头等大事,也是对人力资源素质的严峻挑战。根据我国全面建设小康的奋斗目标,预测到2020年,全国每1000人口平均病床数,将由2002年的2.4张增加到16张(相当于日本1999年人均床位数),护理人力还需要大力培养。

3. **竞争对手** 医院之间的竞争最常见的是人才的竞争和市场的竞争。患者是医疗市场竞争的对象,如何吸引患者、拥有稳定的就医群体,不仅需要医院改进服务、提高技术,也需要对主要的和潜在的竞争对手进行研究,做到知己知彼,并且要比竞争对手做得更好,才能取胜。

4. **政府主管部门及其政策法规** 卫生部及各级地方政府相应机构指定的政策法规,对医院决策的选择起着限制性的作用,医院的经营管理必须在政策法规允许范围内进行。

5. **医院内部文化** 护理人力资源管理受医院内部微观环境的影响更为直接和具体。例如医院经过长期发展形成的价值观、行为规范、道德准则和医院内部人事制度改革等;医院内部对护理专业的定位,护理人员应承担的责任、自由和独立的程度,鼓励员工开拓创新和承担风险的程度,允许护理人员发表不同意见和公开批评的程度等,都潜移默化地影响着护理人力资源管理的决策和实施。

6. **医院经营条件** 影响护理人力资源管理的内部环境还包括人员素质、经济实力。医疗设备设施、科研力量及成果,以及引进新技术的能力等各个方面。

医院高素质的人才相对集中,技术水平更趋专业化和系统化,人员素质的培养以及高素质专业人才的引进占有重要地位。随着改革的深化和医疗市场竞争日益激烈,对医院内部人才和高级卫生人力的需求更为迫切。例如医院现在普遍极为需要高水平的专科或专业护士,作为学科带头人和护理科研力量。

二、护理人力资源管理的发展趋势

1. **必须主动适应宏观经济体制的改革** 医院是以医疗活动的方式向社会提供有偿的服务,同时又是社会其他行业的商品和劳务购买者和消费者,在以需求为导向的社会主义市场经济条件下,医院必须逐步成为医疗服务市场的经营主体。为此,医院要成为法律和经济上独立自主的实体,依法自主经营,自负盈亏,同时接受政府和卫生行政部门的宏观管理。同时，内部建立科学的组织管理体制和现代管理制度，包括机构设置、用工制度、工资制度和财会制度等。

医院的人力资源管理也将逐步从传统的人事管理向人力资源管理转变，在人力的选拔、培养、使用、激励上完全根据医院的实际情况自主地进行，护理人力资源管理与开发必须与之相适应。

2. 必须主动适应医药卫生体制的变革　现阶段，我国正在全国范围内积极稳妥地进行城镇职工基本医疗保险制度、医药卫生体制和药品生产流通体制三项改革以及其他配套改革。护理工作的发展也应当与卫生改革与发展的整体目标和步伐相融合。

卫生改革带来了医院内部经营机制、运行机制的巨大变革，加大了医院人力资源管理的难度，存在一些突出问题：①医院竞争日趋加剧，突出表现为人才的竞争，如何培养、合理使用、吸引和留住人才成为人力资源管理的关键问题之一。②医务工作者传统的角色定位受到冲击。救死扶伤、以人道主义对待患者是医务人员的神圣职责，而随着市场经济化速度加快和追求经济利益的影响，传统的角色定位面临着严峻的挑战。医护人员如何处理好这种角色对立和冲突，成为人力资源管理的一个问题。③医院的高度职业化使其形成了双重权威体系。专业的权威主要是运用先进的诊疗技术治病救人；而行政的权威则在管理上保证医院的正常运转。医院既要追求社会效益又要讲究经济效益，可能造成医院的双重权威体系出现冲突，如何解决此类冲突对医院管理造成的影响是人力资源管理面临的新问题。

随着城镇医药卫生体制改革的深入，社区护理将得到大力发展。社区卫生服务担负着预防、医疗、保健、康复、健康教育、计划生育技术指导六项任务。护理人员在社区将真正为人民群众全方位、各种形式的护理，担任多种多样的角色。为此，需要培养和建立一支业务强、素质高的社区护士队伍，以满足人民群众的需求。

3. 必须主动适应现代医学模式的变革和护理专业发展的要求　现代医学模式的整体护理观，要求对服务对象所给予的护理包括生理、心理、社会、文化、精神等各个方面。以整体人为中心，以护理程序为基础，以现代护理观为指南，实施身心整体护理。服务对象不仅包括医院内的病人，还包括社会上健康的个体、家庭及群体。

现代医学模式对医护工作者和管理者的素质要求也越来越严格，使医院人力资源的开发与管理提高到一个新高度。护理人力资源配置必须适应现代护理模式的需要，从以疾病为主导转变为以健康为主导，从治疗为主导转变为以预防保健为主导，从而合理配置人力资源，培养护士全面发展，对护理人员分工、使用、分布和角色进行调整，以实现医学发展的目的。

4. 必须主动适应知识经济的需要　知识经济需要高素质的人力资源，人力资源的数量和质量以及如何对其进行开发和使用将是决定竞争优势的关键。知识经济的发展要求医院必须正确实施人力资源的开发战略：①从观念上，树立以人力资源开发为核心。把人力资源开发提高到管理战略的高度，转变传统的人事管理，把每一名医务人员视为一种资源，视为重要的财富，以人为中心，强调人和事的统一，特别注重开发医务人员的潜在才能。②从管理上，把人力资源开发的科学性和艺术性完美地结合起来。③从医院人力资源开发的层次上，把高级卫生人力层开发作为人力资源开发的重点，例如对学士学位、硕士学位护士的使用和开发，以及专业或专科护士的培养，均要统筹长远考虑。④要尽快建立一套健全引才、用才、育才、激才、留才以及促进人才合理流动的机制，创建一个宽松的人才环境，最大限度地开发和利用好人才资源。

5. 必须主动适应入世后所面临的新形势要求　入世后，发达国家的医疗机构将参加中国医疗市场的竞争，中外合资、合作医疗机构基本上实行本土化人才战略，从本地招聘医务人员，这将使人才，特别是高层次医学人才竞争进一步加剧，因此，人才的综合素质亟待提高，紧缺人才的培养显得更加紧迫，如何留住人才变得越来越重要。

与此同时，我国的产业结构及产品结构的调整必然要引起人力资源结构的调整，这种调整将有利于促进卫生人力资源的发展和优化。竞争环境将使各类人才的活动空间大大拓展，提高我国人才队伍的综合素质和国际竞争能力。护理人力资源管理需要抓住机遇发展自己，加强队伍建设，同时也需要认清形势，与国际接轨，扩大交流并与环境相适应。

> **案例分析**
>
> 某病区有床位32张，护士11人。护理工作任务重，护士身心疲惫。但护士小张对待病人真诚，工作态度积极，受到了病人和同事的一致肯定。护士长认为小张工作好，人际关系佳，并有一定的组织协调能力，在征求意见后让她暂时承担护理专业组长。一段时间后，小张的工作表现十分出色，她对自己的新角色也感到很满意。护士长决定让小张担任护理专业组长。但其他一些护士提出小张是中专学历、毕业刚一年、经验不足等一些异议。
>
> 【思考】
> 1. 护士长该如何抉择？
> 2. 护理人力资源管理受到哪些因素影响？
> 3. 护理人力资源管理发展趋势如何？

第五节　护理人员职业生涯发展规划

一、职业生涯的相关概念及意义

在人的一生中，存在着不同的生命周期，例如生物的、家庭的和职业的生涯周期等。最重要的、有决定作用的是职业生涯周期，它是生存和发展的前提条件。职业生涯周期从任职前的职业教育培训，到寻求职业、就业从业、职业转换、逐步晋升，直至完全脱离职业工作，占据了人生大部分时间。因此，对个人及家庭都有着十分重要的意义。

（一）职业生涯的相关概念

1. 职业　职业（career）是一个人在生涯历程中从事工作的行为过程，是人们所选择从事的不同类别的、有收入的社会劳动。根据职业产生发展的历史及其对人类社会发展的影响，职业具有以下特点：①类别性：职业是社会分工的产物，这种社会分工是有类别的，包括门类的差别和层次的差别；②专业性：职业是人们从事的专门业务，一个人要从事一种职业就必须具备该职业所需的知识、能力和特定的职业道德；③技术性：各种职业都有一定的技术含量和技术规范要求；④经济性：职业是有报酬或经济收入的劳动。

2. 职业生涯　　所谓职业生涯就是指一个人一生所连续地担负的工作职业和工作职务的发展道路。美国学者罗斯威尔（Willian J. Rothwell）和思莱德（Henry J. Sredl）将职业生涯界定为：人的一生中与工作相关的活动、行为、态度、价值观、愿望的有机整体。职业生涯是一个完整的职业发展过程。

3. 职业生涯规划　　职业生涯规划（career planning）简称生涯规划，又叫职业生涯设计，是指员工和组织对员工个人的职业生涯进行设计、规划、执行、评价、反馈和修正的一系列过程。其目的在于把员工与组织的需要统一起来，最大限度地调动员工的积极性，提高员工的归属感。职业生涯规划的内容有个人职业开发和组织职业开发。个人职业开发即员工职业计划，是确立员工职业目标并采取行动实现职业目标的过程；组织职业开发即职业管理，是组织提供帮助员工成长、发展的计划，这是与企业需求、发展相结合的行为过程。

4. 职业生涯管理　　职业生涯管理是指组织和员工个人的职业生涯进行设计、规划、执行、评估、反馈和修正的一个综合性的过程，是组织提供的用于帮助组织内正从事某类职业员工的行为过程。通过员工和组织的共同努力与合作，每个员工的生涯目标和组织发展目标相一致，员工的发展与组织的发展相吻合。因此，职业生涯管理包括两个方面：①员工的职业生涯自我管理，员工是自己的主人，自我管理是职业生涯成功的关键；②组织开展职业规划并协助员工规划其生涯，为员工提供必要的教育、训练、轮岗等发展的机会，以促进组织和员工生涯目标的实现。职业生涯管理是一种动态管理，它贯穿于员工生涯发展的全过程和组织发展的全过程。

（二）职业生涯管理意义

1. 对员工的意义　　①可以增强员工对职业环境的把握能力和对职业困境的控制能力，使员工了解自身的长短处，合理计划、安排时间和精力开展学习和培训，以提高职业技能。②可以帮助员工调试好职业生活与家庭生活的关系，更好地实现人生目标。使员工从更高的角度看待职业生活中的各种问题和选择，使职业生活更充实和富有成效。同时，帮助员工综合地考虑职业生活同个人追求、家庭目标等其他生活目标的平衡。③可以使员工实现自我价值的不断提升和超越。员工寻求职业的最初目的可能仅仅是生活需要，进而追求财富、地位、名望。通过职业生涯管理过程对职业目标的多次提炼，可以逐步使员工工作目标超越财富和地位，追求更高层次自我价值实现的成就感和满足感。因此，职业生涯开发和管理可以发掘出促使人们努力工作的最本质的动力，升华成功的意义。

2. 对组织的意义　　①可以帮助组织了解员工的现状、需求、能力及目标，调和它们同组织现实的和未来的职业机会与挑战间的矛盾。②可以更加合理与有效地利用人力资源。切实针对员工深层次职业需要的生涯开发与管理，具有更有效的激励作用，同时能进一步开发人力资源的职业价值。③可以为员工提供平等的就业机会，对促进组织持续发展具有重要意义。职业生涯开发和管理是根据员工不同的特点和需要设计出的不同的职业发展途径和道路，以利于不同类型员工在职业生活中扬长避短。可以使全体人员的技能水平、创造性、主动性和积极性保持稳定，甚至提升，这对于促进组织的持续发展具有重要作用。

二、职业生涯发展的阶段

每个人的职业生涯都要经历许多阶段，只有了解了不同阶段的特征、知识水平的要求和各种职业偏好,才能更好地促进个人的职业生涯发展。有关职业生涯发展阶段划分的理论很多。这些理论各有侧重。美国著名心理学家和职业管理学家施恩(Edgar H. Schein)根据人的生命周期特点及不同年龄段所面临的问题,以及职业工作主要任务,将职业生涯发展划分为9个阶段。

1. 成长、幻想、探索阶段 年龄一般为0～21岁之间。这一阶段的角色是学生、职业工作候选人、申请者。主要任务是:①发现和发展自己的需要、兴趣、能力和才干,为选择职业打基础。②学习职业方面的知识,寻找角色模式,获取丰富信息,发现和发展自己的价值观、动机和抱负,作出合理的受教育决策等。③接受教育和培训,开发工作所需要的基本习惯和技能。

2. 进入工作世界 年龄一般为16～25岁之间。该阶段角色是应聘者、新学员。主要任务是:①进入劳动力市场,谋取第一项工作。②学会如何寻找、评估和申请选择工作。③个人和组织之间达成契约,成为组织成员。

3. 基础培训 年龄一般为16～25岁之间。这一时期已经迈进职业大门,其角色是实习生、新手。主要任务是:①了解、熟悉组织,接受组织文化,克服不安全感,学会与人相处,并融入工作群体,尽量取得组织成员资格。②适应日常的操作程序,承担工作,成为一名有效的成员。

4. 早期职业的正式成员资格 年龄一般为17～30岁之间。其角色是组织内新的正式成员。主要任务是:①承担责任,成功地履行分配的有关义务。②发展和展示自己的技能和专长,为提升或进入其他领域的横向职业成长打基础。③根据自身才干和价值观及组织中的机会和约束,重估最初追求的职业,决定是否继续在这个组织或职业中,或者根据自己的需要、组织约束和机会寻求一种更好的平衡。④寻求良师和保护人。

5. 职业中期 年龄一般在25岁以上。其角色是正式成员、任职者、终生职员、主管、经理等。主要任务是:①选定一项专业或进入管理部门。②保持技术竞争力,继续学习,力争成为本专业(或管理领域)专家或技术能手。③承担较大的责任,确认自己的地位。④开发个人长期职业计划。⑤寻求家庭、自我和工作事物间的平衡。

6. 职业中期危险阶段 年龄一般为35～45岁之间。主要任务是:①现实地估价自己的才干、动机和价值观,进一步明确自己的职业抱负及个人前途。②继续现状或在能争取的发展前途间作出选择。③建立与他人的良师关系。

7. 职业后期 年龄一般为40岁以后直到退休。其角色主要有:骨干成员、管理者、有贡献者等。此时期主要任务是:①成为一名良师,学会指导、指挥别人,对他人承担责任。②扩大、发展、深化技能,或者提高才干,以担负更大范围、更重责任。③选拔和培养接替人员。④如果求安稳,就此停滞,则要接受和正视自己影响力和挑战能力的下降。

8. 衰退和离职阶段 年龄一般在40岁之后到退休期间,不同的人衰退或离职年龄不同。此时期主要任务是:①学会接受权力、责任、地位下降。②学会接受和发展新的角色。③培养新的兴趣、爱好,寻找新的满足源。④评估自己的职业生涯,准备退休。

9. 退休 退休年龄因人而异。退休后主要有两大任务:①适应角色、生活方式和生活标准的急剧变化,保持一种认同感。②保持一种自我价值观,运用自己累积的经验和智慧,以各种资深角色,对他人进行传、帮、带。

施恩教授基本上是依据年龄增大顺序及不同时期职业状态、任务、职业行为等进行划分。并且只划分出大致的年龄段，而且不同阶段上的年龄有所交叉。阶段的划分有些过繁。

我国学者根据以上划分和科学性、现实性、简明清晰的原则，划分为四个阶段，即职业准备和选择、职业生涯早期、职业生涯中期、职业生涯后期阶段。每个阶段处在不同的职业状态面临不同的职业发展任务。

三、职业生涯设计的原则与要求

职业生涯设计是一份人生的设计，决策正确则一帆风顺，事业有成；反之则多走弯路，损失也多。要选定出科学的职业生涯设计方案，必须在设计时贯彻遵循如下原则和符合如下要求。

（一）职业生涯规划设计的基本原则

1. 个人特长与组织需要相结合原则　个人的职业生涯发展离不开组织环境。有效的职业生涯设计应该让护理人员个人的优势在组织需要的岗位上充分发挥。认识个人的特征及优势是职业生涯发展的前提，在此基础上护理人员还要对所处环境、具备的客观条件和组织需要进行分析，以找到自己最恰当的职业定位。只有找准个人和组织需要的最佳的结合点，才能保证个人的组织的共同发展，达到双方利益的最大化。

2. 长期目标与短期目标相结合原则　目标的制定是职业发展的关键，护理人员明确的目标可以成为其追求成功的行为动力。目标越简明具体，越容易实现，也越能促进个人发展。长期目标是职业生涯发展的方向，是护理人员对自己事业的整体设计，短期目标是实现长期目标的保障。

3. 稳定性与动态性相结合原则　护理人员的成长需要经验的积累和知识的积淀，因此，护理人员职业生涯发展需要一定的稳定性。但人的发展目标并不是一成不变的，当内、外环境条件发生改变时，就应该审时度势，结合外界条件调整自己的发展规划，这就是职业生涯发展的动态性。

4. 动机与方法相结合原则　有了明确的发展目标和职业发展动机，还必须结合所处的环境和自身条件选择自己的发展途径。设计和选择科学合理的发展方案是避免职业发展障碍、保证职业发展计划落实、个人职业素质不断提高的关键。

（二）职业生涯规划设计的要求

1. 可行性　职业生涯规划要以事实为依据，设计的目标要科学，具有可操作性，有具体的措施，通过努力、奋斗可以实现才行，否则将会影响自己的自信心及贻误职业生涯良机。

2. 适应性　设计未来的职业生涯目标，牵涉到多种可变因素。因此，设计应有弹性，以增加其适应性。同时要根据环境变化和个人的发展愿望作必要的调整。

3. 适时性　职业生涯规划是预测未来的行动，确定将来的目标。因此，各项主要活动何时实施、何时完成，都应有时间和时序的妥善安排，以作为检查行动的依据。

4. 持续性　人生历程按生命成长过程，划分为幼年、青年、中年、老年等不同阶段。人生的每个发展阶段的职业生涯规划要有连贯性和持续性。

四、护理人员职业生涯发展规划及管理

(一) 职业生涯发展及其内涵

在人生漫长的职业生涯中,寻求发展是每个人的共同追求。职业生涯发展是指个体逐步实现其职业生涯目标,并不断制订和实施新的目标的过程。职业生涯发展的形式多种多样,但主要可分为职务变动发展和非职务变动发展两种基本类型。

1. **职务变动发展** 可分为晋升与平行调动两种形式。对晋升的渴望是一种积极的动机,它会使员工在工作中创造出更好的业绩,特别是对处于职业生涯早期和中期的员工而言,其激励效果更明显。平行调动虽在职务级别上没有提高,但在职业生涯目标上可以得以发展,从而为未来的晋升做好准备。

2. **非职务变动发展** 此种也是职业生涯发展的重要形式。特别是目前在组织机构变革的情况下,上层空间越来越小,为留用大量有才干的工作人员,组织机构对成长和成功的真正含义做出了建设性的思考。日益成为共识的是:职业生涯的成功可以以横向调整的形式实现,通过工作丰富化在"原地成长"。具体包括:工作范围的扩大、改变观念以及方法创新等内容。如果员工能力提高了,但没有高一级的职位空缺,可以用提高职务责权利的方法,使其得到发展,使其职务内容丰富化,并给予相应的待遇。例如一般护士做责任护士的工作。我们应该改变"不提升就是职业生涯受挫"的观念。

(二) 职业生涯规划设计的步骤

护理人员职业生涯规划的设计有以下七个步骤:确定志向→评估自我→评估环境→选择途径→设定目标→制订行动措施→评估和反馈。

1. **确定志向** 志向是事业成功的基本前提,没有志向,事业的成功也就无从谈起。立志是人生的起跑点,反映着一个人的理想、情趣和价值观,影响着一个人的奋斗目标及成就的大小。所以护理人员在制订职业生涯规划时,首先要确立志向,这是制订职业生涯规划的关键,也是职业生涯规划中最重要的方面。

2. **评估自我** 全面、深入、客观地认识自己,评价自己,才能做出切合实际的生涯规划。

自我评估的目的,是认识自己、了解自己。一个有效的职业生涯规划,必须是在充分且正确地认识自身的条件与相关环境的基础上进行的。对自我及环境的了解越透彻,越能做好职业生涯规划。自我评估包括自己的兴趣、特长、性格、学识、技能、智商、情商、思维方式、道德水准、心理承受力、耐挫力、相容性、主要优缺点、健康状况以及社会中的自我等。通过评估了解自己的职业发展优势和局限,并在此基础上形成自己的职业发展定位,如专科护士、护理教师、护理管理者等。

3. **评估环境** 主要是评估各种环境因素对自己职业生涯发展的影响。每一个人都处在一定的环境之中,离开了这个环境,便无法生存与成长。因此,护理人员在制订个人在职业环境中的地位、环境对自己提出的要求以及环境对自己有利的条件与不利的条件、组织发展战略、护理人力资源需求、护理队伍群体结构、护理人员的升迁政策时,要充分利用有利条件,克服不利影响。同时,还应考虑自身性格、兴趣、特长与职业的匹配。只有对这些环境因素充分了解,才能做到在复杂的环境中避害趋利,使职业生涯规划具有实际意义。

4. **选择途径** 选择途径是以个人评估和环境评估的结果为决策依据的。在职业确定后,

通过哪一途径发展，是向临床专科护士努力，还是向护理教育或是护理管理方向发展，此时要做出选择。由于发展途径不同，对职业发展的要求也不相同。所以，在职业规划中要对想往哪一途径发展，能往哪一途径发展，可以往哪一途径发展这三个问题进行综合分析，以此确定自己最佳的职业生涯途径。

5. 设定目标　职业生涯发展途径确定后，就需要设定职业生涯目标。职业生涯目标的设定，是事业生涯规划的核心。一个人事业的成败，很大程度上取决于有无正确适当的目标。目标应建立在自己优势基础之上，符合自身的特点和能力，并符合社会的需求，以增加成功的机会。目标的设定要以自己的最佳才能、最优性格、最大兴趣、最有利的环境等信息为依据。就整个护理职业生涯而言，一个远大的目标很少能在短时间内一气呵成，有针对性地制订阶段目标更为切实可行。有效的生涯规划需要切实可行的目标，以便排除不必要的犹豫和干扰，全心致力于目标的实现。

设定目标时应注意：①目标要清晰、明确。包括从事的职业（含最高目标职位）、最终达到水平、实现时间、知识与能力的水平。②目标既要有一定的挑战性，又不要过高，要切合实际。实现人生目标必须循序渐进，量力而行，同时密切注意环境变化，及时调整。③要树立信心。现代观点认为，世界上绝大多数人属于智商正常的人，而情商主要靠后天学习、锻炼获得，任何人只要努力都有成功的机会。④阶段目标和最终目标长短结合，并保持目标的连续性，即长计划，短安排。若干职业生涯阶段构成漫长的生涯过程，而每个阶段目标的实现都是一段连续奋斗的职业征程，只有走好每一步，才能取得最后的胜利。⑤审时度势，抓住机遇。规划能否成功实现取决于主、客观环境与机遇，机遇只属于那些准备好条件的人。

6. 制订行动措施　行动措施应包括以下方面内容：①如何克服自己的缺点、发扬优点，有意识地"优胜劣汰"。②制订提高业务能力的计划。包括自学计划、接受继续教育、培训等。③争取组织的支持，例如生涯规划需要的轮岗、培训、进修、研究课题的申请等。④具体的月计划、年目标的确定，这是实施的保证条件。⑤环境条件的开发措施。护理人员实现目标的行为不仅包括个人在护理工作中的表现与业绩，还包括超越现实护理工作以外的个人发展的前瞻性准备，如业余时间的学习等。护理人员实现目标的措施还包括有效平衡职业发展目标与个人生活目标、家庭目标等其他目标之间的相互关系，在组织中建立良好的人际关系，岗位轮转，提高个人学历，参与社会公益活动等。

7. 评估和反馈　影响职业生涯发展的因素很多，有的变化因素是可以预测的，而有的变化因素却难以预测。在此状况下，要使职业生涯规划行之有效，就需要不断地对职业生涯规划进行评估与修订，及时调整自我认识和对职业目标的界定。修订的内容包括职业生涯途径的选择、人生目标的修正、职业的重新选择、计划的变更、人际关系的调整等。

（三）护理人员职业生涯发展的管理

护理人员的职业生涯规划确定后必须进行落实。只有根据发展需要，有目标地提升自身素质，实实在在地付之于实践，及时进行效果评估，并适时调整目标，才能进一步强化、发挥、挖掘个人的潜能，才能体现实事求是和奋发图强的精神，才能把自己的职业生涯发展规划落到实处。在护理人员职业生涯发展的管理过程中，组织和管理者及护理人员自身都应履行相应的职责，完成各自的工作任务。

1. 在职业生涯规划管理中所在组织承担的任务　护理人员职业生涯与组织有着密切的

内在联系。因为护理人员的个人职业发展是以组织为依存的载体,没有组织,就谈不上个人的职业生涯发展;护理专业的发展又有赖于护理人员个人的职业发展。因此,组织与护理人员个人的职业生涯发展是相互依存、相互作用、共同发展的关系。其主要任务包括:①确定组织发展目标和组织职业需求规划;②帮助护理人员开展职业生涯规划与开发;③将护理人员的绩效评价与职业生涯发展规划结合起来;④护理人员职业生涯发展评估与岗位调整匹配,制订科学合理的护理职业路径;⑤给予适当的经费支持,以便帮助护理人员职业生涯规划的落实。

2. 在职业生涯规划管理中护理管理者承担的任务　护理管理者在护理人员职业生涯中的主要任务包括:①对护理人员的日常工作能力进行评估,提供建议和反馈,进行有效的职业指导,帮助护士进行职业定位;②根据护理人员个人特长进行分工,为护理人员展现和发展个人潜能提供机会;③对护理人员个人职业生涯发展规划提供咨询和参考意见,以促进和鼓励护理人员加强学习,努力工作,提升自己的综合素质。

3. 在职业生涯规划管理中护理人员本人承担的任务　职业生涯规划就是护理人员对自己人生和事业的总体谋划,要求护理人员必须按照职业生涯发展规划的内容采取有效措施,逐步地进行落实。主要任务包括:①认真学习,提高综合素质。护理工作的专业性较强,责任重大,所以不可以放弃学习,要利用自己的业余时间给自己"充电",虚心向同事们学习,发挥自己的特长,利用所学知识服务于病人,并积极追求良好的工作绩效。②努力工作,培养能力。现代社会对人的能力提出了较高的要求,要求员工具有的能力包括:创新思维能力、动手能力、组织能力、交往能力、管理能力、创造能力等。也就是说对人的能力的要求呈现出多样性,且每一种能力都有更深层次的要求。现在的护理人员不再是那些只会读书的秀才,还要熟练掌握各种护理操作技能和能力。③选择途径,付诸行动。护理人员职业生涯发展有不同的途径,要选择有效的途径和具体的措施,以实现自己的职业生涯发展规划。因此,护理人员要从日常护理工作做起,出色完成本职工作,不断提升自己的学识水平和工作能力,寻找和获得职业生涯发展的有关信息,成为护理专业领域的专家。要培养自己的职业的责任感和敬业精神,要对自己的职业发展和适应性进行调整,找到理想与现实的结合点,从而实现职业发展的目标。

总之,职业发展是当前人力资源管理的新领域,它既是一种系统的人力资源配置与开发手段,更是一种高层次的激励手段。护理人员职业生涯发展的顺利与成功,需要组织职业生涯的管理与个人职业生涯规划两个方面密切配合、紧密协调,个人发展规划的成功还在于组织的扶持。护理人员本人是职业生涯发展的主角,应以强烈的事业心,依据规划、持续不断地尽自己最大的努力来实现目标,超越目标,才能取得更大的成就,最终实现组织和护理人员都能得到发展的总体目标。

案例分析

护士王红宇走进护士长办公室说:"护士长,这是我的辞职报告。"护士长大为震惊,不解地问:"怎么说走就走?你不是干得挺好的吗?工作人员和病人都很喜欢你,医院待遇又不错,你不会是对我有什么意见吧?"小王说:"护士长,你不要误会,我辞职完全是因为个人原因。我最近想了很多,我在医院工作5年了,掌握了护理的基本知识和技能,与同事合作关系好,你们对我也不错,但我总觉得还缺少什么,也不知道自己的发展方向在哪里。我已与家人商量好,我准备继续读书。"

【思考】
1. 评价该医院护理人员职业发展规划情况。
2. 你认为护士长可以采取哪些措施阻止护士小王的辞职?

举例说明 护理专业职业规划

一、总体规划

时间:(2010—2020年,24～34岁)

美好愿望:工作进程顺利,家庭美好幸福

职业方向:临床护士

总体目标:进入三甲以上医院踏实完成近十年的临床护理工作

已进行情况:读完本科

二、社会环境规划和职业分析

1. 社会一般环境 中国政治稳定,经济持续发展。在全球卫生事业发展迅速的形势下,中国卫生事业也在突飞猛进地发展。

2. 卫生职业特殊社会环境 中国的卫生事业的发展需要更多的高素质、高技术、高能力的医学人才,特别是临床经验丰富的老师。

三、行业环境分析

行业分析:就中国的医疗体系中医护比例而言,中国仍需要大量的临床护理工作者。

四、个人分析与角色建议

1. 个人分析

(1) 自身现状 英语水平一般,需要提高口语水平;尽快适应工作和社会,精通各项护理技术操作。

(2) 性格:内外兼有。

特长:中医刮痧。

爱好:听音乐,读书,写随想。

2. 角色建议

父亲:积极向上,不断学习,能力要强。

母亲:工作要上进,婚姻不要误。

老师：确定目标，勇往向前。

同学：托希望与你，希望进军国家卫生部！

五、职业目标分解与组合

职业目标：业务能力高的护理人士，优秀的护理教育者。

1. 2010—2012 年

成果目标：通过临床工作，总结出适合当代中国护理教育的理论。

学历目标：硕士研究生毕业，取得硕士学位；取得主管护师资格证；通过英语高级口语考试。

职务目标：护士长。

能力目标：精通各项护理技能的操作，通过实习具有一定的实践经验，具备精湛的业务能力。

2. 2012—2017 年

学历目标：通过副主任护师的晋级。

职务目标：护士长，优秀教师。

经济目标：4000～7000 元/月。

3. 2013—2018 年

学历目标：攻读并取得博士学位。

职务目标：大学高级讲师。

能力目标：科研能力突出，在国外权威刊物发表论文；形成自己的护理管理理念，有很高的演讲水平，具备组织、领导一个团队的能力；带领更多的护理教育者，提高中国护理教育工作。

经济目标：6000～10 000 元/月。

六、成功标准

我的成功标准是个人事务、职业生涯、家庭生活协调发展。顺利进入医院，总结经验后尽快转入教育工作。当然只要自己尽心尽力，能力也能得到发挥。

七、职业生涯规划实施方案

实施存在的障碍：缺乏丰富的临床经验；缺少技能与创新能力；快速适应能力欠缺。

八、解决方法

1. 教育培训方法

(1) 充分利用硕士研究生毕业前在校学习的时间，为自己补充所需的知识和技能。

(2) 充分利用临床实习阶段的时间多做，多看，多问，多听，多学。

(3) 积极参加各种有意义的社会实践活动。

2. 讨论交流方法

(1) 在校期间多和老师、同学讨论交流，毕业后选择和其中某些人经常进行交流。

(2) 在工作中积极与直接上司沟通、加深了解；利用校友众多的优势。

3. 实践锻炼方法

(1) 锻炼自己的注意力，在嘈杂的环境里也能思考问题，正常工作。

(2) 养成良好的学习习惯，多总结，善于动脑筋，思考出更简洁的操作技术。

(3) 充分利用自身的工作条件扩大社交圈。

九、对职业规划的看法

1. 职业规划为大体的职业方向。

2. 规划是对未来的计划，但计划总有变化，要因时而异，随周围一切的变化而变化。但总不变的是积极向前。

3. 每个人心中都有一座山峰，雕刻着理想、信念、追求、抱负；每个人心中都有一片森林，承载着收获、芬芳、失意、磨砺。一个人，若要获得成功，必须拿出勇气，付出努力、拼搏、奋斗。

复习思考题

1. 名词解释：人力资源管理、人员管理、人力资本。
2. 简述人力资源管理的基本原则与护理人力资源管理影响因素。
3. 排班的基本原则有哪些？
4. 简述我国护理人力资源管理的现状与发展趋势。
5. 护士长在护士职业生涯发展中的责任与任务有哪些？

第六章 领导职能

> **学习目标**
> - 掌握科学决策的原则、程序及方法，领导职能有关的概念及领导的影响力。
> - 熟悉领导工作原理和要求及护理领导艺术。
> - 了解领导理论和激励理论及应用。

领导是重要的管理职能之一，是联系计划、组织、人员管理及控制等各项职能的纽带，是实现组织目标的关键。领导工作的科学化与艺术化，对获得最佳领导效益，保证最佳群体效能的发挥，实现群体目标，推动人类社会的发展，起着重要的、不可替代的作用。护理管理的领导职能即是将领导过程应用于护理工作中，并用领导者的影响力引导护理人员的行为，共同完成各项护理目标，为患者提供高质量的护理服务。

第一节 领导概述

一、领导的概念与要素

（一）领导的概念

不同的时代，不同的学者们对领导（leadership）概念的认识也不同。美国的管理学家孔茨等人将领导定义为"领导是一种影响力，是引导人们行为，从而使人们情愿地、热心地实现组织或群体目标的艺术过程"。管理学家戴维斯将领导定义为"一种说服他人专心于一定目标的能力"。目前大多学者认为：领导是指管理者通过影响下属达到实现组织和集体目标的行为过程，其目的是使下属心甘情愿地为组织目标而努力。该定义包括三个要素：一是领导者必须有下属或追随者；二是领导者应拥有影响追随者的能力或力量；三是领导行为具有明确的目的，并可以通过影响下属来实现组织目标。

领导与管理有着内在的密切联系，两者方向一致、职能相通，但它们也存在区别。二者的联系是：①在行为方式上，两者都是一种在组织内部通过影响他人的协调活动，实现组织目标的过程。②在权力构成上，两者都是组织层级的岗位设置的结果。两者的区别是：①从本质上看，管理是建立在合法的、有报酬的和强制性权力基础上的对下属命令的行为；领导可能是建立在合法的、有报酬的和强制性的权力基础上，也可能是建立在专家权力和模范作用等个人影响的基础上。②从涉及的对象看，管理是对人、财、物、时间、信息的管理；而领导主要是对人的领导。③从性质上看，管理活动的发生需要正式组织为载体；而领导则是可能存在于非正式团体之中。④从职能上看，管理活动的职能有计划、组织、领导、控制等多项；而领导仅仅是管理的一项职能。⑤从活动的侧重点上看，管理强调的是计划和预算、合理利用各项资源和控制来实现组织目标；领导强调的是提供方向、影响人和增强组织成员的凝聚力，以及激励与鼓舞人。

从上述领导与管理的联系和区别可以看出，领导者与管理者既有联系，也有区别。两者的联系是：两者都是通过一定的方法，使他人共同实现目标，都拥有改变他人行为的力量。两者的区别是：①领导者是经上级任命或者由群体内部自然产生，领导者运用其影响力、人际关系、领导才能，指导、帮助下属完成组织目标，并不需要以正式职位和合法权力为基础；管理者则是由上级指派而产生的，有正式的职位，且拥有特定的合法职权，如护理部主任具有组织、规划、控制工作等职权。②管理者并不一定是领导者，因为仅由组织提供给管理者某些正式权力并不能保证他们实施有效的领导，如某些护士长，认真落实各项制度，管理严格，但不讲究领导艺术，只要发现护士不足，就不分场合地大发雷霆，护士惧怕她，但绝不会追随她。具有领导才能的人不一定是管理者，因为并不是所有的领导者都具备完成其他管理职能的潜能。因此，理想情况是管理者就是领导者，要想成为高效护理管理者，就要成为具有领导才能的管理者。

（二）领导的要素

领导是一个社会组织系统，这个系统由领导者、被领导者和领导环境三个基本要素构成。

1. 领导者　领导是一种过程，而领导者是一种社会角色，特指在社会共同活动中履行一定领导职务、实现领导过程的个人或集体。领导者是领导活动得以开展的最重要的主体条件，也是界定领导含义时要着重分析的要素，因为他是领导活动的核心。在正式的社会组织性活动中，一个经法律途径任命的担任某一领导责任的领导者，是这一社会组织顺利运作的基本条件，这是由社会组织结构规定的。实践证明，任何组织都不可能缺少领导者。

2. 被领导者　被领导者相对领导者而言，是指在社会共同活动中处于被领导地位的人员或组织，两者相互依存、相互影响。被领导者是领导活动中最基本的要素，对领导者来说，他们是客体，对群体目标来说，他们又与领导者共同组成了活动主体，离开了被领导者这个主体，领导者就无法实施其领导活动。被领导者并不是单纯意义上的被支配者。一方面，领导者与被领导者的对应性存在，构成了领导者具有实际意义与作用的条件；另一方面，领导者与被领导者从来不是天生的，也不是永恒不变的，两者的位置具有调整的可能性。在领导过程中，领导者通过指导、激励等影响被领导者，同时，被领导者也可以帮助领导者修正行为。

3. 领导环境　任何一种组织都处在特定的环境中，而环境常常对人们的行为具有很大影响。领导环境指独立于领导者之外的客观存在，是对领导活动产生影响的一切客观事物，它包括政治环境、经济环境、资源环境、社会环境和技术环境。领导的行为不仅在于要改变环境，同时还要适应环境的要求，领导者实现既定目标的成功与否，既取决于内因或内在条件（即自身素质），还取决于外因或外在条件——领导环境。因此，领导者既要高度重视自身的素质问题，又要高度重视周围的环境问题，并且要达到两者的最佳平衡和配合。

领导的三个要素构成了两对基本关系：领导者与被领导者之间的关系和领导者与领导环境之间的关系。领导者的投入（制订目标并推动实施）要通过被领导者的行为来实现"产出"。正确处理领导者与被领导者的关系，是实施正确领导的重要因素。他们的关系应该是相互信任、相互促进、相互支持的关系。

二、领导权威与影响力

领导的权威与权力是不同的,一个好的领导者必须能合理地运用权力,并树立自己的权威,才能有效地领导下属实现组织目标。

(一) 领导的权力

也称权力性影响力(authority power),是领导者为实现组织目标,在实施领导的过程中运用上级授予的权力对下属施行的强制性影响力和制约力,是由社会或组织赋予个人的职务、地位等权力性因素构成的。这种影响力的特点是以外推力的形式发生作用,对下属有强迫性、不可抗拒性,是一种法定权力,常以奖惩等方式起作用,被领导者的心理、行为主要表现为被动与服从。这种影响力主要由三种因素构成,这三种因素构成的影响力都是外界赋予的,而不是领导者的自身素质和现实行为所产生的。

1. **传统因素** 认为领导者不同于普通人,他们有权、有地位,比普通人强,从而产生对领导者的一种自然服从感,是历史形成的一种传统观念。这种影响力在领导者还没有确定之前就已经存在了,只要成为一个领导者就自然地获得了这种影响力。

2. **职位因素** 这种影响力以法定职位为基础,与领导者本人的素质无直接关系,是组织赋予领导者的权力。其职位越高,权力也就越大,影响力也就越大。如护理部主任的影响力比科护士长的影响力大,科护士长的影响力要比病区护士长的影响力大。在实际工作中,职位因素是领导者行使权力的有利因素。

3. **资历因素** 资格和经历也是产生影响力的因素,主要来自于人们对资历较深领导者的敬重。例如,一位资历较深、有多年工作经验的护士长,往往使人产生一种敬重感,其言行容易使下属从心理上信服,其影响力比新任护士长要大。

(二) 领导的权威

也称非权力性影响力(non-authority power),是领导者的品质、作风、知识、能力、业绩以及行为榜样等非权力因素对下属形成的一种自然影响力。权威即有威望的权力,是领导者在领导活动中,有效地影响和改变下属的心理与行为,使之纳入组织目标轨道的能力。领导的权威体现在领导者与下属的关系上,它既反映了领导者的权力与威望,也反映了下属对这种权力与威望的认可和服从。这种影响力没有正式的规定,也没有合法权力形式的命令与服从的约束力,但实际上它常能发挥权力性影响力所不能发挥的约束作用。这种影响力对下属心理和行为的影响是建立在信服的基础上,因而影响力更加广泛与持久。

根据领导权威的构成是以静态因素还是动态因素占主导,可将其划分为人格性影响力和榜样行为影响力。

1. **人格性影响力** 所谓人格性影响力就是在领导过程中,领导者通过自己的品德素质、知识素质和心理素质等对下属产生的心理与行为上的影响力。构成人格性影响力的要素有:品格因素、能力因素、知识因素、感情因素。

(1) **品格因素** 是指领导者的道德品质、人格、作风等,它反映在领导者的一切言行之中。品德因素是人格性影响力的基础。具有优秀品质和人格魅力的领导者对下属可产生较大的感召力和吸引力,使下属产生敬爱感。无论职位多高,如果道德品质得不到下属的认可,其影响力将会大打折扣,因此,各级护理管理者要注重自身品格方面的修养。

(2) **能力因素** 领导者的能力主要反映在工作成败和解决实际问题的有效性方面。一个有才能的领导者会给组织或团体带来成功的希望,使人们对他产生一种敬佩感。敬佩感是一种磁石,它会吸引人们自觉地接受领导。

(3) 知识因素 知识本身就是一种力量,是科学所赋予的力量。丰富的知识、扎实的技术是实现组织目标的保证,一个人掌握的知识越丰富,对下属的指导就越正确,越容易使下属产生信赖感。所以,提高业务知识和技能水平是提高护理管理者影响力的有效途径。

(4) 感情因素 感情是指人们对外界事物的心理反应。如果领导者与下属之间建立了良好的感情关系,就容易产生亲切感。有了亲切感,相互之间的吸引力、影响力就会增大,使下属甘愿与之一起为组织目标而奋斗。如果领导者与下属的关系比较紧张,很容易造成双方的心理距离。心理距离是一种心理排斥力、对抗力,超过一定限度就会产生负面影响。

2. 榜样行为影响力 是指在领导工作中,领导者通过自己的行为给下属提供一种值得学习和效仿的模式,使之在下属身上产生同样的心理和行为的一种力量。社会心理学认为,下属可以通过耳闻目睹、了解等方式,收集领导者发出的种种信息,通过内心感受与体验,内化为自己的主观意识、态度,引起思想感情的变化,再由个体的主观意识、态度、情感外化为受意志控制的实践行动,向领导者的榜样行为所指向的目标发展。这样的领导工作会产生巨大的心理感召力量,可以使领导工作深入人心。

人格性影响力和榜样行为影响力作为领导权威的两个方面,前者是自觉实现的,后者是自发实现的。榜样行为影响力是人格性影响力的前提、基础和源泉,而人格性影响力则是榜样行为影响力的发展与升华,是一种更为高级的非权力性影响力的形式。

(三) 权力性影响力和非权力性影响力的区别及应用

1. 权力性影响力 属于强制性影响力,对下属的影响有强迫性,不可抗拒性;下属只能被动地服从,激励作用有限;作用不稳定,随领导者的地位和权力的改变而改变;常靠奖惩等附加条件起作用。

2. 非权力性影响力 属于自然性影响力,对下属的影响不带有强制性;下属主动随从和自觉服从,激励作用大;作用比较稳定,不随领导者的地位而变化;对下属态度和行为的影响起主导作用。

领导者应合理地使用两种影响力,以取得良好的领导效能。使用权力性影响力时应注意持谨慎态度,特别是在惩罚时更应注意。非权力性影响力能激发下属的工作热情和积极性,在影响力中占主导地位,因而提高领导者影响力的关键在于提高其非权力性影响力。

三、领导者素养与能力

现代领导工作在决策、用人、管理与指导活动中,都要求领导者拥有与其职位、功能相适应的领导素养与能力。

(一) 领导者素养

1. 文化素养 领导者的文化素养在学科内容方面,除应掌握本学科的知识外,还应掌握一定的社会人文学科、经济学和管理学知识,了解思维科学、方法科学、系统科学、预测学、情报学等学科基本知识。在知识内容方面,知识素养应包括文化基础知识、行业知识等。

（1）文化基础知识素养　是指导领导者通过学习应具有的基础文化知识水平和语言文字表达能力，这两种能力直接关系到领导效能。较高的文化知识是领导者解决问题的有力武器，良好的语言文字表达能力是领导者进行信息沟通的重要方式。

（2）行业知识素养　是指领导者对于某一行业或部门的专业知识进行学习而应达到的水平。现代领导在很大程度上是能力领导、技能领导和知识领导。因此，每个领导者应根据自己的分工需要，系统掌握各种专业知识和技能，使自己拥有组织能力、行政能力和变革能力，充分发挥领导作用。

2. 品德素养　是指领导者在思想品德、道德意识、道德觉悟等方面的自我改造和自我完善。它是按照一定的道德原则和道德规范，通过自我领悟，逐步形成的道德情操和道德境界。

（1）正直　领导者通过真诚与言行的高度一致，与员工建立相互依赖的关系。

（2）预见力　领导者应高瞻远瞩，能够准确预见组织未来的发展。具备良好的预见力要求领导者能够：①提出正确的问题；②依靠直觉；③积极主动；④善于联想；⑤全面洞察；⑥统揽全局。

（3）自信心　领导者为了使下属相信目标和决策的正确性，必须表现出高度的自信，这样下属才会忠诚地追随他实现既定的目标。

（4）感召力　感召力是领导者动员下属行动的源泉。富有感召力的领导者应根据下属的情况调整自己的领导风格，以自己的行动鼓励下属。

（5）进取心　领导者要有强烈的进取心，具有较高的成功愿望。这类领导者的首要特征是胸怀远大、积极挑战自我、敢于拼搏、不断向目标奋进。

（6）意志力　领导者要实现组织目标，必须表现出坚强的意志和顽强的斗志。即使是遇到了危机或困境，也会不屈不挠。

（7）魄力　领导者的魄力，对其个人来说是必需的，对其追随者而言，更是一种鼓舞和驱动力。

（二）领导者的能力

领导者是实现领导过程中一个基本要素。领导者能力强是实现有效领导的前提条件。领导者的能力与领导者的权力结合起来会产生强大的影响力，从而极大提高领导工作的绩效。领导者应具备以下能力：

1. 与人合作的能力　指领导者应成为一个合作型的领导。即对下属不用压服，而用说服和感服来赢得下属的合作。

2. 科学决策能力　指领导者在决策时，能根据客观实际情况，做出科学决策，具有统筹全局、高瞻远瞩的能力。

3. 组织能力　指领导者不仅要善于发掘下属的才能和智慧，还应能有效地组织人力、物力和财力。

4. 学习与批判能力　知识经济社会是一个学习型的社会，学习能力是领导者的核心能力之一。领导者必须是善于学习的人，只有不断学习才能掌握工作所需的足够知识。学习能力与批判能力是密不可分的，领导者只有用批判的眼光去观察、思考、评价与借鉴，才能真正学到有用的知识。

5. 变革与创新能力　学习能力是领导能力的基础，而变革与创新能力则是领导能力的关键。领导者所要做的工作是推动改革，进行创新，追求发展，鼓舞士气。因此，领导者应该能适应新的形势，不断完善自己的思维方式与行为方式，不断提高个人的创新能力。这种能力体现在领导者的随机应变、争取先机、抓住机会的行为中。变革创新能力包括预测变革的能力、分析变革的能力、适应变革的能力和推动变革的能力。

6. 授权和服务能力　授权（commission）和服务能力是领导者的重要能力之一。适度授权，既能使领导者超脱于具体事务性工作，又能使下属的工作热情和才智得到充分发挥。只有适度授权，领导者才能有更多的时间和精力为下属提供服务，包括提供良好的工作条件和环境。

四、领导工作原理与要求

（一）领导工作的基本原理

1. 指明目标原理　让全体成员充分理解组织的目标和任务，是领导工作的重要组成部分。这一工作越有效，就越能使组织成员了解其组织的目标，明确自己的职责，并为实现组织目标做出更大的贡献；同时，也可更好地满足组织成员的个人需求。

2. 协调目标原理　护理人员个人目标与组织目标协调一致，人们的行为就会趋向统一，从而实现组织目标并取得成效。

3. 直接管理原理　上级与下级的直接接触越多，所掌握的各种情况就会越准确，采取的措施就会越有力，从而领导工作就会越有效。

4. 命令一致原理　领导者在实现目标过程中下达的各种命令越一致，护理人员在执行命令中发生的矛盾就越小，越易于实现组织目标。

5. 沟通联络原理　上级与下级之间及时、准确、有效地沟通联络，整个组织就成为一个真正的整体。通过沟通联络，领导者向全体成员包括环境施加个人影响力，从而实现工作目标。

6. 激励机制原理　上级越是能够了解下级的需求和愿望并给予合理满足，就越能够调动下级的积极性，使之能为实现组织目标努力奋斗，自觉地做出贡献。

（二）领导工作的要求

1. 鼓舞下属的士气　作为领导者，一方面要有实现组织目标的坚定信念，坚持不懈的精神和百折不挠的意志，并把自己的精神、信念和意志体现在行为上，从而对组织中全体成员产生强大的影响力。另一方面，要经常反复地向下属宣传，帮助下属不断理解组织目标，激发下级的热情、忠诚和信心，在组织中始终保持高涨的士气，即便面临困难，他们也会始终全心全意地支持领导的各项工作。

2. 了解下属的期望　大部分护士把工作作为谋生的手段，也有些人是为了享受成就或人际交往的乐趣，领导者必须把握护士不同的工作目的，设计和维持一个良好的集体形象和工作环境，引导和促使人们对激励因素发生兴趣，使其发挥最好的作用。

3. 注意社会环境的影响　护士在组织中工作，不但与组织中的人际关系密切，而且也与社会环境有联系，他们希望具有一个交际、交谈、友好的社会环境。因此，为下属创造一个良好的工作交流与沟通的社会环境是领导者的基本职责。

4. 运用妥当的方法　综合运用经济的、行政的、法律的方法，是护理领导工作达到目标的重要手段。

5. 进行合理安排　根据护士的能力、才智进行合理安排，领导应设法创造一种内部环境，以促使下属全力以赴地工作。最好的方法是根据下属的能力和才智，给予他们相对艰巨的工作，但经过努力又能够完成，以发挥其潜能，增长其才干。

第二节　领导理论

西方国家的学者从不同角度研究了有关领导的理论。从20世纪40年代起，从领导的特征入手，试图通过研究找出有效领导的途径。随着对领导本质与功能认识的不断深入，学者们对领导者的行为、情境因素及领导活动的有效性等理论也作了大量的研究。在本节内容中，介绍几种主要的领导理论。

一、特质理论

特质理论（trait theories）是指对领导的性格和素质方面特征的认识和探索。20世纪40—50年代，早期领导理论研究者认为成功领导者具有与生俱来的某些特质。为了找出领导者具有的特质，研究者从领导者的身体、能力、个性、社会等各个方面进行了研究，形成了特质理论。其中较为经典的理论包括：

（一）吉赛利的领导品质论

美国心理学家吉赛利（Edwin Ghiselli）认为，有八种个性特质与能否成为一个有效的领导者有关。这八种个性特质是：①督察能力；②事业心、成就欲；③才智；④自信；⑤决断能力；⑥能为下属所亲近；⑦成熟程度；⑧性别。吉赛利认为，这八种个性特质对领导成功的作用力是不一样的，其中督察能力、事业心、才智、自信、决断能力要比其他的三种更为重要。

（二）斯托格笛尔的领导个人因素论

美国管理学家斯托格笛尔（R. M. Stogdill）认为，有效性的领导特质应包括：①身体特质：身高、外貌、精力、年龄、体重；②智能特质：果断性、说话流利、知识渊博、判断分析能力强；③个性特质：适应性、进取心、热心、自信等；④工作特质：追求成就的干劲、毅力、创造性等；⑤社会特质：愿意与人合作、领导艺术、管理能力等。

（三）鲍莫尔的领导品质论

美国的经济学家鲍莫尔（W. J. Baumol）提出作为一名领导者应具备：品德高尚、决策能力、组织能力、合作精神、精于授权、善于应变、敢于求新、勇于负责、敢担风险和尊重他人10种品质。

由于特质领导理论更多是从领导者先天的因素中去寻找领导成功的答案，忽视了领导者与环境的相互作用，所以，特质理论有其局限性。

二、行为理论

由于领导特质理论的局限性，从20世纪50—60年代，行为科学家和心理学家对领导的研究重点开始从特质素质研究转向了领导行为的研究。领导行为理论（behavioral pattern theory）的研究从领导者的风格和领导方式着手，把领导者的行为划分为不同的类型，分析各类领导行为的特点与领导有效性的关系，并将各类领导行为、领导方式进行比较研究。以下重点介绍三种有代表性的理论。

（一）领导作风理论

该理论认为在领导作风中，基本的领导方式有权威式、民主式、放任式三种。

1. 权威式领导　这是一种独断专行的领导行为，是指领导者个人决定一切，布置下属执行。其特点是领导者将权力高度集中，很少听下属意见。适用于紧急情况及缺乏决策能力的群体。如遇突发事件有大批伤员时，护理领导者可采用此方法。

2. 民主式领导　其特点是主要政策由组织成员集体讨论决定，将权力定位于群体，领导者采取鼓励与协助态度，下属各尽所能，各施其长，分工合作。适用于知识、技能比较成熟，能参与决策的群体。如护理部对护士长的领导，制订工作计划以及进行重大决策时，可采用此方法。

3. 放任式领导　这是一种放任自流的领导方式。其特点是组织成员或群体有完全的决策权，领导只对下属提出工作目标，但对下属完成任务的活动不加干涉，只是偶尔发表意见。适用于知识、技能成熟，能制订决策，执行任务，自我指挥与控制的少数专业人员。如医院对护理研究与开发人员可以采用此方法。

选择何种领导方式应因人、因事、因地、因时而异，在护理管理中，极端型领导方式并不多见，多数领导方式为混合型。

（二）领导行为四分图理论

该理论亦称二维构面理论（two dimension theory），是经美国俄亥俄州立大学和密西根大学研究形成的。该理论认为领导者在领导过程中，主要有两类领导行为，一类是任务型领导行为，另一类是关心型领导行为。任务型领导以工作为中心，注重利用各种资源实现组织目标，这类领导关心的是任务的完成。关心型领导以人为中心，注意人际关系和下属的需要，乐于同下属建立相互信任、相互尊重的关系，重视下属的建议、感受，主动帮助其解决个人问题，对下属一视同仁。

以上两种不同的领导行为，互相结合形成4种基本的领导风格，即领导行为四分图（图6-1）。

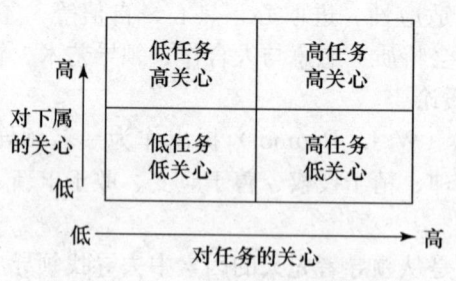

图 6-1　领导行为四分图

（三）管理方格理论

1964年美国管理学家布莱克（Robert R. Blake）和穆顿（Jane Mouton）设计了一个巧妙的管理方格图，横轴表示领导对生产的关心，纵轴表示领导对人的关心，每个轴划分为9小格，因此，纵横交错就形成81个方格，每一小格代表对"生产"和"人"关心的不同程度组合形成的领导方式（图6-2）。

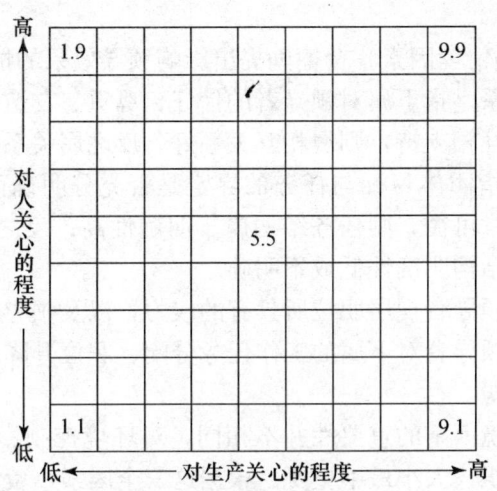

图 6-2　管理方格理论

布莱克和穆顿在提出管理方式时，列举了 5 种典型的领导方式：

1. 贫乏型的管理　即 1.1 型管理。表示领导者对生产和人的关心程度都低，只是以最小的努力来完成必须做的工作及维持人际关系，是一种失败的管理。

2. 任务型的管理　即 9.1 型管理。表示对生产极为关心，虽能达到一定的工作效率，但忽略对人的关心，职工士气不高。

3. 乡村俱乐部型的管理　即 1.9 型管理。表示对人极为关心，重视搞好关系和强调同事和下级同自己的感情，但对生产很少关心。

4. 中间型的管理　即 5.5 型管理。表示既对工作关心，也对人关心，程度适中。这种方式的领导对工作质量和数量有一定要求，同时也能通过引导和激励使下属完成任务。

5. 团队型的管理　即 9.9 型管理。表示对工作和人都极为关心，上下关系协调，充分调动员工的积极性，任务完成出色，此型为最理想、最有效的领导方式。

在护理管理工作中，护理领导者既要发扬民主精神，充分听取护理人员的意见，注意采纳合理的建议，又要善于集中方方面面意见，以便作出正确的决策；既要关心护理工作任务完成情况，又要关心职工的正当利益。只有这样，才能使领导工作卓有成效。

三、权变理论

所谓权变理论（contingency theory）就是研究被领导者的特征、环境因素及领导者与被领导者的关系如何影响领导行为效率的理论。权变理论家认为，领导是一种动态的过程，领导的有效性依赖于领导行为与情境的匹配和协调一致。研究表明，常见的影响因素有：上下级关系、任务结构、领导者职权、下属角色明确性、团体规范明确性、组织内沟通渠道畅通程度、下属的成熟程度等。

（一）费德勒的权变模型

美国华盛顿大学心理学家和管理学家费德勒（Fred Fiedler）在大量研究的基础上提出了有效领导的权变模型（contingency model）。费德勒认为一个领导者，无论他采取何种领导方式，其最终目的都是为了获取最大的领导效能，要想取得理想的领导效能，关键是要与环境条件相适应。

1. 影响领导有效性的情境因素　费德勒提出影响领导效果的情境因素有以下三种：

(1) 领导者与下级关系　指下属对领导者的信任、尊重、友谊、接纳、支持以及忠诚程度。如果双方高度信任、互相支持，则属相互关系好，反之属关系差。

(2) 工作任务结构　指团体目标与任务的界定是否充分明确而妥当。当任务常规、具体、明确、容易理解且有章可循，则任务结构属于明确性高；反之，当任务复杂又无先例、没有标准程序，则属任务结构明确性低或不明确。

(3) 领导者职权　指领导者现居职位所具有的权力，以及领导者在整个组织中从上到下所取得的支持程度。如果领导者对下属的工作任务分配、职位升降和奖罚等有决定权，则属职位权力强，反之则权力弱。

费德勒认为，三种环境因素的重要性并不相同，对环境控制影响最大的是与下级关系，其次是任务结构明确性，职权大小最不重要。根据这三个因素，费德勒分析了领导效果最有利和最不利的环境因素，三个条件都符合是最有利的环境，三个条件都不符合是最不利的环境，并把它分成了8种环境类型（表6-1）。

表6-1　领导方式与情境权变关系

对领导的有利性	有利			中间状态				不利
上下级关系	好	好	好	好	差	差	差	差
工作任务结构	明确	明确	不明确	不明确	明确	明确	不明确	不明确
领导者职权	强	弱	强	弱	强	弱	强	弱
领导方式	指令型			宽容型				指令型

2. 领导方式与环境类型的适应　不同的环境类型适合的领导方式不同，两者匹配恰当，才能取得有效的领导。

(1) 如领导者与下属关系好，工作任务结构明确性高，领导者职权强，则适宜采取以完成任务为目标的领导方式。

(2) 如果仅为上下级关系好，而工作任务结构明确性低，领导者职权弱，则适宜采取以人际关系为目标的领导方式。

(3) 当环境条件处于最好和最坏的两个极端时，都适宜采取以完成任务为目标的领导方式。

费德勒的权变模型根据这三个因素不同的配合情形，可以看出领导对情势的控制程度有多高。因此，费德勒模型的最大优点在于它吸收了过去有关领导行为的研究成果，分清了不同领导方式能够发挥领导效能的情境。

(二) 领导生命周期理论

领导生命周期理论（life cycle theory of leadership）又称情境领导理论（situational leadership theory），由管理学家赫尔塞（P. Hersey）和布兰查德（K. Blanchard）提出。该理论的主要观点是：有效的领导行为应当把领导行为和被领导者的成熟度结合起来考虑。

1. 成熟度含义　成熟度（maturity）是指个体完成某一具体任务的能力和意愿。成熟度包括工作成熟度和心理成熟度。工作成熟度（job maturity）是指一个人从事工作所具备的知识和技术水平。工作成熟度越高,在组织中完成任务的能力越强,越不需要他人的指导。心理成熟度(psychology maturity)是指从事工作的动机和意愿。人的心理成熟度越高,工作的自觉性越强,越不需要外力激励。

2. 成熟度类型　工作成熟度和心理成熟度高低的结合,可以形成四种类型的成熟度构型:①即 M1 型,工作能力低,动机水平低;②M2 型,工作能力低,动机水平高;③M3 型,工作能力高,动机水平低;④M4 型,工作能力高,动机水平高(图 6-3)。

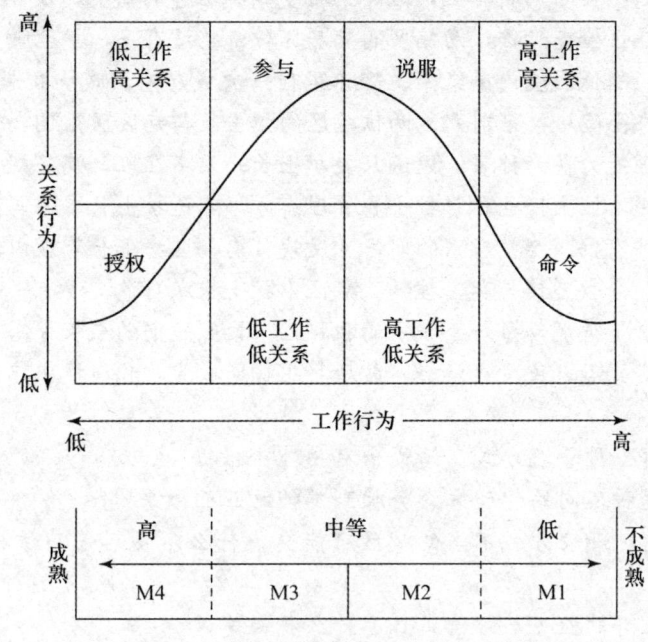

图 6-3　下属成熟度与领导方式匹配关系

3. 情境理论的四种领导方式　根据下属的成熟程度,情境理论确定了四种相对应的领导方式(图 6-3)。

(1) 命令型　当下属的成熟度(M1 型)处于低水平时,他们不能自觉承担工作责任,例如刚参加工作的护士,领导者可以采取高工作、低关系的命令型领导方式,与下属采取单向沟通的方式,明确工作目标和工作规程,并进行具体指导、督促及检查等。

(2) 说服型　当下属的成熟度(M2 型)有一定的发展,即初步了解业务,愿意担负起工作责任,但尚缺乏工作技巧,例如毕业年限较短的护士,领导者可采取高工作、高关系的说服型领导方式。此方式由领导者对绝大多数工作做出决定,但需要以双向沟通的方式对员工的意愿和热情加以支持,采取说明、指导和检查的方法,达到有效领导。

(3) 参与型　当下属比较成熟(M3 型),其工作经验丰富,技术操作熟练,而且工作信心和自尊心强,可独当一面时,如果领导者对他们过多控制,易误解为不信任而影响其积极性。因此可采取低工作、高关系的参与型领导方式,加强交流,适当放权,对下属的工作不做具体指导,鼓励下属参与管理,重视本人需求。

(4) 授权型　当下属发展到成熟阶段(M4 型),他们不仅具备了独立工作的能力,而且愿意并具有充分的信心来主动完成任务并承担责任。例如主管护师以上人员,领导者可以采取低工作、低关系的授权型领导风格,高度信任,充分授权,人尽其才,才尽其用。

在实际工作中,护理管理者究竟采用哪种类型的领导方式最有效,要根据下属的成熟程度而定,只要领导方式与下属的成熟度相匹配,领导的有效性即能达到最佳境地。

> **案例分析**
>
> 某医院的内科一区与内科二区,近年来都受到护理部的嘉奖,被评为先进病区。不论何时护理部下病区检查工作,两病区的病房环境都整洁有序,护理服务质量方面,包括防范护理差错、降低医院内感染率、静脉穿刺一次成功率、减少护患纠纷等项目上,两病区的成绩均在全院中排名前列。两位病区的护士长与病区医生们合作良好。内一区主任对护士长管理能力甚为称赞,说道只要护士长一天不在班,病房就会乱了套,病房管理非他莫属。内二区主任也称赞护士长管理有方,不论护士长在班与否,病房护理管理各方面一样井井有条。经护理系的实习生反映,内一区护士长管理以扣分为主,工作稍有疏忽便扣分,分数直接与奖金挂钩。病区中护士人人自危,没有一个胆敢偷懒与马虎。内二区护士长懂得调动每一个护士的积极性,按照她们的专长分给不同的任务,共同管理好病房。定期召开民主生活会,鼓励护士畅所欲言,积极提出建议,改进工作。
>
> 【思考】
> 1. 你赞成哪一种管理方式?请提出有关理论根据。
> 2. 为什么两种不同的管理方式会收到类似的正面效果?
> 3. 从长远看,管理方式不当的病区可能会有什么不良后果?该护士长应如何改进工作?
> 4. 你对护理部的检查与评价工作有什么积极建议?

四、激励理论

激励(motivation)是心理学的一个术语,指的是激发人动机的心理过程,即通过激发人的动机,使受激励者产生一种内在的动力,向所期望的目标前进的心理活动过程。从护理管理的角度来理解,激励就是调动护理人员的积极性,提高护理工作绩效。激励理论就是研究如何调动人的积极性的理论。激励的对象是人。因此,管理者只有在深刻理解人的本性基础上,才能进行有效的激励。

(一) 马斯洛的需要层次理论

1. **需要层次理论的主要内容** 需要层次理论(hierarchy of needs theory)是由美国社会心理学家亚伯拉罕·马斯洛(A. H. Maslow)于1943年提出来的。马斯洛在《人类动机理论》一书中,把人的各种需要归纳为五大基本需要(图6-4)。

(1) 生理需要 指人类赖以生存的最基本需要,如衣、食、住、行、性,即人类繁衍的最基本的物质需要。如果这些基本的需要不能满足,人类就无法生存。因此,人的需要首先是这些生理需要的满足。

(2) 安全需要 是指对人身安全、就业保障、工作和生活的环境安全、经济保障的需求。当一个人生活或工作在惊恐和不安的环境中时,其积极性是很难调动起来的。

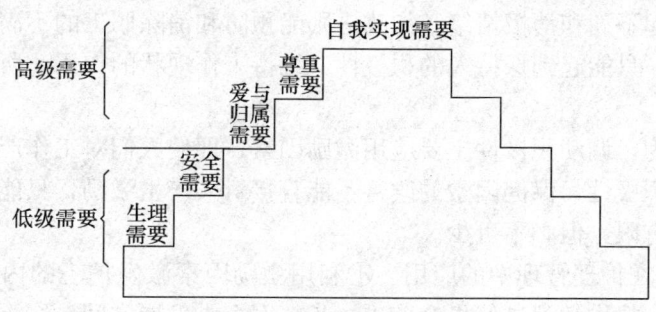

图 6-4 马斯洛需要层次理论

（3）爱与归属需要　是指人们获得友谊、爱情和归属的需要，希望与他人建立良好的人际关系，希望得到别人的关心和爱护，在他所处的群体中占有一席之地。这个层次的需要得不到满足，可能会影响人精神上的健康。

（4）尊重需要　是指人的自尊，既要尊重别人又要被别人尊重的心理状态。具体地说，包括自尊心、自信心、威望、荣誉、地位等。

（5）自我实现需要　是指促使自己的潜在能力得到最大限度的发挥，使自己的理想、抱负得到实现的需要。这种需要往往是通过胜任感和成就感来满足的。当人的其他需要得到基本满足以后，就会产生自我实现的需要，马斯洛认为这是人最高层次的需要。

需要层次理论是激励理论的基础。马斯洛认为，人类行为由上述五大类需要所驱动，而这些需要又是分层次由低级到高级发展并依次提高的。低级需要容易满足，满足了就不再起激励作用；高级需要不易满足，因此，具有更长久的激励作用。马斯洛的需要层次理论强调了激励的中心问题就是满足人的需要。该理论因简单明了、易于理解而应用广泛。

2. 需要层次理论在护理管理中的运用　①人的需要是分层次的，医院的护士是有层次的，有高、中、初级职称，有年长的护士，有年轻的护士，各自的需要不尽相同。因此，应先满足各层次护士最迫切的需要；②采用多种形式满足护士的需要，每个护士的需要是不同的，激励方法及手段要因人而异；③激励是没有终点的，管理者应该奉行"连续激励"的原则，使下属的潜能得以递进式的发挥。

（二）赫兹伯格的双因素理论

1. 双因素理论的主要内容　双因素理论（two-factor theory）也称为激励-保健理论（motivation-hygiene theory），是由美国心理学家费德里克·赫兹伯格（Frederick Herzberg）提出来的。赫兹伯格调查了这样一个问题：人们想从工作中得到什么？结果表明：人们对工作满意时的回答和对工作不满意时的回答差别很大。员工倾向于把对工作满意的因素归于自己，而不满意的因素归于外部和组织。由此，双因素理论认为组织中影响人们行为的因素主要分为激励因素和保健因素两大类。

（1）激励因素　是指可以使人感到满足的积极因素，主要包括成就、赏识、工作本身的兴趣、责任感、提升和发展等因素。这些因素与工作本身的特点和工作内容有关，对职工产生直接的激励作用，因而称之为激励因素。

（2）保健因素　是指能预防职工产生不满和消极情绪的因素，主要包括组织的政策、管理和监督、工作条件、薪金、人际关系等。这些因素往往与工作环境或外部因素有关，如果缺少这类因素会引起不满和消极情绪，如改进则能预防和消除职工的不满。这类因素并不能对员工起激励作用，只能起到保持人的积极性，维持工作现状的作用。所以保健因素又称为"维持因素"。

双因素理论认为，调动积极性主要应用激励因素，即使人们对工作产生感情，从工作本身来调动人的内在积极性，保健因素的改善不能直接对人产生激励，只能暂时提高工作的满意程度，效果十分有限，但必不可少。

2. 双因素理论在护理管理中的应用　①利用激励因素激发护士的内在动力，如肯定护士在工作中的成功，提供学习进修机会，进一步拓宽个人发展空间；②重视保健因素对护士情绪的影响，尽力满足护士在保健因素方面的需要，如建立和谐的人际关系、良好的工作环境和公平的分配制度等；③注意化保健因素为激励因素，保健因素和激励因素不是绝对的，是可以转化的，如建立合理的奖金分配制度，奖金的分配上应反对"平均主义"，与贡献大小挂钩，这种可把保健因素变为激励因素，让护士觉得多得奖金是组织对自己工作的认可，是因为她们工作努力而得到的奖励，从而调动人的积极性、起到激励作用。

（三）行为改造理论

行为改造理论（behavior modification theory）认为激励的目的是为了改造和修正行为。它研究如何通过外界刺激对人的行为进行影响和控制。行为改造理论包括强化理论和归因理论等。

1. 强化理论　强化理论是美国心理学家和行为科学家斯金纳（B. F. Skinner）提出的。强化理论（reinforcement theory）认为，人们为了达到某种目的，都会采取一定的行为，这种行为将作用于环境。当行为的结果对他有利时，这种行为就重复出现；当行为的结果对他不利时，这种行为就会减弱或消失。根据强化的目的和性质，强化可分为四类：即正强化、负强化、惩罚和自然消退。

（1）强化理论的主要内容　①正强化：指对某一行为进行鼓励和肯定，使其得到巩固、保持和加强的过程，从而有利于组织目标的实现。如对于工作优秀的护士给予表扬和奖励。在管理中，正强化表现为奖酬，如认可、赞赏、增加工资、职位提升、提高奖金、提供满意的工作条件等。②负强化：是指预先告知某种不符合要求的行为或不良绩效可能引起不愉快的后果，使下属的行为符合要求，如员工知道随意迟到、缺勤会受到处罚，于是员工会避免迟到、缺勤，学会按要求行事。③惩罚：是指用某种令人不快的结果，来减弱某种行为。如当员工工作不认真负责，经常出差错，领导们就可以用批评、纪律处分、罚款等措施来制止该行为的再次发生。④自然消退：是指通过不提供个人所愿望的结果来减弱一个人的行为，包括两种方式：一种是对某种行为不予理睬，以表示对该行为的轻视或某种程度上的否定，使其自然消退；另一种是原来用正强化手段鼓励的有利行为由于情况发生变化，不再给予正强化，使其逐渐消失。

（2）强化理论在护理管理中的应用　①根据护士的工作绩效公正地运用强化手段，对表现优秀的护士在工作中取得的成绩要给予肯定和表扬；②对工作表现一般的护士也要采取不同的强化措施；对不能完成工作任务的护士要给予批评；对粗心大意出现差错并造成不良影响的要给予处分；③巧妙地运用负强化和惩罚，尽量避免当众斥责护士，而是私下单独进行批评教育，否则会使护士产生抱怨和抵触情绪；④尽量应用内部强化手段，即通过外在刺激，使员工的自我认识发生改变而影响行为，而不是将重点放在制定惩罚措施上；⑤正强化和负强化都有激励作用，但应以正强化为主，负强化为辅，才会收到更好的效果。

2. 归因理论 是由美国心理学家维纳（Weiner）提出的。归因理论（attribution theory）认为，人的行为的发生或多或少与自身内部原因和外界环境因素有关。

(1) 归因理论的主要内容 归因理论将成功与失败归因为四种可能性：①能力（稳定的内部因素）；②努力（不稳定的内部因素）；③任务的难度（稳定的外部因素）；④机遇（不稳定的外部因素）。

归因理论特别强调成就的获得有赖于对过去工作成功或失败的不同归因。不同的人对成功和失败有不同的归因，并导致不同情绪反应和行为表现。将成功归因于能力强，会增强个人信心和对工作的胜任感；将成功归因于个人努力会激发人的工作积极性。将失败归因于个人能力不足或工作难度太大，会使人产生不胜任感，对工作丧失信心；将失败归因于努力不够，会使人产生羞愧从而努力工作。

(2) 归因理论在护理管理中的应用 ①护理管理者在工作中要注意了解与分析护理人员对行为的不同归因，掌握其态度与行为方向；②引导护理人员将成功归因于个人的能力和自己的努力，增强她们的自信；③改变护理人员对失败的消极归因，调动下属的主观能动性，如将失败归因于机遇不佳或努力不够时，可能会使人产生更强的动机，从而更加努力争取达到成功的目的。

(四) 费隆姆的期望理论

1. 期望理论的主要内容 期望理论（expectancy theory）是由美国心理学家维克托·弗鲁姆（Victor Vroom）于1964年提出来的。期望理论认为：预测一个人想做什么和他投入多大的努力去做，取决于三个变量，即期望值、关联性和效价。

(1) 期望值 指个体对自己的行为和努力能够达到期望结果的概率的主观判断。影响个人期望值的因素有：个体过去的经历、自信心、对面临任务难易程度的估计等。一个人如果相信自己有能力完成任务，他的期望值就高，反之就低。

(2) 关联性 是个体对于良好表现将得到相应回报的信念，即工作成绩与报酬的关系，如工作绩效高，就应得到高报酬这样的一种相关性。

(3) 效价 指奖励对个人的吸引程度，即个人在主观上对奖励价值大小的判断，如果一个人认为奖励有价值，那效价就高，反之则低。

激励水平的高低可以由以下公式表达：

$$激励水平（M）=期望值（E）\times 关联性（I）\times 效价（V）$$

从公式可以看出，激励水平的高低，取决于期望值、关联性和效价乘积的大小。只有当三者都高时，才能真正达到高激励水平。例如：护士认为只要她努力练习就能在护理操作技能大赛中取得好成绩，这是期望值的问题。然后，她认为如果在护理操作技能大赛中取得好成绩，年终就可以被评为优秀护士，这是关联性的问题。最后，她又会想：假如我被评为优秀护士又怎样呢，对我究竟有什么样的意义呢，这是效价的问题。

2. 期望理论在护理管理中的应用 ①设置科学的激励目标，人之所以努力工作，是因为他觉得经过努力可以完成工作任务、达到工作目标。科学的激励目标应既具有一定的挑战性，又具有良好的可行性，既能满足人们精神和物质的需要，又要考虑到被激励者的能力；②强调工作绩效与奖励的一致性，管理者应让护士认识到什么样的工作结果能得到奖励，以调动工作积极性；③为了提高激励，管理者应该明确每个护士的个体需要，如有人重视金钱、物质方面的奖励，但有人更重视领导的赞许和组织的认同等精神方面的鼓励，确保每个护士有能力和条件得到这些需要；④为激励护士积极提高自己的综合素质，对他们工作能力的要求应略高于他们的实际能力，以便最大限度调动他们的积极性和满足他们的要求。

（五）亚当斯的公平理论

公平理论（equity theory）是美国心理学家亚当斯（Adams）在 1963 年首先提出来的。该理论是在社会比较中探讨个人所做的贡献与他所得的奖酬之间的比值是否平衡的一种理论，主要研究利益分配（特别是工资报酬分配）的合理性，公平性对员工积极性的影响，故也称为社会比较理论。

1. 公平理论的主要内容　当一个人做出了成绩并取得了报酬以后，他不仅关心自己所得报酬的绝对量，而且关心自己所得报酬的相对量。因此，要进行种种比较来确定自己所获得的报酬是否合理，比较的结果将直接影响今后工作的积极性。如果得到了公平待遇，就会心情舒畅，保持旺盛的工作热情。反之，就会产生心理压力而影响工作情绪，即公平是激励的动力。

2. 公平理论在对护理管理中的运用　①护理管理者要在护理管理过程中，必须平等地对待每位护士，不管是分配工作任务，还是奖金分配方面，都应力争做到一视同仁、公平、公开、公正；②分配的原则和制度的规范将影响激励的效果，因为每个人的价值观不尽相同，对价值观的理解也不同。在分配的过程中，不仅要考虑到报酬的绝对值，还应注意报酬的相对值，必须杜绝严重的不公平现象；③要注意对被激励者公平心理的引导，使其树立正确的公平观，认识到绝对公平是不存在的，不要盲目或无理地攀比；④应当注意实际工作绩效与报酬之间的合理性，那些在工作中贡献较大的护士应该得到更多的奖励。

总之，不同的激励理论各有其侧重面，没有一种单一的激励方法能最大限度地增加护士工作的满意度，学习领导理论目的是增长激励方面的知识与能力，在实际运用中，我们应该根据具体情况而有所选择，从而激发护士去完成各项工作任务，并且把工作做得更好。

第三节　领导决策

领导决策（decision making）是整个领导工作的核心与关键，是领导者最重要的职责之一。决策是否科学，直接关系到护理事业的兴衰成败，科学的决策起着避免盲目性和减少风险的导向作用。因此，作为一个领导者，要想在管理活动中卓有成效，关键在于能否科学决策，并使其顺利付诸实践。

一、决策的概念

美国著名的心理学家赫伯特·西蒙（Herbert Simon）揭示管理的本质时指出：决策贯穿于管理的全过程，管理就是决策。

系统学家认为：决策就是为了实现一个特定的系统目标，根据客观的可能性，在占有一定信息和经验的基础上借助一定的工具、技巧和方法，对决策的诸因素进行准确的计算与判断，对行动做出决定。

管理学家认为：正确决策是指人们为了实现特定的目标，运用科学的理论和方法，系统地分析主客观条件，在掌握大量有关信息的基础上，提出若干预选方案，并从中选择出作为人们行动纲领的最佳方案。

管理系统工程学者认为：决策是一种创造性活动。一切决策活动的实质归根结底在于实现主观和客观的一致，在于选择符合客观实际的最恰当的行动方案，以达到系统工程的基本目标。

关于决策的定义还有很多不同的描述，但随着管理科学的不断发展，人们对现代决策越来越趋于取得共识：决策是人们为了达到某种预定目标，用科学的理论、方法和手段，制定出若干行动方案、进行方案选择并准备方案实施的活动，是一个提出问题、分析问题、解决问题的过程。这是一个建立在环境和条件分析基础上，对未来行为确定目标，对实现目标的若干可行方案进行选择并决定一个合理满意方案的分析决断过程。

二、决策的类型

（一）按决策的层次划分

1. 战略决策（strategic decision-making） 是指与组织发展和远景规划等有关的高层次决策，具有全局性、长期性与战略性，通常包括组织目标的确定，组织机构的调整等，解决的是"干什么"问题。如：医院的机构改革等。

2. 战术决策（tactical decision-making） 是为完成战略决策所规定的目标，制订组织在未来短时间内的具体行动方案，常由基层管理者做出，解决的是"如何做"的问题，与中短期计划相联系。如：为了配合医院的机构改革，护理部制订出护理人力资源配置的原则计划等。

（二）按决策的性质划分

1. 确定型决策（certain decision-making） 是指在稳定条件下进行的决策。决策者确切知道自然状态的发生，每一个方案只有一个确定的结果，最终选择哪个方案取决于对各个方案的直接比较。决策者应采用最优原则选择最佳方案。

2. 风险型决策（risk decision-making） 在这类决策中，自然状态不止一种，决策者不知道哪种状态会发生，但能知道有多少种状态以及每种状态发生的概率。决策者需要周密考虑，并备好多种应对措施，以防可能发生的不测。

3. 不确定型决策（uncertain decision-making） 指在不稳定条件下进行决策。在不确定型决策中，决策者不知道有多少种自然状态，即使知道，也不知道每种自然状态发生的概率。决策者应广泛收集信息资料，运用多种方案，灵活应变。

（三）按决策的主体不同划分

1. 个人决策（individual decision-making） 是领导者个人做出的决策，适用于日常事务性和程序性决策。

2. 团体决策（group decision-making） 是由领导者组织集体做出的决策，决策较客观，适用于所有决策活动，尤其是重大问题的决策。

（四）按决策涉及的问题划分

1. 程序化决策（procedural decision-making） 又称常规决策，是指处理那些重复出现的、日常的管理问题，一般与战术决策相联系。越是基层管理者，程序化决策所占比重越大。

2. 非程序化决策（non-procedural decision-making） 又称非常规决策，是指处理那些偶然发生的、不定因素多、无先例可循、无既定程序可依的管理问题，一般与战略决策有关。多见于高层管理。

三、决策应遵循的原则与基本要求

领导决策的原则是指决策形成过程中必须遵循的基本规则，使决策活动沿着正确的途径进行。领导决策要坚持以下原则：

1. **信息准全原则** 信息充分准确是科学决策的基础。现代社会是一个复杂多变的社会，信息量在以迅猛异常的速度不断增长。领导者在进行决策时，不但要掌握大量真实的信息，而且这些信息必须全面、准确。

2. **可行性原则** 决策是否可行，是衡量决策正确与否的标志。管理者应从实际出发，分析现有人力、财力、物力等主客观条件，研究可能出现的变化，预测决策实施后的影响，以保证决策可行。有的决策，从理论上讲，似乎理想，但客观条件并不允许。因此，在制订决策时，应立足现实。切忌片面强调需要，单纯考虑有利因素或不利因素。

3. **系统分析原则** 把决策对象看成是一个完整的系统，运用系统理论对决策进行系统分析，达到系统的完整与平衡。

4. **对比择优原则** 正确的决策，必须建立在对多种方案的对比之上。只有充分比较，权衡各自利弊，才能从中择优。因此，应制订两种以上的方案，以便管理者从多种方案中选择最优方案。

5. **实效原则** 领导决策的效力必须有一定的时间期限，否则将造成人力、物力、财力的浪费。因此，领导者要争取在最佳时段做出决策，在最佳时机执行决策，在争取时间中取胜。

6. **团体决策原则** 管理者在决策时为克服个人在知识和经验方面的局限性，要集思广益，充分发挥团体的才智，充分调动他人的积极性。但团体决策并不排斥个人在决策中的重要作用。现代医院中的护理组织是一个复杂的系统，护理管理者要积极采取团体决策，以保证决策的正确。

四、决策制定的程序

领导决策的程序是根据模式、模型的特征编制出的实施决策的步骤顺序，它是科学决策的一个重要组成部分。一个健全的决策程序是一个完整的科学系统。在现代决策科学中，决策程序的划分不尽相同。本书将决策程序分为以下七个步骤。

1. **发现问题** 发现问题是科学决策的前提，没有问题就没有决策。问题即指现状与目标之间的差距。领导者必须善于在纷繁复杂的矛盾中，发现关键问题，并找出产生问题的主要原因和相关因素，集中精力解决这类问题。

2. **确定目标** 发现问题后，就要确定解决问题所要达到的结果。明确目标是一切决策的起点，没有目标的决策是盲目的决策，合理的目标是有效决策的前提，合理的目标应：①有明确的内容。②有清楚的时间规定。③有可操作性的指标。④有确定实现目标的责任人。⑤切合实际。

3. **拟订方案** 为了解决问题，达到目标，又符合价值准则，应想出尽可能多的行动方案，且方案之间必须要有原则性区别，而不是细节上的差异。方案越多，决策者选择范围越大，越有可能选择更优方案。选择方案时，要充分发挥各方面专家、智囊团的作用。

4. 方案评估　方案评估是对方案进行分析和论证，以便挑选最有效、最恰当的解决问题的措施。比较和评价的主要内容有：①方案实施的可行性，包括实施方案所需的条件能否具备，筹集和利用这些条件需要付出何种成本。②方案实施可能带来的影响，包括有形与无形的、长期与短期的、好的与坏的，应尽可能预计到可能发生的各种情况。③方案实施的风险性。通过对各种方案的权衡比较，提出每一方案的执行条件和环境要求，排出他们的优劣顺序，为下一步的方案选优工作做好准备。

5. 方案选优　这是决策过程中最为关键的一步，是在各备选方案中选出最优方案，要做到合理选择，必须具备科学的选择标准和方法。最优化的决策需要符合3个标准：①全局性标准，即考虑全局效益。②适宜性标准，决策不单纯追求最好结果，还要求过程合理适宜，即要适合我国国情，因地制宜，因时制宜。③经济性标准：以最少的投入获得最大的产出，对于风险型决策，还要注意动态性标准。

挑选方案最有效的方法包括：①经验判断法，根据个人经验和才能，对各种备选方案反复论证、比较、筛选，逐步缩小选择范围，最后确定最优方案，这是一种最常用、最容易使用的方法，常用于以定性为主的决策选择。②研究与分析法，它是一种定量分析法，其目的是运用数学方式简化问题及分析过程。③模拟实验法，如：实验室实验、计算机模拟实验等。

6. 实施方案　方案实施是领导活动的最终目的。只有将决策方案付诸实践，才能达到预期目标，决策才有意义。实施决策时应拟定实施计划、合理组织、协调关系、安排进度，将决策具体化。在实施过程中仍可能发生与目标偏离的情况。因此还必须加强信息反馈，采取追踪检查和决策修正的方法，以保证在动态的实施中最终达到目标。

7. 追踪评价　决策实施后，检验和评价实施的结果，检查是否达到预期目标，总结经验教训，为今后的决策提供信息和借鉴。

决策是解决问题、完成目标的管理过程，正确的决策会带来工作的高效率、高质量。护理管理者要掌握科学决策的理论，运用自己的智慧和经验，结合护理工作实际，做出正确决策。

五、群体决策

（一）群体决策的概念

群体决策（group decision-making）是指由两个人以上的群体完成的决策方式。在群体决策过程中，领导者虽然仍处于中枢地位，可能是决策过程的组织者和指挥者，但他们只是决策中的一个角色，任何决策的有效性都受到决策群体内其他成员的制约。

（二）群体决策的方法

1. 头脑风暴法（brain storming）　头脑风暴法是为了克服障碍、产生创造性方案的相对简单的方法。原则是鼓励一切有创见的思想，禁止任何批评。典型的头脑风暴法会议形式是：成员围桌而坐，群体领导者以一种明确的方式向所有参与者阐明问题，成员在一定时间内"自由"提出尽可能多的方案，敞开思路，畅所欲言，不允许任何指责，所有的方案都被当场记录下来，留待稍后讨论和分析。头脑风暴法仅是一个产生方案的过程，而后面两种方法则进一步提供了取得期望决策的途径。

2. 德尔菲法（Delphi technique）　又称专家意见法，由美国兰德公司的研究者提出，该法要求参加决策的成员都是专家或内行，德尔菲法的主要步骤：

（1）首先确定问题，再通过一系列仔细设计的问卷，要求成员提供可能的解决方案。

（2）每一个成员匿名地、独立地完成第一组问卷。

（3）每一组问卷的结果集中在一起编辑、誊写与复制。

（4）每个成员收到一本问卷结果的复制件。

（5）看过结果后，再次请成员提出他们的方案。第一轮结果常常激发出新的方案或改变某些人原有的观点。

（6）重复4、5两步骤直到基本取得一致意见。

德尔菲法的优点是：避免了面对面地争论，有利于提出新的意见和看法；避免了崇拜权威现象的发生，有利于每个专家畅所欲言。其缺点在于：决策时间长，信息处理的工作量较大，不利于直接交流。

3. 名义群体决策法（nominal group technique）　名义群体决策法在决策制定过程中限制讨论，因此称之为名义群体法。就像参加传统的会议一样，群体成员均需要出席，他们是独立思考的。待所有的方案都提出后，再进行讨论，直到达成一致意见，具体遵循以下步骤：

（1）参加成员集合成一个群体，面对面地接触，每个成员独立写出自己对问题的意见及解决办法。

（2）经过一段时间后，每个成员将自己的意见提交给群体，再逐一向大家作以详细阐述，全体成员阐述完之前不作讨论。

（3）群体开始讨论所提出的方案，并进行详细的说明和评价。

（4）每一个群体成员都要独立地把各种方案排出顺序，交决策者。

（5）最后的决策是综合排序最高的方案。

名义群体决策法与德尔菲法的本质是一样的，其优缺点也基本相同。

4. 电子会议法（electronic meeting）　是利用现代计算机技术改善群体决策的一种方法，计算机将问题显示给决策参与者，每个成员将自己的意见输入计算机，个人的评论和统计票数都投影在屏幕上。电子会议的主要优点是匿名、诚实和快速。此项技术刚处于起步阶段，可以预计，将来的决策会大量地应用电子会议技术。

（三）群体决策的优点

1. 准确性高　国外研究表明，群体判断问题的正确率一般要比个体高出5-6倍。群体决策能汇集更多的信息情报和广泛的知识、经验和创造性，可以得到更精确的诊断和丰富的备选方案，因此，决策质量相对较高。

2. 可接受性强　一方面，由于决策的执行者同时也参与了决策的制定过程，因此，他们了解决策的背景和细节，能较好地了解所制定的决策；另一方面，由于决策是群体成员共同参与制定的，因此，大家都不愿违背自己的意愿，除了对制定的决策学习、宣传、落实外，还会鼓励他人也接受，使决策的贯彻能顺利执行。

3. 比较稳定　群体决策过程中，尽管每个人的目标取向是动态的，但因有许多人参与，多元目标综合起来就稳定得多，这是个人决策无法做到的。

4. 创造性强　一般来说，参与群体决策的人都是专家或内行，知识互补形成单个人所不可能具备的智力、能力和知识结构，使决策方案更完善。

（四）群体决策的缺点

1. 消耗时间　在决策过程中反复交换意见须耗费时间，因此群体决策比个人决策花费更多的时间。由于消耗时间较多，可能会限制管理者做出快速反应的能力。

2. 风险性大　群体决策比个人决策具有更大的冒险性。首先，群体决策由大家共同制定、共担责任，但谁对最后结果负责却不清楚，造成责任分散，因此，容易做出冒险决策；其次，个别成员怕别人认为自己懦弱，常提出冒险方案；再次就是群体中一些具有影响力的领导，为了显示自己的才能，而采取风险性较高的决策。

3. 从众现象　群体成员可能担心自己表示异议，会受到嘲笑与孤立，不敢公开发表意见；也可能由于参与决策的群体成员把保持和谐一致作为目的，而抑制少数派和标新立异的观点，以取得表面一致，而使决策质量降低。

4. 少数人控制　常见于领导出现可导致下级为迎合上级而保留己见，或者，专家型成员的出现可能会因为他们知识、经验、语言技巧等，使群体讨论被其控制，因此，支配群体的少数人对最终的决策产生过度影响。

六、危机决策

危机是冲突发展到一定程度或阶段的特殊现象，是冲突的升高、降低或继续酝酿的转折阶段和采取适当措施的敏感区域。危机决策（crisis decision-making）是指决策者在有限的时间、资源等约束条件下，确定应对危机的具体行动方案的过程。

危机决策作为一门新兴的管理科学，已经进入西方企业经营管理领域，在应对商务危机方面颇具实用价值。其实，作为一门决策艺术和管理科学，危机决策在医院护理管理领域也有相当的用武之地。作为领导者，经常会遇到一些突发的公共卫生事件，尽管属于典型的"小概率事件"，一旦出现则后果可能是难以估量、甚至是致命性的。如何高效有序地应对突发的重大事件，是对领导者危机决策能力的考验与挑战。

面对突发的公共卫生事件需要紧急医疗救助时，领导者应当有条不紊而又高效地启动并运转危机管理程序，制定并实施紧急应对方案。领导者应当在第一时间亲临现场指挥救援，稳定公众情绪，并且态度要坦诚、务实，同时，救援工作一定要坚持"以人为本"的人道主义理念，将抢救人的生命放在头等重要的位置。

正常情况下应急工作分为应急准备、临战预备、战时应急三个阶段。应急准备是戒备状态，临战预备是待命状态，战时应急是实施阶段。领导者在危机决策时应遵循以下程序。

1. 迅速了解突发事件的初始情况与动态发展的变化情况，主要是地点、原因、伤亡与当地医疗机构的具体情况。

2. 有关人员或全体人员进入临战状态，终止休假和正常休息，迅速集结，做好出发前的一切准备。

3. 检查待用和储备的应急医疗设备、器械、药品、车辆、通讯器材和生活保障用品等。

4. 各级领导和有关部门针对事态发展、上级要求和伤亡情况等，按照应急预案的基本原则和要求做出相应决策和具体部署。

5. 各部门、各单位根据职责、分工或按照指令，实施应急预案，在实施过程中要注意相互配合。

6. 及时了解、反馈、上报应急预案和抢救工作开展情况及存在问题，根据情况及时调整有关工作。

7. 应急工作结束之后要及时清理归位，统计上报和总结讲评，恢复到正常状态或预备状态。

应急工作的方针是以预防为主、常备不懈、持之以恒。只要事前做好充分准备，就可以将突发事件造成的损失降至最低程度。

从另一角度看，任何危机都有它的两重性，危机决策的背后往往孕育着巨大的成功。作为领导者要有"透过危机勇决可胜"的胆略，敏锐地透过危机，发现危机的闪光点，勇于决策。

案例分析

某二级甲等专科医院，面对日益激烈的市场竞争，医院如何谋生存、求发展成为了医院管理者的课题。医院的护理管理者们为此做了大规模的护理工作现状调查，了解护理人员对工作现状的态度、目前的需要、对管理者的期望等，广泛搜集相关信息，决定护理服务启动"3H"规范化服务工程，其具体内容包括实行医院（Hospital）个性化护患沟通服务、推行宾馆式（Hotel）的礼仪服务、实行家庭式（Home）的温馨服务。要求各科室根据自身特点制订实施办法。工程实施以来，收到了明显的效果。患者满意度调查结果显示，患者对护理服务的满意率为100%，树立了该院的护理服务品牌，为医院的生存发展助了一臂之力。

【思考】
1. 你怎样评价该院护理管理者的决策？
2. 领导作决策时应遵循哪些原则？

第四节　护理领导艺术

一、领导艺术的概念

（一）领导艺术的概念

领导艺术是管理者在一定知识和经验的基础上，能够驾驭实际工作的各种技巧、手段和特殊方法；是管理者智慧、才能、经验和胆略的综合体现；是管理者运用知识、经验和智慧去做好管理工作的一种能力，精湛的领导艺术是管理者实现管理目标，取得最佳管理效果的重要手段。

（二）领导艺术的功能

1. 有利于提高管理的效能　管理效能是以实现最佳组织目标的程度为尺度的。管理活动所追求的是最佳的管理效能，而领导艺术的高低，直接影响着管理活动的效果。因此，护理管理者必须掌握领导艺术的基本功，运用其学识和实践经验解决实际问题，提高管理效能。

2. 有利于提高护理的质量　护理工作责任重大、技术性强、事务繁杂,管理工作是否正确,能否取得成效或成效的大小,取决于护理管理者是否能科学地运用领导艺术。面对管理工作中出现的某些不确定的、偶然的、随机的事情,护理管理者只有运用领导艺术,抓住主要矛盾,兼顾次要矛盾,灵活机动地及时处理,才能取得较好的效果,提高工作质量和管理水平。

3. 有利于调动员工的积极性　管理工作的对象是有思想、有意志的人,要想充分调动他们的工作热情,发挥他们的主动性和创造性,在很大程度上,管理者的领导艺术起着决定作用,可以直接影响员工对组织的向心力和凝聚力,影响着组织目标的实现,因此,护理管理者必须掌握领导艺术,最大限度调动护士积极性。

二、领导艺术的特点

1. 多样性　是由管理活动的多样性和管理者的不同特点决定的。不同的管理领域、不同的管理层次需要不同的领导艺术。同一层次管理者由于个人的学识、才能、经验和胆略的不同,对客观事物的了解与掌握的程度不同,因而,在处理同类问题时,所采取的方法、手段和策略也有所不同,即使同一管理者在不同的时间、地点和条件下,面对不同的管理对象、管理环境、或者出于不同的动机和目的,处理同类事情也往往采取不同的解决方法,但同样可获得满意的管理效果。这就体现了领导艺术的多样性。

2. 灵活性　灵活性是指对具体问题的具体分析、具体处理。领导艺术是护理领导者思考和处理随机事件的一种变通能力。管理工作除了有规律性外,还有某些偶然性、不确定性;有程序化的决策,还有非程序化的决策;有正常任务,还有预料不到的突击性任务。这些随机性的不确定因素,就决定了管理者要依据不同的时间、地点和条件,随机应变地认识和处理随机事件,以实现较为理想的领导效果。因此说领导艺术是一种非模式化的技能,具有高度的灵活性。

3. 经验性　领导艺术不是天生的,是管理者实践经验的总结和升华。同一领域的领导艺术由不同的管理者来把握,其表现、效果不会完全一样。

4. 创造性　创造性是科学思维方式在实践中的标新立异,是衡量领导艺术水平的一个重要标志。在管理活动中,碰到大量反复出现的常规性事件,都可能按固定的方法、程序去处理,而领导艺术更多地体现为"非程序化"、"非模式化"的动态过程。面对工作中不断出现的错综复杂、非规范化、非程序化的新问题,管理者要靠个人的聪明才智创造性地处理新问题、新情况。因此,领导艺术不是拘泥于传统经验、墨守成规的结果,而是创造性思维的产物。

5. 综合性　管理活动的最显著的特点表现为对全面工作的指挥和协调,以及对工作整体发展的驾驭。因此,一个高明的管理者总是善于胸怀全局,综合平衡和处理工作中各个方面的问题,具有较高的综合艺术水平。

三、人格魅力与领导艺术

(一) 领导者的人格魅力

在许多场合,我们常常可以看到,有些领导者哪怕貌不出众,语不惊人,甚至矮小虚弱,疾病缠身,在部属眼中也无比高大魁梧,魁伟挺拔,受到众星捧月般的包围,拥有无数忠实的追随者；甚至"不动而疾，不告而知，不为而成，不召而至"；散发出特有的魅力，具有丰富的内涵和韵味。是什么使得他们如此与众不同？如此引人入胜？是什么造成他们对群众那种无法抗拒的吸引力和向心力？其中很重要的一点，就是有人格魅力。

所谓人格魅力是指管理者权力以外的，如品德、才学、业绩、资历和感情等非权力因素的影响力，也就是个人威信。它是由管理者本人的素质和行为造成的，自然影响他人的心理和行为，通过潜移默化的过程成为他人的内驱力，作为护理领导者，其人格魅力体现在道德品行、业务能力、管理能力、情感因素和亲和力等方面。

1. 道德品行　道德品行是指通过言谈举止表现出的品格和德行。主要通过个性、性格、气质、情趣、意志、原则、仪表、交往等综合特质来表现，反映个体的价值观、生活态度、处事方式、心理素质、精神境界及道德情操。

英国教育家的约翰·洛克说"没有什么事情能够像榜样这么温和而深刻地打进人们心里"。作为一个护理管理者，不仅是组织者、指挥者，更重要的是要带动一班人，这就需要管理者自身言行能起到潜移默化的作用。所以护理管理者必须做到以身作则、谦虚谨慎、正派公道、能容人之长、容人之过、容人之个性，护士才能信其言、遵其令、感其行。并且，护理工作是集素质、知识、才能、爱心、责任于一体的特殊服务行业，因此，护理管理者本身要具备崇高的事业心，强烈的责任感和全心全意为人民服务的思想，无私奉献的精神，在平凡工作中能体现自己的人生价值、观念，使自己良好的领导形象一方面使人产生崇敬心理而去效仿，形成一种潜在的说服力；另一方面，对一些在工作中有过错误认识和行为的同志，能起到一种无言教诲的作用。

2. 业务能力　作为21世纪的护理领导者，既要熟悉护理基本理论知识和技术操作规程，掌握护理质量考核标准、专科疾病护理知识和专科疾病护理常规要求，还要了解护理专业发展动态。优秀的护理领导者应具备的专业知识包括：人力资源管理与开发、财务管理与控制、临床信息系统、质量管理、卫生政策、卫生保健成本控制、资金预算和病人的经费管理、卫生保健和医院急救管理、人际关系学和一定的外语水平等。

因此，护理领导者要着眼于提高整体护理团队的综合素质，对护理人员加强预防医学、临床医学、健康教育、公共关系学、人际沟通、管理学等知识、技术、技能和能力的业务培训，共同学习新仪器、新药物的使用、新的抢救技术等；注重培养自身决策能力、解决问题的能力、洞察力和创造力；树立终生学习意识，努力提高管理者的管理水平和团队的整体服务水平。如果护理领导者做到了护理技术操作的娴熟与精湛交相呼应，危重病人救护的神速与沉着渗透融合，管理工作中人性化和规范化的完美结合，影响力和发言权就会越大，个人威望就会越高，会形成独特的人格魅力。

3. 管理能力　在护理管理实践中，管理者应立足于管理人性化，质量控制标准化，管理企业化和决策科学化，不仅要掌握医学、护理学相关技术和知识，还要学习质量管理学、人际关系学、心理学、卫生政策法规等交叉学科的相关知识，善于运用"人本管理"思想，发挥每个人的主观能动性，积极做好用事业留人、用感情留人的拴心留人工作，稳定护理队伍。在实施人性化管理的过程中应实现三个转变：一是由"以工作为中心"转向"以人为中心"的管理模式转变；二是由管住人、控制人转向激励人、发展人的管理策略的转变；三是由单纯追求管理效率向促进人的发展、实现人的最大价值的管理目标的转变。树立"两个中心"：以病人为中心和以护士为中心。投入两份情感：对病人的关爱和对护士的关心。明确两种责任：为病人创造人文关怀的医疗环境和为护士提供发挥潜能的舞台。确立两个目标：提高病人对护理服务及护士对管理工作的满意率，减少投诉率，以此作为人性化管理效果评价的"金标准"，确立满意度评价指标，用"金标准"规范管理者的管理行为。实行公开管理，将科室质量控制、护士带教、抢救药品及器械的管理、消毒隔离、落实基础护理等护理管理工作分工到人，让护士人人学会管理，人人参与管理，尊重护士的参与权、知情权，护士参与管理的意识增强，人人出谋划策，科室管理水平将会大大提高。

4. 情感因素　人际关系是构成管理者非权力影响力的关键因素，良好的人际关系是做好任何工作的催化剂。护理管理者不仅要擅长医术，还要具备一定的交流沟通技巧，有良好的"情商"，善于与各类人员进行有效沟通，积极营造良好的社会环境，建立良好的护理群体关系。管理者要做到知人善任，善与人同，不仅要管好护士，更要激活整个护理团队精神，既要看到自己在群体中所处的地位及承担的责任，又要在实践中注重发挥"霍桑效应"，让广大护士参与管理。护理管理者充分调动人的积极性、主动性、创造性，努力创造和维系一个有效的激励体系，培育学习与创新、团结与协作的可持续性创新模式，激发护理人员的工作热情，共同分担工作压力，使大家从被动执行变为主动参与，使个人与集体配合默契，形成群体合力，让有限的管理要素达到最优运转。

5. 亲和力　亲和力（affinity）是领导干部综合素质的集中反映，是领导艺术、道德修养和人格魅力的集中体现，它与学历层次和技术等级的明显区别在于：既不能靠教育培训来提升，也无法用考核指标来量化，而需要长期的修养和锻炼。这既是领导者自身发展的需要，更是时代发展的需要。

（1）学会尊重和包容　始终把自己当成护士的一员，站在平等的地位，与护士多交流、勤沟通，充分尊重护士的首创精神，给予信任和支持。要有海纳百川的宽阔胸怀，容纳与自己不尽相同或相异的个性，做到能容、能忍、能让、能放、能忘和用人不疑。充分了解护士的性格特点，注意其情绪变化，理解她们在工作、生活等方面存在的问题和困难，在安排休假、工作时尽量做到合情、合理；充分肯定她们在工作中的成绩，真心实意地关心、爱护护士，积极为她们的成才创造条件，使每一位护士在群体中有归属感、亲切感和信任感，从而激发出护士们热爱护理工作的主动性和创造性，不断增强团队凝聚力和战斗力。

（2）学会诚实和信用　诚实守信既是传统美德，也是社会公德，要想得到护士的拥护和爱戴，取信于民至关重要。因此护理领导者要把诚信作为立身之本，言出必行，守信如玉。

（3）学会自律和垂范　严于律己、率先垂范是领导干部的政治品质。要想得到护士赞成，群众拥护，护理领导者要保持清醒的头脑，不断加强觉悟修养，淡泊名利，光明磊落，勿以善小而不为，勿以恶小而为之。当护士迷惘的时候给予希望，困惑的时候给予光明，遇到困难时给予温暖。

（二）护理管理者的领导艺术

领导艺术指管理者具有创造性的领导才能、技巧、艺术和方法。护理管理者面对性格不同、社会文化背景不一的护理人员以及服务对象，要实现正确、有效的管理，就必须具有良好的领导艺术。

1. 决策艺术　决策是科学管理的前提，决策艺术是领导艺术的核心，体现为调研、分析、策划、预测、判断及取舍的能力。对于护理管理者来说，个人能决断的问题，要敢于决断，遇到重大问题应集体研究，对护理中的突发事件，则要求护理管理者具有一定的应变能力和处理突发事件的能力,根据实际情况及时做出非程序化的决策。

2. 组织艺术　体现为整合资源的能力。管理者应根据护理专业特点,遵照系统原理,依据专业分工、协作高效、制度规范的原则建立管理系统。同时,针对现有资源,围绕设定目标,应以最低成本投入,在保证优质服务的基础上,进行资源整合。

3. 指挥艺术　体现为护理管理者运用权力指派护理人员从事护理活动的能力。管理者应不断加强自己品德、才能、知识、能力的修养,在护士中树立较高的威信,使下属从心理上信服、尊敬和依赖顺从,才能使护理管理的指挥有力、有效。

4. 协调艺术　体现为关系的融洽能力。护理管理者应处理好各方面的人际关系,建立良好的护患关系、医护关系以及与兄弟科室、辅助科室、后勤供应、器械维修等各部门的人际关系,使各方面处于良好的运转状态,这样才能提高效率。另外,工作中要善于听取下属、病人及家属的意见和建议,代表护理人员及病人争取合法的权益,满足其特殊需求。

5. 激励艺术　体现为调动员工积极性的能力。管理者应深入研究员工的需要层次,依据战略目标和医院的有效资源,设置有利于分工协作的组织类型,建立长效与短效相兼的激励机制,在自己的权力范围内,公正、公平地推荐护士晋升,外出学习。采用奖金分配等激励手段,给予精神、物质上的关照,鼓励每位护士实现自己的理想。

6. 授权艺术　体现领导发挥组织功能的能力。授权是指领导者授予下属一定的权力与责任,使下属在一定的监督下,有一定的自主权,去完成被授予的任务,目的是促使组织发挥其最佳功能。

7. 创新艺术　体现为创新性思维能力。它是运用已有的知识和经验提出新的设想,由创造性思维与创造性想象构成。

(三) 授权艺术

授权是分派工作的过程,是放手的过程,是一种权力的延伸。授权者不会因为将职权授予他人而丧失权力,授出的权力可以收回并重新授予给其他人。在授权过程中,责任是不可下授的,上级管理者虽然授权给予下属去完成某项任务,但仍然对该项工作负有责任。

1. 领导者授权的意义　授权是领导者成就事业的分身术。授权对于减轻领导负担,集中精力想大事干大事,增强组织的凝聚力和战斗力,发挥下属的专长等方面有着重要的意义。

(1) 对领导者意义　有利于领导者从繁琐的事务性工作中解脱出来,集中精力做更重要的事情。

(2) 对下属的意义　一方面,有利于激发下属的工作热情。领导者把权力授予自己的下属,可以增强下属的荣誉感和责任心,调动下属的积极性和创造性。另一方面,有利于发挥下属才干,培养下属的工作能力。

(3) 对组织的意义　通过授权使领导和下属之间的命令、指示、要求及反馈回路简化,沟通渠道缩短且通畅,从而提高工作效率;也有利于建立一个合理的管理层次和管理幅度,从而提高管理效率;同时,可加强组织的整体力量,增强组织的群体合力。

2. 授权的方法　领导者授权,应根据工作任务和授权对象的实际情况进行,其授权方法主要有以下几种:

(1) 刚性授权法　也称硬性授权,对所授权力、责任、完成任务的要则、时间和质量等均有明确规定,被授权人照章行事,不得有任何逾越。对工作难度较小和被授权者能力较弱的，应采取刚性授权法。

（2）弹性授权法　同刚性授权法相反。领导者授权时不必做过多的交待，只需让被授权者清楚问题的重点及任务的目的，为下属提供了较大的自由空间，让下属有较大的自主权，随机应变地处理工作中遇到的问题。对工作难度大、任务复杂多变、或环境条件多变时，应采取弹性授权法，授权给精明强干、应变能力强的下属。

（3）回归式授权法　在一定的条件或时限内，把已经授出去的权力收回来。比如为完成某一特定任务，领导者将权力授予下属，待任务完成，领导者即将权力予以收回。

（4）逐渐授权法　是领导者把应该授予下属的权力分阶段地授予，而不是将权力一步到位地授予。主要因为领导者对被授权人的工作能力不完全了解，需要进一步观察，就可以逐步授权，先在小范围内授权，根据工作成效逐步扩大，避免失误造成较大的损失；或是领导者对完成任务的环境及客观条件还没有足够的认识，一般采取逐渐授权法。

（5）制约授权法　当管理者的管理跨度大，任务繁重，精力不足时，将某项任务的授权，分解成两个或若干部分，分别授权不同的个人或部门，并使之相互制约，可以有效地防止工作中的疏漏。

3. 授权的原则　领导者合理授权，能够提高工作效率，事半功倍。但授权不得力，其负面影响较大。所以，领导者授权必须坚持以下原则：

（1）视能授权原则　这是授权最根本的一条准则。一切以被授权者的才能大小和知识水平的高低为依据。因此，授权前，授权者应对被授权者进行严格的考察，力求将权力和责任授予最合适的人。

（2）逐级授权原则　管理者只能在纵向系统上逐级授权，下授一级，即只能对自己的直接下属授权，绝不可越级授权。既不可代替自己的上级把权力授予自己的下属，也不可将自己的权力授予给下级的下级，否则就混淆了管理层次及权力纵向隶属关系，极易引发矛盾。

（3）带责授权原则　一方面，领导者授权并非卸责，权力下授，并不能减轻管理者的责任，还要把责任留给自己；另一方面，被授权者必须明确自己的责任，即在行使权力过程中遵循规则的责任和对活动结果负有的责任。这样不仅可以有力地保证被授权者积极主动地完成所承担的任务，而且可以避免上下推卸责任、争功诿过。

（4）可控授权原则　领导者授权，不是放权，授权之后，必须进行控制。表现在两个方面：一是要保留某种控制权，不能对下属放任不管，把握授权的主动性和灵活性。二是在授权之前要建立一套健全的控制制度，制订可行的工作标准和适当的报告制度，以及能在紧急情况下进行补救的措施。

（5）信任授权原则　授权是基于领导者和下属之间的相互信任，因此领导者必须做到用人不疑，疑人不用。而权力一旦授出，就要充分地信任下属，放手让他们大胆地去独立完成任务。同时，权力授出后，要对下属的工作实行必要的监督考核，以免偏离组织目标的方向，或出现权力的滥用。

（6）宽容授权原则　领导者应当宽容下属的失败，不过分追究下属的责任，要同下属一起承担责任，分析原因，总结教训。对下属的宽容，可以在更大程度上激发其工作的主观能动性，但是宽容不等于纵容，对下属工作中所犯原则性错误一定要及时指出，给予批评，促其改正。

4. 授权的基本步骤　在组织活动中，有系统地按照步骤进行，有助于合理、有效的授权。授权由六个步骤组成：

(1) 确定授权的工作　领导者的工作中有些适宜授权，有些不适宜授权，要注意区别。向下授权的工作通常是日常业务、非关键性的工作。

(2) 确定授权对象　管理者必须仔细思考确定授权对象，既要考虑授权对象的知识、技能和能力，也要考虑授权对象的兴趣。有能力胜任，并且有工作热情和意愿的人，应该是授权的首选对象。

(3) 明确授权内容　即授权的工作项目、职责、权力、完成任务时限及可利用的资源。

(4) 帮助被授权者排除工作障碍　在授权前，提醒被授权者在工作过程中可能遇到的困难，使其有充分的心理准备；授权时，充分考虑授权的原则，按原则给予授权；授权后，要进行必要的控制。

(5) 建立上下沟通渠道　要求被授权者定期向领导汇报进展，以掌握执行进度。了解被授权者对接受责任的感受与要求，听取反馈信息。

(6) 评价授权的效果　成绩突出者给予表扬和奖励、晋升职位或扩大授权，以增强被授权人的责任感和成就感。

5. 授权注意事项　在授权时，常需注意以下几个问题：

(1) 慎重选择授权对象　是授权工作的基础和关键。通常授权对象应具有高尚的职业道德，有创新能力及集体合作精神，头脑敏锐，精通业务，善于机智地完成任务。

(2) 防止"弃权"现象　即授权过度，领导者拥有的决策权、奖惩权、监督权，在任何时候都不能放弃。作为领导者不仅拥有权力，同时也负有一定的责任，对下属完全放任不管，就不能把握工作的进展和完成任务的效果。

(3) 防止授权不足　由于领导者怕担风险，怕失去地位与权力，怕下属能力有限，而没有给予下属足够的权力，这样，下属因未得到充分授权，事事谨慎，无所适从，领导者也被杂乱琐碎的事务所困扰，感到负担压力过重。

(4) 防止越权　即下属行使了上司的职权。表现为：先斩后奏，做了事才向领导汇报；片面反映情况，设好圈子让上级领导钻，出了问题上级负责任；斩而不奏，封锁消息，自己说了算；多头或越级请示。

(5) 防止反向授权　是指下级不愿意承担责任或能力较差，以致什么事情都往上级领导身上推，以致领导者难以应对。这种反向授权已经背离了授权的主旨，是组织结构不健全、授权艺术失败的必然结果。

总之，护理领导者唯有授权，才能让自己和护理团队获得提升，领导者才有更多的时间思考护理事业的远景方向。能否科学正确地授权，已成为领导者工作是否有效和领导者素质的重要标志。

案例分析

某三甲医院的心胸外科共有病床50张，有护士18人，其中有正副护士长各一人。2004年3月成立心胸外科重症监护室，护理部派副护士长和一名护士外出进行学习各三个月,而恰巧这段时期病人特别多,每天加床近10张,但护士长并未向护理部提出增员申请。5月进行一次全院护理质量大检查,将检查结果在"5·12"国际护士节庆典会上予以总结与表彰。护士长对此十分重视,但本月护士人手少,病人多,要在本次护理质量检查中取得好成绩实不容易,于是,组织本病室护士开会,学习护理质量标准,并对照标准,分解任务,分别将护理安全管理、基础护理质量管理、护理服务满意度的管理、护理文件记录管理等授权给护士张芳、李露、刘玉明、王丽华进行预检和把关。经过一周时间的精心准备,在本次护理质量检查中,该病室取得了较好的成绩,护理部准备表彰该病室的护士长。可就在"5·12"的前几天,该病室有多起病人及家属到护理部或院办公室投诉护士的服务态度不佳,或护理工作出现差错,如一名护士在给25床病人更换输液瓶时,错将23床病人的药液(10%葡萄糖500ml+维生素K 140mg)接上了。

【思考】
1. 为什么该病室在护理质量检查中取得了较好的成绩,而病人投诉增加?
2. 护士长能否将护理质量管理工作授权给护士?为什么?
3. 如果你是该病室的护士长,遇到此情况,将怎样处理?

(四)创新艺术

创新(innovation)是一个民族进步的灵魂,是一个国家兴旺发达的不竭动力。创新也同样是21世纪护理管理者的灵魂。作为护理管理者,学会创新管理,才能不断探索我国护理专业发展的新思路。

1. **创新的含义** 企业家将创新定义为生产要素的新组合。管理学将创新定义为有意识地引进和运用相对于组织来说新的思想、产品或工作流程,而这些新思想、新方法等的应用对组织、群体和个人都是有利的。教育学和心理学则将创新视为创造力或创造性的主要表征,核心是创新思维。

一般来说,创新是指超越旧事物、旧理论、旧方式,创造新事物、新理论、新方式。狭义的创新不等同于创造。创造是建立在独创之上,创新是建立在已经创造出来的东西之上,创新是一种批判与传承基础上的衍生、推展,是在从前的创造活动之上结出的新成果。

广义的创新,包括"原创"和"后创"。原创是指前人没有作出过的第一次新的创造与新的发明;后创是指对前人和他人,也包括对自己原有的思维、理论进行调整或修正,形成符合时代特征和现实需要的新的科学思维和理论。

2. **创新的理论基础** 1912年美籍奥地利人、经济学家熊彼特(Joseph A. Schumpeter)首次从经济学角度系统地提出了创新理论。他认为创新过程就是建立一种新的生产函数,即要把一种从来没有的关于生产要素和生产条件的"新组合"引入到生产体系中。

3. **创新的内容** 管理创新是指创造一种新型的、有更高效率的资源整合的范式。它既可以是有效整合资源以达到组织目标的全过程管理,也可以是某个具体方面的细节管理。所以,管理创新包括以下几方面的内容。

(1) **思路创新** 提出一种新的运行思路并加以有效实施。

(2) 组织创新 创设一种新的组织机构，并使之有效运转。组织创新是指组织规制交易的方式、手段或程序的变化。

(3) 技术创新 技术创新是组织把新技术创造性地应用于生产经营活动，以获得预期的经济效益和社会效益的过程，随着科学技术的不断发展和市场竞争的不断激烈，技术创新成为构成组织核心竞争力的首要因素，包括引进新技术、改进旧技术等。

(4) 制度创新 制度创新是指创立或引入新的制度，护理制度大的创新如国家护理管理体制、护士法等，小的创新如医院或科室护理工作运行机制等。

(5) 管理方式创新 管理方式创新是指把各种生产要素整合起来，创造一种更新、更有效的资源整合管理模式。

4. 创新基本步骤 多数专家致力于创新管理的研究，提出了创新五步骤。

(1) 收集素材 积累和收集各种有用的信息与素材是进行创新的必要前提。该阶段需要广泛的探索，研究与问题有关的一切事物，这是一个积累的过程。

(2) 深思熟虑 此阶段要克服各种思想障碍，发挥思维的灵活性，运用多种思维方法进行思考。此阶段也会闪现灵感，经过时间的孕育，也能发展为创新思想。

(3) 酝酿储备 当某种新思想偶尔浮现时，或许它是以初级、粗糙的形式出现，需要进一步琢磨、充实和完善。在该阶段需要把原始数据信息和思考时发现的新资料通过加工整理，进行酝酿构思。

(4) 领悟发现 这是做出创造性发现的阶段。在该阶段，直觉、灵感、想象等非逻辑思维起着决定性作用。在继续深思熟虑和酝酿储备的基础上，一旦出现思维的飞跃，就会最终产生新的认识和见解。

(5) 确立完善 通过修正、扩充、提炼，对创新思想加以完善，并运用评估能力加以检验与抉择。

在实践中，创新过程并不是一个规则的过程，各阶段并非截然分开或固定模式。有时酝酿期较长，可能在较长的时间中无明显进展；有时会在不曾预料的时机突然出现飞跃。作为未来的护理管理者，理解创新基本过程既有助于充分发挥自身的创造性，也有助于激励他人的创新能力。

5. 常用创新技术 创新技术源于一门新兴学科——创造学。该学科对人在创造性活动中的心理过程特征及心理障碍做了研究并在此基础上提出了一些创新技术和方法。

(1) 发散思维法和聚合思维法 发散思维又称辐射思维、立体思维、求异思维、多路思维。它是由美国心理学家吉尔福特（J. P. Guiford）于1959年提出的。这种思维方式打破思维定势，破除思维障碍，充分发挥人们的联想力，由点到面，天马行空，异想天开，通过调动大脑已知的各种信息、形象、观念来相互联系、重新组合，从而由熟悉的已知领域达到陌生的未知领域，产生新的想法与创意。

聚合思维，又称收敛思维、集中思维、汇合思维等。它是吉尔福特在提出发散思维的同时提出的，他对聚合思维的定义是，"从已给的信息中推出一个正确的答案，或者引导出一个公认为最好的或常规的答案"。这种思维方法与发散思维呈相反状态，一个是由面到点，一个是由点到面，一个是由分散到集中，一个是由集中到分散。

发散思维和聚合思维是相辅相成的两种思维方式，两者缺一不可。没有发散思维，就不可能产生各种新奇的思想，先进的发明创造，人类思维的广阔性、开放性就被禁锢，但只有发散思维而没有聚合思维，那思维就变成一盘散沙，没有系统，漫无边际。因此需要在发散想象之后，通过聚合思维筛选、集中、消化、完善那些存在缺陷的想法，使创意得以最终呈现。

(2) 形态方格法　也称信息交合术或形态分析法，由美国加州理工大学茨维基（Zwicky）博士首创。其核心思想是：许多发明创造的成果并不是全新的事物，而是一些旧事物的新组合。因此，如能对问题加以系统地分析和组合，便可以大大提高创新成功的可能性。

(3) 综摄法　是以类比思考为核心的著名创新技术，由威廉·戈登（W. J. Gordon）最早提出。综摄法主要运用两大操作机制：①对不熟悉的事物用熟悉的事物和知识去分析；②对熟悉的事物和知识以不熟悉的态度来观察分析，从而启迪出创造性的设想来。分析问题和提出可能的答案主要运用类比和隐喻。

四、护理领导的素质要求

素质（diathesis）是指人在先天的基础上，受后天环境、教育的影响，通过个体自身的认识和社会实践，形成的比较稳定的基本品质。领导者的良好素质需要在实践中不断积累和提高，并在实践中接受锻炼和考验。领导者应具备的素质要求包括以下五个方面：

1. 政治素质　政治素质包括思想品德和道德标准。良好的政治素质是一个护理领导者必须具备的最基本、最重要的素质，护理领导者要保持清醒坚定的政治立场，明辨是非，与时俱进，树立正确的人生观、价值观、权利观、荣辱观，全心全意为人民服务，必须具有高度的责任心和高尚的品德。高度的责任心是管理者搞好工作的前提，一个合格的护理管理者要勇于负责，敢于负责，护理管理者不仅要对上级负责，同时要对下级、对医院、对病人及社会负责。高尚的品德是管理者必不可少的素质，榜样的力量是无穷的，要求他人做到的自己要先做到。护理管理者品德必须高尚，要忠于职守、公正无私、清正廉洁、诚实守信、谦虚好学、平易近人，以实际行动影响和团结下属。

2. 业务素质　护理领导者业务素质高低，直接影响领导工作和领导艺术。作为护理领导者，除了要精通本专业知识之外，还应通晓与本专业相关的各种知识，必须懂得组织管理的基本原理、方法，懂得伦理学、心理学、组织行为学、社会学等方面的知识，同时，要能够灵活运用知识，解决工作中的实际问题。因此，护理领导者必须优化知识结构，既要有娴熟的护理专业知识和护理操作技能，要求了解护理专业的现状、进展及发展趋势，还要有广博的社会科学知识、管理科学和领导科学知识。

3. 能力素质　护理领导者能力素质的高低，决定着领导活动的有效性。能力素质包括较强的分析、判断、决策能力；组织、指挥、控制能力；沟通和协调组织内外关系的能力；知人善任的能力；自我控制能力；灵活应变的能力；不断探索和创新的能力。护理领导者的才能是通过护理实践而形成的技能。护理领导者应做到：掌握护理工作的发展规律，制订的护理计划应具有战略眼光和预见性；善于驾驭各种工作环境，护理措施落实到位；具有一定的组织管理能力，能最大限度地调动护理人员积极性。

4. 心理素质　人的心理素质是指人在感知、想象、思维、观念、情感、意志、兴趣等多方面心理品质上的修养。心理素质是一个广泛的概念，涉及人的性格、兴趣、动机、意志、情感等多方面的内容。护理领导的心理素质，不但影响领导活动的进程，而且还直接影响到护理群体的领导效能。护理领导者必须要有健康、良好的心理状态，情绪要稳定。能够自觉进行心理调适，应对各种心理压力，既能经受得住荣誉、地位、利益等各种诱惑的考验，又能经受得住各种挫折的考验，以乐观积极的心态对待工作中的各种困难，以取得良好的领导效果。

5. 身体素质 包括体质、体力、体能、体型和精力。没有健全的体魄和良好的身体素质，护理管理者就失去事业成功的最起码的条件。现代护理领导者，必须具有强壮的身体，能够抵抗疾病，适应各种艰苦环境，精力充沛、思维敏捷，以满足不断吸取知识和承担繁重的体力和脑力工作的需要。

领导者要保持良好的身心健康，还要特别重视公众形象的树立。领导者的公众形象能反映出领导者的政绩、素质、能力和水平，还将直接影响到护士对领导者所持的态度以及领导者在护士心目中的地位。因此，护理领导者应从思想上重视个人素质的提高，增强学习意识，注重品德修养，保持积极向上的心态和健康的体魄，才能应对繁杂的护理管理工作，才能较好地完成各项工作任务。

案例分析

某医院各病房护理专业技能和服务水平差别较大，为提高全院护理质量，该医院提拔了一批具有较高的个人素质、较好的业务能力和较强的个人感召力的护士长取代不称职或工作热情低的护士长。这批护士长上任后，积极组织病房护理人员学习业务知识，巩固服务理念，鼓励护理人员团结协作，公正、公平、公开地对待人和事，经过一年时间的实践，大幅度提高了病房的护理工作质量。

【问题】
1. 新任护士长是如何发挥她们的领导力的？
2. 护士长怎样才能巩固和发扬工作成绩？

复习思考题

1. 解释名词：领导、决策、领导艺术。
2. 领导工作的原理是什么？要求有哪些？
3. 决策制定的程序有哪几个步骤？何谓群体决策？
4. 领导艺术有哪些特点？护理领导艺术和护理领导的素质要求包括哪几个方面？

第七章　控　制　职　能

> **学习目标**
> - 掌握控制职能的概念、基本原则；区分控制的三种基本类型。
> - 熟悉控制的基本过程和方法。
> - 了解风险管理、安全管理的基本概念和含义及控制职能在护理工作中的应用。

在管理工作中，控制是一项重要的职能，也是每一位护理管理者都要执行的一项工作内容，它对组织开展活动及其组织效果进行衡量、校正，及时发现偏差，立即采取相应纠正措施，保障整个管理过程得以正常运转，从而实现组织预定的目标。

第一节　控制职能概述

一、控制的概念

控制是"控制论"中的一个概念。控制论是由美国数学家、生物学家诺伯特·维纳（Norbert Wiener）于20世纪40年代创立的一门新的科学理论。发展到了现在，控制论已形成了以理论控制论为中心的四大分支，即工程控制论、生物控制论、社会控制论和智能控制论。控制论是一门跨学科的具有方法论性质的交叉学科，已被广泛应用于社会各个领域。

控制从管理学的角度来说，就是管理者为保证下属的执行结果与计划相一致，对执行中出现的偏差采取纠正措施，以便实现预期目标和计划的管理活动。也可以表述为：控制是管理者监督组织的各项活动，及时采取措施纠正偏差的过程。上述概念包含三层含义：①控制是一个过程；②控制是通过监督和纠偏来实现的；③控制的目的是保证组织目标的实现。

控制与其他管理职能是一个相辅相成，有机结合的整体。五项管理职能中，计划是前提，组织是保证，领导、决策是关键，控制是手段。在护理管理中，控制就是护理管理者对下属的工作进行监督和检查，发现是否按预定的计划和方向运转，如有偏差，领导通过控制系统所反馈的信息分析原因，及时制定纠正措施，有可能对原计划进行修改或确立新的目标，提出新的计划和决策，甚至改变原来组织结构，以保证既定目标的实现。如此循环反复，并开始新一轮的管理活动，要求组织活动有所创新，提出和实现新的目标，从而使组织活动达到一个新的高度。

二、控制的重要性

任何组织活动都离不开控制，控制工作始终贯穿在管理活动的全过程。在护理管理中起着尤为重要的作用。

1. 控制工作在管理中起关键作用　控制是管理者重要职能之一，控制与其他管理职能紧密联系，构成一个相对封闭的循环，使管理循环过程顺利进行。控制本身需要组织机构做保证，控制活动是按一定的组织层次进行的，各层次都有不同的责任要求才能保证控制系统的正常运转。任何组织活动都难以避免偏差的出现，关键在于及时地获取偏差信息，及时有效地采取纠偏措施，减少偏差给组织带来的损失。如果没有控制，就无法知道组织运行情况和成效如何。所以控制不仅可以维持其他职能的正确活动，而且在必要时可以改变其他职能的活动。由此可见，控制在管理工作中具有关键的作用。

在护理管理中，控制是一个循环的过程。护理管理者要不断地监督、检查各项护理活动是否符合预期目的，并作出反应，通过各项管理活动和有效措施及时纠正偏差，修改计划，实现预期目标，确保护理工作的正常运转。护理管理中的控制工作是护理主管部门对护理工作进行控制和调节的过程。为了使病人接受高质量的护理，促进疾病康复，领导对下属的工作进行有效的控制，包括深入分析、核对、检查、评价，必要时调整计划，消除影响因素，挖掘护士的最大潜能，充分调动积极性，进行最佳的护理活动，保证实际工作与预期目标的统一性。

2. 控制工作在管理中起着保障作用　管理的根本任务就是保证组织目标的实现，而控制又是管理工作的一个重要环节。建立组织目标后，组织内部和周围环境会发生许多变化，特别是护理管理工作，由于护理管理领导层次多，管理者本身素质、知识、技能、经验等因素影响，在制订计划时可能不完全准确、全面；也可能由于护理工作复杂多变，病人可能有新的需求，护理人员发生重大的变动等，这些都会导致出现不同程度的偏差，对组织实现目标产生影响。这时只有通过建立有效的控制系统帮助管理者指导和监督业务活动的进行，包括纠偏活动、补救措施的制定与落实等，促进组织更好的生存和发展。因此，一切组织活动管理者都必须依靠控制系统来发现问题，并予以解决。

3. 控制工作能使组织超越现状　控制与管理的其他四项职能密切结合，形成有机的管理工作循环，在其充分发挥各项职能的基础上完成管理任务，达到预期目标，这既能保证管理活动正常运转，又能在必要时通过纠正偏差改变其他职能的活动。这种循环周而复呈螺旋式上升，每一次循环的完成都把管理工作推向了一个新的高度。管理者的责任就是有效地运用控制职能来监督、检查、调整计划，实现预期目标。从而不断地推动这种循环向前发展，使组织超越现状，以达到更美好、更卓越。因此，在管理工作中，控制不仅是监督、纠偏，还包括持续改进的意义。

4. 控制工作有利于实施合理授权　有效的管理者应该注意合理授权给下属，然而会经常出现管理者不愿意授权的情况，主要是管理者害怕下属犯错误时，需要自己承担责任，因而宁愿自己做事来规避风险。如果形成一种有效的控制系统，管理者既可以为被授予了权力的下属提供工作成效的信息和反馈，又可以监督上级的权力是否被滥用，还可以督促下属，就能保证组织顺利到达目标。

三、控制的类型

管理控制的类型很多，不同的控制系统因其条件和外部环境各不相同，因而控制的方法也是不相同的。按不同依据，可将控制分为多种：按控制的作用环节划分，可分为预先控制、过程控制、结果控制（图7-1）；按业务范围划分，可分为生产控制、质量控制、成本控制、资金控制等；按采用的控制手段划分，可分为直接控制和间接控制；按控制的对象划分，可分为局部控制和全面控制；按管理者的控制方式划分，可分为集中控制、分散控制；按控制源划分，可分为正式组织控制、非正式组织控制、自我控制；按控制活动的性质划分，可分为预防性控制和更正性控制。上述分类方法不是绝对的，有时一个控制可能同时属于几种类型。现将常用控制的分类简介如下：

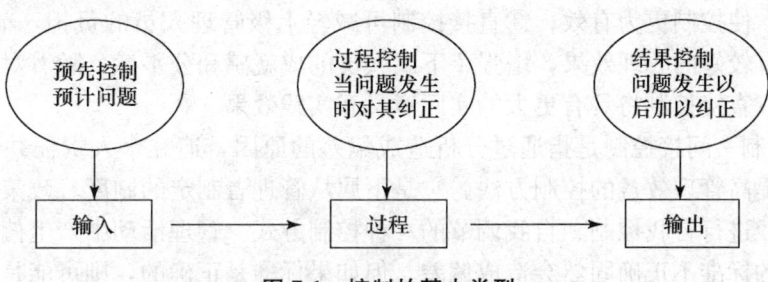

图 7-1　控制的基本类型

（一）按控制的作用环节划分

1. **预先控制**　预先控制又称为前馈控制或预防控制，是指在活动开始之前就对结果进行认真的分析、研究、预测，并采取必要的防范措施，使可能出现的偏差在事先就得以制止的控制方法。它是管理者运用所获得的最新信息，包括上一个控制循环中所获得的经验教训，对可能出现的结果反复进行预测，然后将它同计划要求进行比较，从而在必要时调整计划或控制影响因素，以确保目标的实现。预先控制的工作重点是防止所使用的各种资源在质和量上产生偏差，而不是控制行为的结果。它能起到较好的预防作用，可以使一些失控的情况在开始之前就得到消除。护理工作中制定的护理差错事故防范预案就属于预先控制。

2. **过程控制**　又称同步控制或环节质量控制，是指在管理过程中，为了很好地完成计划目标，管理者对正在进行的各种具体的工作方法和过程进行检查、指导、监督和纠正的控制方法，这种控制方法的特点是在执行计划的过程中采取一些纠正措施。

过程控制是基层管理人员所采用的一种主要的控制方法。病房护士长经常使用这种控制方法进行病房管理，如护士长监督护士的工作以保证护理工作任务的完成，一旦发现护理工作出现偏差立即采取纠正措施，检查各班护士执行护理规章制度的情况等。过程控制的有效性在很大程度上取决于管理者的个人素质、工作作风、管理能力，以及下级对指示的理解程度。在过程控制中，管理者的言传身教起到了很大的作用。

3. **结果控制**　又称事后馈控制或反馈控制，是指活动结束后，对计划的执行结果进行检查，并对照标准，找出偏差，分析发生偏差的原因及对未来的影响，及时采取防范措施，防止偏差继续发展或再度发生的控制方法。在护理管理中，护理部每月护理质量分析会议就属于结果控制。通过指出过去的错误来对历史作出评价，以此来指导改进未来的工作。这种控制方法的特点是控制位于活动过程的重点，把好最后一关，才不会使错误事态扩大。结果控制要求信息的反馈灵敏、及时、准确，因管理过程中的各种信息都会直接影响控制结果。结果控制的致命缺陷在于整个活动已经结束，活动中出现的偏差在系统内已造成损害，所以，从这一点来说，结果控制并不是最好的控制方法，具有滞后性弱点。为了更好挥发控制的作用，就必须要求反馈的速度大于控制对象的变化速度。

（二）按采用的控制手段划分

1. **直接控制**　直接控制是指通过培训更好的下属人员，使他们熟练地掌握管理的原理和方法，能以系统的观点来观察和处理管理问题，从而消除由于管理不善而造成的不良后果的控制方法。在护理管理中，护理部主任与护士长或护士长与护士之间控制关系就是属于直接控制。直接控制方法的优点有：①管理者可以根据被管理者的能力、特长而委派合适的工作职责，可以有针对性地进行培训；②直接控制鼓励用自我控制的方法进行控制，可以加速采取纠正措施，使控制更为有效；③直接控制可减轻上级管理人员的负担，节约管理成本；④直接控制具有较好的心理效果，增强了下属人员的成就感和公平感。随着对人员培训和考核工作的开展，直接控制将具有更大的实际意义和实践效果。

2. 间接控制　间接控制是指通过分析造成偏差的原因，追究个人责任并督促其在实践中改正，从而提高管理效益的控制方法。它是下属从管理者制定的制度、政策、责任等方面接受控制信息，进行自我控制、自我调节的一种控制方式。管理活动中产生偏差的原因是多方面的，所定的标准不正确固然会造成偏差，但如果标准是正确的，则可能是管理人员水平低下、管理不善，或员工业务不熟、责任心不强等方面的原因，也可能是客观方面的不利影响所致。间接控制就是针对产生偏差的原因，采取不同的纠正与补救措施进行控制。在护理管理中，护理管理者和护士之间就是以间接控制为主，如护理部制定的各项规章制度、操作流程及评分标准等。如果偏差是管理者的知识、经验不足，判断失误，或责任心不强所致，则要追究管理者的相关责任，督促其在以后的工作中改正不足，提高管理效率。

（三）按控制来源划分

1. 正式组织控制　正式组织控制是指通过由管理者设计和建立起来的一些机构或规定来进行控制。例如，在护理管理中，护理部通过召开护士长例会，了解各护理单元工作计划的完成情况；通过护理质量检查，对违反规章制度或操作规程者给予批评、教育或处罚，对造成医疗护理差错、事故者给予处分等，均属于正式组织控制。

2. 非正式组织控制　又称群体控制。非正式组织控制是指群体成员依据自己的一套行为规范、价值观念和行为准则来进行控制。群体控制在很大程度上左右着职工的行为，如果能正确地利用群体控制，将有利于达成组织目标，否则将给组织带来危害。

3. 自我控制　自我控制是指个人有意识地去按某一行为规范进行活动。自我控制能力取决于个人本身的素质，具有良好修养的人一般自我控制能力较强。在护理工作中，护士独立工作的机会非常多，要求护理人员要有自我控制的能力，即要有"慎独"精神，任何时候、任何场所都能自觉地严格遵守各项操作规程和规章制度，保证护理质量，为患者提供良好的医疗护理服务。

（四）按控制活动的性质划分

1. 预防性控制　使用预防性控制是为了避免产生错误。一般来说，单位的规章制度、工作程序、人员培训和培养计划，都起到了预防性控制的作用。

2. 更正性控制　在管理实践中，更正性控制使用得普遍一些。当出现偏差时，更正性控制能使行为或实施进度返回到预先确立或所希望的水平。如审计制度提高了管理部门采取迅速更正措施的能力，因为定期对单位进行检查，有助于及时发现问题、解决问题。

（五）按控制的组织结构划分

1. 集中控制　就是在组织中建立一个控制中心，由它对所有的信息进行集中统一的加工、处理，并由这一控制中心发出指令，操纵所有的管理。如果组织的规模和信息量不大，且控制中心对信息的取得、存储、加工效率及可靠性都很高，采用集中控制的方式有利于实现整体的最优控制。如企业的生产指挥部、中央调度室都是集中控制的方式。

2. 分散控制　此种控制的特点是对信息存储和处理能力的要求相对较低，易于实现；由于反馈环节少，因而反应快，时滞短，控制效率高，应变能力强。由于采取分散控制方式，即使个别控制环节出现了失误或障碍，也不会引起整个系统瘫痪。但分散控制可能会带来一个严重后果，即难以取得各分散系统的相互协调，难以保证各分散系统目标的一致性，从而危及整体的优化，严重的甚至会导致失控。

3. 分层控制　它是一种把集中控制和分散控制结合起来的控制方式。它有两个特点：①各子系统都具有各自独立的控制能力和控制条件，从而有可能对子系统的管理实施独立的处理；②整个管理系统分为若干层次，上一层次的控制机构对下一层次子系统的活动进行指导性、导向性的间接控制。在分层控制中，要特别注意防止缺乏间接控制、自觉不自觉地滥用直接控制并多层次地向下重叠地实施直接控制的弊端。

四、控制的原则

1. 计划性原则　计划是实现控制工作的依据，控制的任务是保证组织按预期的计划进行，取得预期成果，并使组织的每一次活动都有所创新，上升到一个新的高度。因此控制工作应围绕计划进行，计划越明确、越完整，控制就越有效。管理者会更有效的采取各种手段和措施，实现预期的目标。

2. 客观性原则　控制是通过人来实现的，最好的管理者也会受到主观或客观因素的影响，因此，有效的控制要求用客观、准确的标准去评价工作成果，其标准可以是定量或定性的考核方法。

3. 关键性原则　关键性原则是一种管理艺术，管理者在控制工作中，面面俱到是不可能的，因为各部分、各环节、各种因素在实现计划目标中所起的作用和地位是不同的，如果管理者关注计划执行中的每一个细节，既浪费时间也没有必要。因此，管理者应将控制重点放在对完成工作目标有重要意义的关键环节、重点部分和重点因素上。

4. 灵活性原则　控制是通过纠正活动中出现的偏差，使被控制系统按原计划执行，以实现计划目标的过程。但在现实管理活动中，可能会出现原计划是错误的，或因突发事件改变了原来的条件，使下属无法执行原计划，这就要求管理者灵活地控制，立即修改计划，采取特殊措施，避免造成更大的损失和严重的后果。

5. 及时性原则　及时性控制主要是及时发现偏差并及时纠正偏差，保证控制活动取得良好的成果。其目的是避免事态进一步恶化，造成更大的失误。由于组织活动是复杂的，受多种因素制约，许多潜在因素尚未显露，其发展态势难以预测。因此，管理者需要及时收集和传递信息，在多种方案、手段、途径中进行比较，反复权衡调整计划，选择快捷的方式对组织活动进行有效控制，实现组织目标。

第二节　控制的基本过程、方法

一、控制的基本过程

控制是一个过程，它存在于整个管理活动中，它同其他管理活动一样具有一定的程序，这一过程包括三个步骤：确立标准、衡量绩效和纠正偏差。

（一）确立标准

标准是人们检查工作及其结果的规范。标准是控制的基础，是衡量实际工作绩效的依据和准则。标准的类型很多，它的建立取决于所需要衡量的绩效和成果领域。管理控制的首要环节就是拟定一些具体的标准。所谓标准，是一种模式或测量单位、具体的尺度。制订标准不仅要抓住关键点，还要使标准便于考核，具有可操作性，将计划中的目标分解为一系列可操作的控制标准。在实际工作中也尽量采用可度量的方式对标准加以量化处理，不宜量化的，提出易操作的定性标准。

护理系统常用的控制标准有以下几种：①时间标准　指完成一定数量的护理操作或做好某一项护理服务工作所限定的时间，如为新入院患者铺备用床规定时间是应在 7 min 内完成。②质量标准　指保证护理符合各种质量因素的要求，或服务方面需要达到的工作标准，如护理文书书写规范。③程序标准　是根据操作过程所制订的流程标准，如口腔护理、静脉输液等各项护理操作流程。④行为标准　是对护理人员规定的行为要求，如医德医风、行为规范、服务用语、仪态仪表要求等。

（二）衡量绩效

对照标准衡量工作绩效，是了解下属的执行是否与上级指令、计划相一致的过程。通过评估、考核、检查等活动，发现计划、方案与实际工作之间的偏差，认真分析和研究造成偏差的原因，制定有效的纠偏措施，保证组织目标的实现。衡量绩效的过程是在信息收集的基础上，建立有效的信息反馈系统。因此，管理者必须做到以下几点：

1. 选择合适的衡量方法　管理者对衡量绩效应作出具体的合理的安排。选择好衡量项目，对决定实际工作好坏的重要特征进行衡量；选择好衡量对象，包括自己、上级、同事、下级等人员；选择好衡量频率，衡量过多，会增加控制成本形成浪费，衡量过少，不能及时发现偏差易造成过多损失；选择好衡量方法，可通过个人观察、书面报告、抽样调查、召开会议等方法获取真实的全面的信息。

2. 建立有效的信息反馈系统　控制的目的不是单纯为了衡量绩效，而是为了达到预定的目的。对实际工作情况进行衡量是为了提供有用的信息，为纠正偏差提供依据，因此，要建立有效的信息反馈系统。衡量绩效其主要问题是如何及时收集适用、可靠的信息，并将其传递到对某项工作负责而且有权采取纠偏措施的主管人员手中，并能够将纠偏措施的指令迅速传到相关操作人员，以便对出现的问题作出及时地处理。

获得信息的根本途径是通过反馈。实现有效反馈的措施有：①建立工作汇报制度，要求下属及时准确地将执行上级指令的情况及遇到的问题反映上来，使上级部门及时了解下属的执行情况。②建立监督检查机构，进行检查监督。因为受下属的素质及其自身利益的限制，有时不能及时、全面、如实地反映情况，因此必须有专门的监督检查机构了解情况，及时向管理者提供信息。③管理者要亲自监督检查某些重要决策的执行，如果执行中发生了一些重大事件，管理者就要亲临现场指挥以及时发现偏差，解决问题。

在控制过程中要预测可能出现的偏差。有些活动出现一些偏差是难免的，但要确定可以接受的偏差范围，如基础护理合格率控制范围是 90% 以上，低于 90% 则不能接受，这样可以避免出现大的偏差，以减少不必要的损失。

收集、整理信息时，管理者注意以下几点：①信息的时效性。要及时收集、加工、传递信息，否则信息就降低了使用的价值。②信息的准确性。要准确、真实、可靠地收集信息，以便做出正确的决策。③信息的实用性。要对信息进行整理分析，提供合适的、有用的信息，以免加重管理者的负担。

（三）纠正偏差

偏差是控制系统中绩效标准与实际结果的差异。在衡量绩效后，如果发现了偏差，管理者就需要立即采取纠偏行动，尽量使绩效与标准相符。在控制过程中，出现偏差的原因可能是复杂的，这就需要管理者分析造成偏差的真正原因，针对偏差原因产生的不同所采取的纠偏措施也不同。管理者可采用重新制订计划或修改目标的方法，也可利用组织手段对组织机构、补充授权、人员配备等进行调整的方法，还可能通过改善领导方式、增加物质鼓励等方法来纠正偏差。无论采用什么措施，管理者都要注意以下几点：①要找出偏差产生的主要原因，做到有的放矢地采取具体的纠偏措施。②要确定被纠正的对象，它可能是衡量绩效的标准，也可能是组织进行的活动，还可能是在实施的计划。③要选择正确的纠偏措施，以最少的投入和解决偏差效果最好为目标，使纠偏方案达到最佳，实现真正目标。

控制是一个连续的过程，它使管理工作成为一个闭路系统。在多数情况下，实施控制既是一个管理过程的终结，又是一个新的管理过程的开始。控制绝不是仅限于衡量计划执行中出现的偏差。控制的目的在于通过采取纠正措施，把那些不符合要求的管理活动引回到正常的轨道上来，使管理系统稳步地实现预定目标。因此，控制不仅是实现计划的保证，而且可以积极地影响计划的制订。正是由于这个原因，控制活动成为一条贯穿于整个管理活动始终的主线。只要有管理，就必然要有控制。随着管理活动的发生、管理系统的运行，控制过程也不断地、周而复始地连续展开。

二、控制的基本方法

控制技术可分为硬技术和软技术。控制硬技术是指实施控制所采用的技术设备、装置和仪器等。控制软技术是指控制方法。只有两者相互适应，才能使控制更为科学和有效。

管理活动中采用的控制方法很多，一般将控制方法分为预算控制方法和非预算控制方法。预算控制方法是指根据预算规定的收入和支出标准来检查和监督各部门的生产工作情况，保证各部门、各项活动在实现利润的过程中对资源的利用。如医院用金额反映病房财政收支计划等。非预算控制方法分为质量控制和数量控制。质量控制是用语言评价绩效，包括管理审核、内外部审核、个人观察、绩效评估等方法；数量控制是用数字评价绩效，通常采用甘特图、盈亏平衡分析、管理成本分析、偏差分析、决策树等。

在护理管理中常用的控制方法有如下几种：

（一）行为控制法

管理控制中最主要的方面就是对人员的行为进行控制，这是因为在任何组织当中最重要的资源是人，任何高效的组织都配备着有能力高效地完成指派任务的优秀人才，这可以从周围许多组织的情况得到证明。怎样选择人员、怎样使员工的行为更有效地趋向组织目标，这就涉及人员行为的控制问题。行为控制包括直接监督、目标管理和行政控制。

1. 直接监督 是行为控制最直接、最有效的方式。通过这种方式，管理者可以根据需要监督下属的行为，告诉他们哪些是合适的行为或不合适的行为，并采取纠正措施进行干预。护士长或带教老师对新上岗的护士、实习生、进修生的控制多采用此种方式。通过个人监督进行控制，能有效地激励员工和提高效率。当然，此种方法管理成本高，不利于下属创造性的发挥。

2. 目标管理　目标管理是一种为提高效率而进行的系统化的目标设定过程，也是对下属实现特定组织目标或业绩标准、执行运营预算的能力进行评估的系统。目标管理作为一种控制方法，其特点是目标清晰、明确，各级管理者容易做出判断。由于整个组织或系统的目标分解成为各个子系统的目标，如果各个子系统能达成目标，就能够确保整个组织达成目标，这在某种程度上可以说提高了控制的可靠程度。

3. 行政控制　行政控制是一种由规则和标准操作程序组成的综合系统进行的控制，其目的是塑造和规范组织和员工个人行为。规则和标准操作程序能指导员工的行为，并对员工在碰到需要解决的问题时应该做什么作了详细的说明。制定规则和操作程序是管理者的职责。当员工遵守管理者制定的规则时，他们的行为是标准化的，即行为是以相同的方式一遍遍重复进行。行政控制也有不利的方面，首先，可能使组织变得官僚主义，对环境变化反应迟钝；其次，可能使员工变得墨守成规。如果组织和员工将注意力放在错误规则上的话，即过度标准化，将会使组织偏离轨道。因此，管理者必须对自己使用行政控制的方式始终保持一种敏锐的洞察力。当组织行为是程序化的且容易理解时，行政控制非常有用；当管理者必须对环境变化作出快速反应时或作出非程序化决策时，不宜用行政控制。

（二）组织文化与团体控制法

组织文化是指组织在长期生存和发展过程中所形成的价值观、群体意识、工作作风、行为标准的总和。团体控制是通过分享价值观、规范、行为标准和共同愿望，对组织内个人和群体施加控制。组织文化不是通过外部强制发挥作用的约束系统，而是通过员工内化价值观和规范，进而由这些价值观和规范约束指导自身行为的。组织文化通过建立价值观、社会化过程、仪式和典礼以及故事和语言等形式传递给组织成员。例如对新护士进行授帽、宣誓等仪式均属于此种控制。

在护理管理过程中，哪种控制方法最有效，不能生搬硬套，需要具体问题具体分析、具体处理。

三、实施控制应注意的事项

1. 及时获取实时信息，提高控制时效　控制是整个管理过程中的一个十分重要的环节。控制的效率关系到管理的效率，能否及时发现计划执行中的偏差，采取措施给予纠正对于实现计划目标，提高管理效率至关重要。但是控制时效的提高取决于管理者能否及时地得到下属执行计划情况的信息，尤其是实时信息。实时信息就是指事件一发生就被管理人员及时掌握的信息。在护理管理中，有的管理人员为了本单位的利益，不及时向上级主管部门汇报计划执行中出现的问题，有意隐瞒，使上级部门和管理者不能及时了解情况，无法实行有效控制；也有些管理者素质偏低，管理意识不强，思想不敏锐，对执行中发生的问题视而不见，听而不闻，无动于衷，这两种情况都是控制工作中应该避免的。管理者应该经常与下属保持联系，及时地掌握实时信息，迅速采取控制措施，把损失减少到最低限度，以实现组织目标。

2. 控制工作应具有全局观念　在护理管理组织结构中，各个部门、科室等基层单位都是护理管理系统的子系统，虽然各部门都有自己的目标，并为自己的局部目标而活动着，但是他们必须注重系统的总目标。护理管理中，经常出现管理者进行控制工作时，往往只注重自己本部门的局部目标。而忽视组织的总目标。因此，必须加强对这些人员的全局观念及团结合作意识的教育。教育他们将各自的局部目标与总目标协调起来，从整体利益出发来实施控制。

3. 控制工作应当面向未来　控制工作面向未来有两层含义：一层是指一个真正有效的控制系统应该能预测未来，遇见计划执行中会出现的问题，针对可能出现的偏差，预先采取防范措施。另一层是指要有先进性、科学性，尤其在制订计划、控制标准和控制指标时不能停留在已有水平上，也不能仅限于目前水平，而应该面向未来，赶超世界水平，不断寻求发展，实现新的腾飞。

> **案例分析**
>
> 某医院病人李黎明，男，47岁，咳嗽、咳痰10余年，近日加重，临床诊断为右上肺鳞癌，住院治疗，被安排在第13床。化疗后第6天，进行支持疗法，给予静脉滴注（10%葡萄糖溶液500ml加维生素C 500mg）。在2006年7月的一天，液体即将滴完，家属按响床头铃，护生刘玲观看显示屏上的床号后，拿药液进行更换，但输液瓶上未注明床号，换上液体后进行了操作后的查对，发现错拿3床章华的液体（10%葡萄糖溶液500ml加维生素C 500mg），加给了5床李黎明。5床病人李黎明虽然无任何输液反应，但其家属发现此事后立即到医院吵闹，要求医院给予适当的经济补偿，从而影响了医院的正常秩序。
>
> 【思考】
> (1) 结合本案例，请你谈谈控制有哪三种类型？护生刘玲在操作前是否要进行控制？
> (2) 5床病人李黎明无任何输液反应，家属为什么要吵闹？本案例对你有何启示？
> (3) 在护理工作中如何实施控制？实施控制的注意事项包括哪些？

第三节　控制在护理管理中的应用

控制是管理的重要职能之一。控制职能是质量管理的基础。控制贯穿于护理工作的全过程，涉及各级护理人员。因此，在护理管理中，对护理安全、护理成本、护理质量（包括要素质量、过程质量、结果质量）和护理缺陷等全方位的控制尤为重要。本节主要介绍护理风险和护理安全管理。

一、风险管理

风险管理（risk management）是指通过识别风险、衡量风险、分析风险，从而有效控制风险，用最经济的方法来综合处理风险，以实现最佳安全生产保障的科学管理方法。

(一) 风险的概念

风险构成了风险管理理念的基础。目前，经济学家、金融学家、统计学家和保险学者等均未能给风险下一个适用于各个领域并被一致公认的定义，都只是从自身的研究视角进行描述和刻画。尽管每一种风险定义都包含不确定性，但是不同的风险定义在看待不确定如何影响风险的发生方面存在差异。归纳起来有以下四种观点：①风险就是不确定性；②风险是损失种类的不确定性；③风险是某种损失可能发生的不确定性，即使人们知道哪些种类的损失将会发生，还存在这些损失是否会发生的确定性问题；④风险就是不确定性水平。

(二) 风险管理的概念与内涵

在医学界，风险管理是指对病人、工作人员、探视者可能产生伤害的潜在的风险进行识别、评估、采取正确的行动的过程。风险管理是以问题为重点，目的在于对那些会导致上述人员损伤的潜在危险因素进行确认、评估以及采取正确的措施，从而建立一个计划来减少这些事件和伤害发生的频率和强度。风险管理是一个持续的、日复一日的发现、教育和干预的过程。

风险管理和安全管理两者间关系虽然密切，但也有区别。其区别主要体现在：①管理的内容上。风险管理不仅包括预测和预防事故及灾害的发生、人际系统的管理等这些安全管理所包含的内容，而且还延伸到了保险、投资，甚至政治风险领域。②管理的目标上。安全管理的目标是将安全生产与人际工程相结合，给劳动者以最佳的工作环境。而风险管理的目标是为了尽可能地减少风险的经济损失。由于两者的着重点不同，也就决定了它们控制方法的差异。

(三) 风险管理的目标

首先是鉴别显露的和潜在的风险，处置并控制风险，以期预防损失；其次在损失发生后提供尽可能的补偿，减小损失的危害性，保障组织安全生产和各项活动的顺利进行。

(四) 风险管理的意义

为组织发展、项目建设提供风险管理的整套科学依据，有助于全面识别、衡量、规避风险，用最小的代价将风险损失控制到最小，尽可能维护组织和项目投资的收益，成为组织和项目成功的有力保障。没有风险管理，组织和项目将暴露在诸多不确定因素之中，处于被动和消极接受的状态。而制定和实施风险管理计划之后，组织、项目有了对各种情况的分析及其对应措施，虽不能保证全面安全，但至少可避免较大损失，化被动为主动。

(五) 风险管理的程序

风险管理的程序为四个阶段：识别风险、衡量风险、选择风险管理工具、实施风险管理与评价风险管理后果。

(六) 风险管理技术

风险管理技术包括：回避、预防、减轻、隔离、结合、转移等。

(七) 护士在风险管理中的角色

1. **风险的报告者**　护士是临床第一线的哨兵，常常最先发现不同于日常状态的异常情况，也常常是最先发现存在风险的危险因素。护理人员保持警觉，发现异常及时报告，可避免或减少病人受到伤害。

2. **风险管理的实施者**　护士是风险管理计划真正的实施者。护理管理者必须致力于风险管理计划，成为降低风险的计划组织实施者。

3. 参与风险管理的在职教育者　护理管理者通过帮助工作人员从病人的角度看待疾病和健康来降低风险性，还要特别重视病人家属对护理的不满，一个愤怒的、不满的和充满抱怨的病人是一个高风险因素。

4. 风险管理成效的评价者　护理人员可以通过和病人、家属的接触，了解风险是否"化险为夷"，护理人员可以通过对高危因素的评估，评价风险管理的成效。

二、安全管理

(一) 医院安全管理

1. 医院安全　医院安全是患者在接受医疗服务过程中和医务人员在实施医疗中不受到任何意外的伤害。这一概念至少包括以下内容：

(1) 患者在接受各种医疗服务期间不会因为医务人员的过失而发生各种缺陷、差错、事故和医院感染，甚至危及生命安全。

(2) 患者不会因为住院环境的安全防护措施不力而造成患者摔倒、坠床、失窃等。

(3) 不会因管理制度不完善造成患者的标本、患者已付款的药品及其他财物丢失。

(4) 保证医务人员的职业安全。

2. 医院安全管理　医院安全管理是近几年来医院管理领域中发展最快的一个分支，特别是在经历 SARS 感染和 HIV 快速蔓延这样的高危害性公共卫生事件后，医院安全管理被赋予了更多的内涵和外延。传统的医院安全管理包括消防（防火、防水）、人身安全（防伤）、财产安全（防盗）以及突发性事件处理（防灾、防震）等。随着"以病人为中心"的医疗模式的逐步建立和患者自主意识的提高，在推进医院科学化管理的过程中，医院安全管理有了更多、更新、更高的要求，涉及医院空间动态规划、设备仪器保养、耗材物资补充、信息系统安全等因素，贯穿诊疗过程、手术安全、感染管理、血液安全、用药安全、膳食供应等多个环节，囊括了患者从入院出院的整个医疗过程所涉及的人、物、信息、事等全部要素。安全管理已逐渐成为医院管理的核心内容，其中预防和减少患者及医护人员在诊疗过程中的不良事件是关键。

(二) 护理安全管理

1. 护理安全　护理安全是指在实施护理服务全过程中，患者不发生法律和法定的规章制度允许范围以外的心理、人体结构或功能上的损害、障碍、缺陷或死亡，它包括了一切护理缺陷和一切不安全的隐患。涉及参与护理活动的每个人员及各个环节。

2. 护理安全与护理风险的关系　护理风险是指可能会发生的护理危险，是一种职业风险。有学者认为护理安全与护理风险有因果关系：护理风险意识低，护理风险系数高，护理安全系数低，反之，护理安全系数就高，护理安全保障可靠性大。因此，护理管理者要确保护理安全必须首先提高护理人员护理风险意识。

3. 护理安全管理　护理安全管理包括患者安全管理和护理人员职业防护，是护理质量管理的重要内容，也是医院安全管理的一部分。

(1) 患者安全　患者安全是指在医疗过程中采取必要的措施，避免或预防患者出现不良的结果或受到伤害，包括预防错误、偏差与意外。医疗、护理安全注重的是医务人员自身的安全，通常是指医疗护理过程中有无过失、差错、事故，对患者的安全考虑较少；患者安全，是以患者为中心，从患者的角度出发，从医院的行为、流程、设备、环境、建筑等各方面考虑是否存在有危害患者安全的因素，体现医院对患者的人文关怀。

(2) 患者安全管理　其目的在于使病人免于由于医疗照护过程中的意外而导致不必要的伤害。提升患者安全管理的重点在于降低系统中不安全的设计、操作及行为。发达国家医院的做法如下：①建立国家患者安全管理中心，其任务是制定患者安全目标并追踪其进展情况、制定研究计划、定义典型的安全系统，开发、宣传并评价医疗错误的识别和分析工具，开发教育公众有关患者安全的办法，并提出相关建议等。②健全医疗错误的报告系统。为了识别医疗错误并从中吸取教训，设立全国性强制性报告系统，同时鼓励医疗及其从业人员发展并参与资源报告系统。对于强制报告，政府应当收集导致患者死亡或严重伤害的不良事件的有关信息，并及时作出反应。自愿报告系统是强制报告系统的补充，将关注更为广泛的医疗错误，主要是那些没有造成患者伤害或只造成很小伤害的事件，对通过自愿报告系统收集的信息加以保密，不得作为患者在法庭上抗辩的依据。③制订保证患者安全的操作规范。通过管理机制（如注册、认证和鉴定），制订并执行保证患者安全的操作规范。④实施安全计划，执行操作规范，以保证患者安全。医疗机构应当发展"安全文化"，工作重点是提高医疗行为的可靠性，以保证患者安全。医务人员应当树立"安全第一"的观念，医疗机构必须建立连续监测患者安全的系统。

(3) 护理人员的职业防护措施　①针刺伤预防。全面处理针头，禁止双手回套针帽、处理针头时勿匆忙，不将手指伸入容器内，手持针头和锐器时不要将锐利面对着他人，以免刺伤他人；为不配合的患者注射时，应取得他人协助；将用过的针头丢入合适的防刺穿的容器内；针头用过后及时处理，勿刺伤自己及他人；不徒手处理破碎的玻璃。②噪音预防。对新建工作间应从声学设计角度考虑采用隔音设施；对仪器、设备定期普查、检修、上润滑剂，尽量减少其推、拉次数，减少异常噪音。③麻醉废气的管理。包括降低麻醉剂污染，加强麻醉废气排污设备及工作人员自身防护。如选择密闭性能好的麻醉机进行定期检测，防止气源管道漏气，加强麻醉废气排污设备管理，改善手术室通风条件，加强工作人员自身防护，特别是孕期或哺乳期的妇女。④消毒灭菌剂预防。甲醛消毒灭菌，在无菌箱中进行，消毒后开窗通风，去除残留的甲醛气体。戊二醛应存放于有盖的容器内，且室内通风好，以减少与有害气体的接触，接触戊二醛应戴橡胶手套，防止溅入眼内或吸入。⑤化疗药物预防。医疗机构制订严格的防护方案并提供安全的防护用品和设备。遵守抗癌药物操作规程。配药前洗手，穿隔离衣、戴一次性口罩和帽子、双副手套；操作台面铺一次性防护垫；割安瓿前应轻弹其颈部，使附着的药物降至瓶底，打开安瓿时应用无菌纱布围绕其颈部，以防划破手套；溶解药物时，溶液沿管壁缓慢注入瓶底；瓶装药物稀释及抽取药液时，应插入双针头以排除瓶内压力，防止针栓脱出造成污染；抽取药液后，在瓶内进行排气和排气后再拔针，以免药液排于空气中。污染废弃物处理：用过的废安瓿、小瓶、一次性注射器、输液器要放入有特别标记的密封的厚塑料袋或防漏容器，防止蒸发污染空气并及时焚烧。对污染的分泌物、排泄物如尿液、粪便等处理时，须戴口罩、帽子、手套，为防止呕吐物污染病室，给病人专用容器与塑料袋，用后严格消毒处理。⑥精神缓解。管理者引导护士善于保持积极向上的愉悦心境。注重培养护士对挫折的承受能力，鼓励其学习心理学，摆脱心理困扰，以更大热情的投入工作。为护理人员创造一个舒心的工作环境。

护理安全管理是护理质量管理的重要组成部分，加强安全管理是保证患者生命安全的必备条件，是切实维护护患双方正当权益的前提。目前，护理安全管理还没有形成一套完整的系统评价指标体系。今后,护理安全管理应重点探讨护理风险对医疗护理风险的认识与不安全事件发生概率的关系,构建一套系统的、有效的并具科学性、实用性、可操作性的护理安全质量评估体系,形成标准化的护理安全质量管理,提高临床护理人员风险意识,更新护理管理人员安全质量管理观念等。

案例分析

一位老年男性患者因前列腺肥大在医院行经尿道前列腺切除术,术后第二天护士长夜查房时发现其挂在输液架上的行膀胱冲洗用的盐水瓶是病人家属自己更换的,回到护士站,护士长问,是怎么回事,护士回答:病人没有呼叫告知。护士长当场对该护士进行了批评教育。

【思考】
这个案例说明了什么问题?请从管理层面加以分析。

复习思考题

1. 名词解释:控制、预先控制、过程控制、结果控制。
2. 控制的原则有哪些?
3. 控制有哪些基本步骤?常用的基本方法是什么?
4. 控制在护理管理中的应用有哪些?联系实际举例说明。

第八章 护理质量管理

> **学习目标**
> - 掌握护理质量管理的概念、方法和预防护理缺陷管理。
> - 熟悉全面质量管理的含义，PDCA 循环的管理学模式和业务技术管理。
> - 了解质量管理的含义和护理质量评价，ISO9000 系列标准的构成及作用。

质量是组织生存发展的基础，是医院管理的核心工作。随着医疗管理制度的逐步完善，社会人群健康需求日益提高，质量管理更成为衡量管理水平的关键指标。护理质量是护理管理的核心，医院质量的重要组成部分，在保证医疗护理服务效果中占有重要地位。护理质量管理是一个不断完善、持续改进的过程。坚持质量第一，强化护理质量管理是护理管理的核心内容和永恒的主题，是为患者提供优质、安全的医疗服务必不可少的重要保证，是提高医院核心竞争力的重要举措。

第一节 概　　述

一、质量管理概念与意义

(一) 质量管理相关概念

1. 质量　质量（quality）又称为品质。这个词常用于两个不同范畴：一个是指"度量物体惯性大小的物理质量"或"物体中所含物质的量"；另一个是指产品、过程或服务满足规定要求的优劣程度。在管理学中是指第二种含义。国际标准化组织对质量的定义："质量是反映实体满足明确和隐含需要的能力的特性总和"。在医疗护理服务中，既有技术服务质量，也有为病人的其他社会服务质量。

质量一般包含三层含义，即规定质量、要求质量和魅力质量。规定质量是指产品或服务达到预定标准；要求质量是指产品或服务的特性满足了顾客的要求；魅力质量是指产品或服务的特性远远超出顾客的期望。

2. 质量管理　质量管理（quality management）是组织为使产品质量能满足不断更新的质量要求达到顾客满意而开展的策划、组织、实施、控制、检查、审核及改进等有关活动的总和。质量管理的核心是制定、实施和实现质量方针与目标，质量管理的主要形式是质量策划、质量控制、质量保证和质量改进。它是全面管理的一个中心环节。早期的质量管理强调终末产品质量把关，仅局限在事后检验环节。然而产品质量的形成与许多因素有关，单靠终末质量检验无法解决废品问题。后来经过管理学家们的研究和发展，把质量管理从结果推进到原因，即关注生产的输入环节—操作过程—终末结果三级结构，形成了全过程的质量管理，做到以防为主，防检结合。

3. 质量体系　质量体系（quality system）指为实施质量管理所建构的组织结构、实施程序和所需资源的总和。它是全面质量管理的基础。

4. 质量策划　质量策划（quality planning）是确定质量目标和要求以及采用质量体系要素并规定必要运行过程和相关资源的活动。

5. 质量控制　质量控制（quality control）指为达到质量要求所采取的贯穿于整个活动过程中的操作技术和监视活动。

6. 质量保证　质量保证（quality assurance）是为了向服务对象提供足够的信任，表明组织能够满足质量要求，而在质量体系中实施并根据需要进行证实信任度的全部有计划和有系统的活动。

7. 持续质量改进　持续质量改进（continuous quality improvement，CQI）指增强满足要求的能力的循环活动。

（二）质量观演变

质量观（quality concept）是人们对质量的认识与看法。人们对质量的认知是一个发展变化的过程，它经历了4个不同的阶段。

1. 符合性质量阶段　这一理念始于20世纪40年代，其基本观点是，质量是以符合现行标准的程度作为衡量依据，符合标准就是合格的产品质量，符合的程度反映了产品质量的水平。只有被定义出来产品的规格标准可以被有效的检查，才能确定其产品的符合度。由此，使用符合性质量概念更适合于描述产品的标准化程度，正如商店里出售的每一种货物和产品，都可以用一个显性的规格定义和明确其应该达到的技术指标。这个阶段只局限于以产品本身的指标而衡量之。

2. 适用性质量阶段　这一理念始于20世纪60年代，其基本观点是：质量应该以适合顾客需要的程度作为衡量的依据，这是从使用产品的角度来定义产品的质量。从符合性到适用性，反映了人们在对质量的认识过程中，已经开始把顾客需求放在首要位置。两者最根本的区别是：前者可以用明确的规格而显性地定义出来，并把它作为生产过程中检查的标准；而后者则存在一个问题，即客户的需求并不能被完整地转化成为规格定义，也就是说衡量产品最终的质量标准不能仅仅是产品的规格，还应该包括客户隐含的期望。

3. 满意性质量阶段　20世纪80年代，质量管理进入到全面质量管理阶段，这一时期所提出的全面顾客满意概念又将质量管理带入一个新的阶段。如果说符合性质量和适用性质量都是为了防止顾客不满意，满意性质量则是创造顾客满意。全面质量管理的理念是组织应该以全面顾客满意为核心，它涉及组织运行的全部过程，组织的全体员工都应具有质量管理的责任。全面质量满意首先体现在产品整个生命周期中用户的满意，用户的满意取决于其需求度，不同用户有不同需求，用户共同的基本需要包括产品功能、价格、服务、产品责任、可靠性、价值观等。其次，全面质量满意应包括组织本身的满意，应与自然、社会环境相适应。组织的满意主要指一般员工、管理者以及老板或股东三种人的满意。

4. 卓越性质量阶段　卓越性质量这一理念产生于20世纪90年代。摩托罗拉、通用电气等世界顶级企业相继推行六个西格玛（6 Sigma）管理，逐步确定了全新的卓越质量观念，即顾客对质量的感知远远超出其期望，使顾客感到惊喜，质量意味着没有缺陷。它的衡量依据有三项：一是体现顾客价值，追求顾客满意和顾客忠诚；二是降低资源成本，减少差错和缺陷；三是降低和抵御风险。

（三）质量管理过程

1. 质量策划　质量策划活动是针对特定的产品、服务、项目或合同而进行的，策划要从人员、设备、材料、工艺、检验和试验技术、生产进度等全面考虑，策划的结果要以质量计划（quality plan）这一文件表现形式表达。

质量策划包括：①服务策划，即对服务质量特性进行识别、分类和比较，并建立其目标、质量要求和约束条件；②管理和作业策划，即对实施质量体系进行准备，包括组织和安排；③编制质量计划和做出质量改进规定。

2. 质量控制　质量控制的目的在于以预防为主，通过采取预防措施来排除质量形成的各环节、各阶段产生问题的原因，以达到控制偏差和提高质量之目的。质量控制的具体实施主要是对影响产品质量的各环节、各因素制订相应的监控计划和程序，对发现的问题和不合格情况进行及时处理，并采取有效的纠正措施。质量控制强调满足质量要求，着眼消除可能发生的偶发性问题，使产品和体系保持在既定的质量水平。

3. 质量保证　质量保证是一种特殊的管理形式，其实质是组织机构通过提供足够的产品和服务信任度，阐明其为满足顾客和服务对象的期望而做出的某种承诺。质量保证分第一、二、三方保证。①第一方质量保证：是指产品生产者或服务提供者的质量声明和自我质量保证；②第一方对第二方的质量保证：是指产品生产者或服务提供者对特定顾客所作的特别质量保证；③第三方质量保证：是指社会上具有权威性的、客观公正的第三方（通常是专业或行业组织、独立检验试验机构、质量认证机构），通过对产品进行检验、试验、测量，对产品的生产体系或服务体系进行检查、评审，对符合要求的出具有关文件（颁发证书），证明产品或体系符合某种规定的标准要求。质量保证强调得到顾客的信任，着眼于体系、过程及产品的有效性，即确保体系运行有效，过程稳定可靠，产品质量合格。

4. 质量改进与持续改进　质量改进涉及以下主要方面：①产品质量改进，包括老产品改进、新产品开发，以及服务产品的改进；②过程质量改进，包括采用新技术、新方法、新工艺、新材料、新设备，进行技术改造和技术革新，实施更科学、更严格的过程质量控制方法和手段；③体系质量改进，包括采用ISO9000质量管理体系标准和借鉴其他管理体系标准；④增强顾客满意，增强质量保证能力，提升服务信誉和组织信誉，提高顾客满意度，培养顾客忠诚；⑤提高质量经济效益，包括增强质量效益和降低质量成本。持续改进是指质量改进不是一次性的活动，而是长期的、不间断的改进过程和活动。它不仅强调提高体系、过程及产品的有效性，同时还着眼于提高体系、过程及产品的效率。

二、全面质量管理

全面质量管理（total quality management，TQM）是以美国人W·爱德华兹·戴明（W. Edwards Deming）为代表的一些质量管理专家掀起的一场质量革命。

（一）全面质量管理的含义

全面质量管理是一种由顾客需要和期望驱动的管理哲学，其目标是建立组织对持续改进的承诺。

"顾客"一词的含义包括每一个与组织的产品和服务打交道的人，包括内部和外部的。例如医院外部顾客主要是病人，内部顾客是指为其服务的下一部门或岗位的人员。供应室的顾客即为临床各科领取物品的人员；手术室为施行手术服务，医生则是手术室的顾客；治疗班护士为责任护士静脉输液做准备工作，责任护士即为顾客等等。上一部门、岗位或程序为下一部门岗位或程序提供服务并与之发生相互作用。

质量包括广义的概念，它不仅与最终产品有关，并且与生产和服务过程中上道程序对下道程序的服务有关，例如，与如何回答服务对象的问题、如何有礼貌的回答电话、为服务对象准备的环境或条件等均有关。

全面质量管理的含义包括：

1. 强烈地关注顾客　"顾客"不仅包括外部购买产品和服务的人，还包括内部顾客。
2. 持续不断地改进　是一种永不满足的承诺，非常好还不够，质量总有改进的余地。
3. 改进组织中每项工作的质量　TQM采用广义的质量定义，它不仅与最终产品有关，并且与生产过程全部活动有关。
4. 精确地度量　TQM采用统计技术度量组织生产中的每一个关键变量，然后与标准比较，发现问题，找根源以解决之。
5. 向员工授权　TQM吸收生产一线的职工改进质量，采用团队形式发现问题、解决问题，使人人参加质量管理。

全面质量管理的基本理论和指导思想是把质量管理看成一个完整的系统，将整个管理过程和全体人员的全部活动均纳入提高质量的轨道，以向顾客提供满意的产品和服务为目的，以组织中的各部门和全体人员为主体，以数理统计方法为基本手段，充分发挥专业技术和科学管理的作用，保证和提高质量。它使质量管理从单一角度转变为多角度，成为全员参与的全过程、全方位的质量管理，使质量管理从总体控制和深化程度上均达到了新水平。

（二）持续质量改进

持续质量改进是全面质量管理的重要组成部分，其本质是持续地、渐进地变革。

戴明博士1986年推出了14项质量管理要点，涵盖了持续质量改进的重要概念。这些概念的主要内容：①强调了顾客的需要，应以诚信来长期维系主顾关系，而不应以金钱来论定绩效；②强调了全员参与和力争形成一种文化，通过教育和训练，帮助职工掌握解决问题、参与磋商、统计分析和团队建设等技能；③强调工作指标是动态的持续性提高的，绝对不要对自己的产品质量自鸣得意；④强调质量是制造出来的，不要再依赖核检提高质量；⑤强调对员工尊重、引导、激励、授权，而不是监督与控制等；⑥强调CQI是对质量持续、渐进的提高、改进过程。可以采用持续、渐进的变革基本步骤开展CQI，推行全面质量管理。

三、护理质量管理

护理质量（nursing quality）是指护士为病人提供各项服务的效果，即满足规定要求的优劣程度。护理质量首先要以满足病人的需求为目的。随着医疗水平的进步，医学模式的转变和个体需求的多样化，人们对护理服务的期望值也在不断提高。

护理质量管理（nursing quality management）是指按照护理质量形成的过程和规律，对构成护理质量的各要素进行计划、组织、协调和控制，以保证护理服务达到规定的标准、满足和超越服务对象需要的活动过程。

(一) 护理质量管理基本任务

护理质量管理旨在使护理人员的业务行为活动、职业道德规范、护理服务过程各方面都符合质量的客观要求和病人的合理需求。通过质量控制，阻断和改变某些不良状态，使其始终处于对工作和病人有利的、良好的符合质量标准要求的状态，用最佳参数、最短时间、最好技术、最低成本，达到最优化的护理效果。

护理质量管理基本任务：

1. 建立质量管理体系　护理质量是在护理服务活动过程中逐步形成的。要使护理服务过程中影响质量的因素都处于受控状态，必须建立完善的护理质量管理体系，明确规定每一个护理人员在质量工作中的具体任务、职责和权限。只有这样，才能有效地实施护理管理活动，保证服务质量的不断提高。护理质量管理体系是医院质量管理体系的一部分。一般护理质量管理体系应与医院质量管理体系同步建立。

2. 进行质量教育　质量教育是质量管理一项重要的基础工作。护理管理者应加强质量教育，不断增强全体护理人员的质量意识，使护理人员认识到自己在提高质量中的责任，明确提高质量对于整个社会、医院的重要作用，自觉地掌握和运用质量管理的方法和技术，提高管理水平和技术水平，不断地提高护理工作质量。

3. 制订护理质量标准　护理质量标准是护理质量管理的基础，也是规范护士行为的依据。护理管理者的一个重要任务就是建立护理质量标准，只有建立科学的护理质量标准体系，才能达到规范之目的。

4. 进行全面质量控制　对影响质量的各要素、各个过程进行全面的质量控制；建立质量可追溯机制，利用标签、产品编号等对产品及其检验、加工状态进行唯一标识，以防产品误用和出现问题时能追查原因。

5. 持续改进护理质量　质量持续改进是质量管理的灵魂，树立第一次就把工作做好，做不好是不正常的，只能不断改进，不能安于现状、追求卓越的意识，力争对护理质量进行持续改进。

(二) 护理质量管理的基本原则

1. 以病人为中心原则　病人是医院医疗护理服务的中心，是医院赖以存在和发展的基础。临床护理工作必须以病人为中心，为其提供基础护理服务和护理专业技术服务，密切观察病情变化，正确实施各项治疗、护理措施，提供康复和健康指导，保障患者安全。为此，护理管理者必须时刻关注病人现存的和潜在的需求，以及对现有服务的满意程度，以此持续改进护理质量，最终满足并超越病人的期望，取得病人的信任，进而提升医院整体竞争实力。

2. 领导作用原则　领导作用的体现：一是确定组织宗旨和方向，二是善于协调。护理部主任和护士长是医院护理工作的领导者，首先，要让全体护理人员清楚地认识到为患者提供安全、优质、高效、经济的护理服务是我们的根本目标。其次，是通过其领导作用及所采取的各项措施，创造一个能使全体护士充分参与的良好的内部环境，因为只有在这种环境下，才能确保护理质量管理体系得以有效运行。

3. 全员参与原则　护理服务是护理人员劳动的结果，各级护理管理者和临床一线护理人员的态度和行为直接影响着护理质量。因此，护理管理者必须重视人的作用，对护理人员进行培训和开发，增强护理人员的质量意识，引导每一位护理人员能自觉参与护理质量管理工作，充分发挥全体护理人员的主观能动性和创造性，不断提高护理质量。

4. 过程方法原则　过程方法即系统识别和管理组织内部所采用的过程，特别是这些过程之间的相互作用，以此提高质量。因为所有的工作是通过过程来完成的，通常一个过程的输出将是下一个过程的输入，为使每个过程有序运行，应合理安排过程的顺序，明确过程的衔接关系。一个组织的质量管理体系就是对各种过程进行管理来实现的。

对护理管理者来说，不仅要识别病人从来院就诊、住院到康复出院的全部服务过程，而且要对护理服务质量形成过程的全部影响因素进行管理及控制。不仅要注重终末质量管理，同时要重视过程质量管理，把服务的目标放在满足并超越病人需求和期望上。如手术这一服务，应重点做好手术前、手术中和手术后三个环节的控制与衔接，只有这样，才能确保手术病人需求和期望得到满足。

5. 系统方法原则　所谓系统方法是以系统地分析有关的数据、资料或客观事实开始，确定要达到的优化目标，然后通过设计或策划为达到目标而应采用的各项措施和步骤，以及应配置的资源，形成一个完整的方案；最后在实施中通过系统管理而取得高效率。

医院是一个系统，由不同的部门和诸多的过程组成，它们是相互关联、相互影响的。

ISO9000标准强调系统作用，强调从医院整体上考虑问题。在护理质量管理中采用系统方法，就是要把护理质量管理体系作为一个大系统，对组成护理质量管理体系的各个过程加以识别、理解和管理，才能达到实现质量方针和质量目标的要求。

6. 基于事实的决策方法原则　基于事实的决策方法就是指组织的各级领导在做出决策时要有事实依据。这是减少决策不当和避免决策失误的重要原则。有效的决策必须以充分数据和真实的信息为基础，以客观事实为依据，应运用统计技术，分析各种数据和信息之间的逻辑关系，寻找内在规律，比较备选方案优劣，只有这样，才能做出正确抉择。

护理管理者要对护理过程及服务进行测量和监控，如检查各项护理措施实施记录、护理差错事故报告表、病人和家属投诉表等，从中分析得到病人满意和不满意情况、病人要求的符合性、护理过程、护理服务的进展情况及变化趋势等，利用数据分析结果，结合过去的经验和直觉判断对护理质量体系进行评价，做出决策并采取行动。

7. 持续改进原则　持续改进是指在现有水平上不断提高服务质量、过程及管理体系有效性和效率的循环活动。为能有效开展持续改进，首先在出现护理问题时，不是仅仅简单处理这个问题，而是采用PDCA循环模式，循序渐进，调查分析原因，采取纠正措施，并检验措施效果，总结经验并形成规范，杜绝类似问题再次出现，以实现持续质量改进。其次要强化各层次护理人员，特别是管理层人员追求卓越的质量意识，以追求更高过程效率和有效性为目标，主动寻求改进机会，确定改进项目，而不是等出现问题再考虑改进。

(三) 护理质量管理的特点

护理工作乃健康所系，生命相托，进行质量管理意义重大。管理者应当看到，护理质量管理既是医院质量管理的重要组成部分，又有其自身的专业特点。

1. 特殊性与复杂性　护理服务的对象是一个特殊的群体，他们具有不同的背景、不同的价值观、不同的个性特点、不同的能力。他们除了具有生物学特点外，还具有心理和社会特征。在护理活动中，不同的服务对象因其素质、经历和对护理服务的期望值不同，而对护理服务的感觉和评价各异，同样的服务也会有不同的感觉和评价。护理服务对象的特殊性，决定了护理质量管理更需具科学性、严谨性。同时，护理质量管理涉及的环节多、流程多、人员多,决定了管理的复杂性。只有遵循全面质量管理的思想,建立和实施护理质量体系,才能保证护理质量。

2. 广泛性与综合性　护理质量管理的范围广泛,具有有效服务的工作质量、技术质量、基础服务质量、心理护理质量及环境管理、生活管理、协调管理等各类管理质量的综合性。在医院的服务质量管理中,几乎处处都有护理质量问题,事事都与护理质量管理相关。这充分体现了护理质量管理在医院服务质量管理中的主体地位。

3. 协同性与独立性　护理工作与各级医师的诊断、治疗、手术、抢救等医疗工作密不可分,同时也与各医技科室、后勤服务部门的工作有着密切的联系。大量的护理质量在与各方协同操作、协调服务中表现出来,因此需要加强各系统协同质量管理。护理工作同时又自成体系,具有相对的独立性。

4. 程序性与联系性　护理工作是整个医院工作中的一个大的环节。在这个大环节中,若干护理工作环节具有独立的程序,而相当一部分工作与医疗、医技等系统的工作程序相连接,如手术病人的术前、术中护理是手术治疗中的重要程序组成,影响着手术质量。这就要求在整体医疗护理质量管理中,要使各项程序质量有保证,必须重视各系统间连续的、全过程的管理。

(四) 护理质量管理的作用与意义

1. 有利于更好地满足病人的需求　护理质量管理就是使所有护理活动的质量得到保证,并在此基础上不断提高。其最终目的是满足病人的健康需求,追求顾客满意度的不断提高。

2. 有利于提高组织的市场竞争力　护理质量管理是医院提高社会效益和经济效益的重要保证。质量管理有助于组织内部的持续质量改进,为组织树立企业形象,创造品牌效益,提高市场竞争力打下良好的基础。

随着医疗市场竞争的日益加剧,医疗护理质量受到人们的普遍关注,社会对医疗护理服务质量提出了更高的要求。只有坚持一切以病人为中心,把社会效益放在第一位,用一流的技术、高质量的服务和尽可能低的成本费用,去获得病人的满意,才能在获得社会效益的同时取得经济效益。

3. 有利于护理学科的发展　管理者通过分析评价护理工作现状,为持续质量改进提供依据,并可作为人力资源管理、护理模式改革、护理设备更新、护理工作环境改善等有关决策的参考,推进护理学科不断发展。

4. 有利于护理队伍建设　优良的护理服务是以优秀的护理团队为基础的。护理质量管理注重护士人人参与,强调树立质量意识和质量创新观念,它通过培养和造就优秀的护理人才队伍,达到维持高质量的护理服务。

四、ISO9000 系列标准

ISO 是国际标准化组织 (International Organization for Standardization) 的缩写,是非政府性的各国标准化团体组成的世界性联合会,下设许多专业技术委员会 (TC),各专业技术委员会负责起草标准。其标准是在总结世界发达国家先进质量管理和质量保证经验的基础上编制发布的一套实用而有效的管理标准。

ISO9000 系列标准是指 150/TC176 (国际化标准组织/质量管理和质量保证技术委员会) 制定的全部国际标准。

ISO9000系列标准提供的是一种标准化的质量管理制度，可以为护理质量管理提供目标，明确划分为质量职能、人员培训、仪器设备质量、护理服务质量、质量监控、预防护理缺陷、质量评价、质量改进与奖惩、质量文件与记录等10个方面的管理标准。

我国政府十分重视ISO9000系列标准，1988年宣布等效采用，1992年改为等同采用，并发布了GB/T19000《质量管理和质量保证》国家标准。质量管理体系获得质量体系认证证书，证明具有提供高标准服务的能力，是对顾客持续的质量保证，可增加医院无形资产，也更好地保护病人的利益。我国已有许多医院获得了带有国家认可标志的质量体系认证证书。采用国际标准，经过咨询认证，可使医院收到以下益处：①医院有了一套正规的质量管理体系文件；②全员经受了国际标准培训；③中层管理人员掌握了现代质量管理的程序与方法；④部门质量职责明确，相互协调配合；⑤管理流程化，运转顺畅；⑥以病人为关注焦点，体现在重视需求调研和让病人满意；⑦服务缺陷下降，医院效益良好，实现优质低价目标；⑧对发生的质量问题，易于追溯查证，能有效地处理。

（一）ISO9000系列标准的基本要求

ISO9000系列标准虽然从不同侧面、不同角度对质量管理和质量保证提出了具体要求，强调使用者在贯彻实施过程中应根据自身的具体需要选择质量体系要素或在标准内加以剪裁。但作为一个国际通用标准仍有8项共同的基本要求是必须遵循的。

1. **强调建立质量体系**　要求参照ISO9004-1《质量管理和质量体系要素第一部分：指南》，选出适合的、需要加以控制的要素，建立质量体系，并有效运行。

2. **强调质量管理职责**　主要包括制定使顾客满意的质量方针，明确质量目标，规定质量职责和职权，负责管理和评审。

3. **强调全过程控制**　运用科学的管理方法和程序，使质量形成的全过程都处于被控制之中。

4. **强调全员参与**　不断进行全员教育培训使员工明确建立和实施质量体系的目的、意义、作用和方法，从而自觉参与质量管理。

5. **强调预防性活动**　以避免发生问题并一旦发生问题能有及时加以纠正的能力。

6. **强调质量体系文件化**　使其成为进行质量管理、衡量质量保证能力的重要依据。质量文件包括：质量手册、质量程序、质量计划和质量记录等。

7. **强调质量体系审核、评审和评价**　在一定的时间内，对质量体系实施的结果不断进行修正，确保质量体系运行持续、有效。

8. **强调持续质量改进**　要求对影响质量的因素具有敏锐的洞察能力、分析能力和反省能力，结合服务类型和特点，开发适宜的质量改进过程，不断改进质量。

（二）我国实施ISO9000系列标准情况

据文献报道，1997年世界上第一个通过ISO9000标准质量体系认证的医院是以色列Western Galilee医院。我国政府于1988年等效采用ISO9000系列标准，1992年改为等同采用并发布了GB/T19000系列质量管理和质量保证标准。1994年根据ISO9000修订版，对GB/T19000系列标准作了相应的修订，于1994年12月发布了GB/T19000-ISO9000；1994版《质量管理和质量保证》系列国家标准，1995年6月30日开始实施。同时，等同转化ISO9004-2《质量管理和质量体系要素第二部分：服务指南》为国家标准GB/T19004-2，为国内服务行业实施ISO9000系列标准提供了指南。国务院颁布的《质量振兴纲要》（1996—

2010年）明确要求，包括医疗卫生在内的服务行业全面推行服务质量国家标准，初步实现服务质量的制度化、程序化、标准化，到2010年服务质量基本达到国家标准。

为了推动GB/T19000系列标准的贯彻实施，国家先后成立了"国家质量管理和质量保证标准化技术委员会（CSBTS/TC151）"和"中国质量体系认证机构国家认可委员会（CNACR）"等机构，有力地促进了系列标准在我国的贯彻实施。至1997年10月底，全国已有2934家企业获得了带有国家认可标志的质量体系认证证书，获证企业涉及全部39个专业中的32个专业，在地域上涉及了31个省（自治区、直辖市）和香港特别行政区。

（三）ISO9000标准与护理质量建设

为病人提供满意的医疗护理服务既是由医院的服务性质所决定的，也是社会和病人对医院的要求。医院的质量管理在一定程度上决定了医院的生存与发展，而护理质量管理是医院管理的重要组成部分，涉及医院的各个部门和医疗工作的各个环节，与医院的发展息息相关。近年来，为保证医疗行业质量达到病人满意的目标，国外医疗服务行业相继开展了ISO9000认证。随着我国改革开放的不断深入，医疗市场竞争日趋激烈，高品质的服务质量成为医院赖以生存的基础。

国内护理管理者认为，目前我国的护理质量管理与先进国家医院相比较，还存在一定差距：①护理质量体系还不健全，运行不够有效。表现在质量职责和权限不明确；质量教育的广度和深度不够，未达到全员教育、培训及全员参与；质量体系文件不规范，质量记录过于繁杂；质量评价制度不健全，评价方法有待改进。②超前管理意识不强，质量缺陷不能做到消灭在它形成的过程之中。③对护理服务全过程的控制措施不完善，质量改进偏重于头痛医头，脚痛医脚，因而在护理过程中会出现失控状态，致使护理缺陷时有发生。

也有护理管理者认为，在医疗改革与发展中，护理管理有其自身的优势。第一，我国的护理质量管理体系在医院的质量管理中相对比较完善；第二，我国护理质量管理的组织、职责、程序以及监控、评价方法与医院的其他方面相比，最接近于ISO9000标准；第三，我国护理管理者的质量观念正在不断强化、更新。

国内的护理管理者努力吸收国外先进的管理经验，不断完善护理质量管理、质量保证体系，在实施ISO9000方面进行了较深入的探讨，提出了与国际接轨的思想并进行大胆的尝试。在已经试行的医院中，其护理质量管理的经验和效果已充分证明，护理质量管理有条件和能力实现规范化、现代化和国际化，在医院的全面建设和发展中起到积极的作用。医院护理系统贯彻和实施ISO9000系列标准不仅必要，而且具有十分重要的意义。

1. 有利于落实以病人为中心的整体护理，提高护理服务质量　整体护理的开展，使护理服务中的文化成分增加，形成所谓魅力质量。护理服务给予病人的已不仅是生活上的照顾和生理上的需求，而是心理和个性的满足。然而，护理质量受各种因素的影响，实现高质、低费的质量目标有赖于对护理质量形成全过程的全部因素的有效控制。控制越有力，质量就越有保证。系列标准的基本要求就是强调全过程控制，要求医院建立既符合标准要求又适合自身具体情况的质量体系，对产品或服务质量形成全过程的、全部影响因素的有效控制，达到满足病人对医疗护理明确和隐含的服务需求。在实施护理过程控制中，护理人员站在病人的立场上不断了解分析病人的需求，识别护理过程，确定护理服务质量的特性，确定病人对服务和技术满意的标准，将病人的需求转化为质量要求，实施持续质量改进，提供优质服务。写我们所应该做的，做我们所写的，记录我们所做过的，检查其效果，纠正其不足是对整个质量体系运行过程的最通俗的描述，也是实行 ISO9000 标准管理的最终目的。

2. 有利于树立全体护理人员的质量意识，提高护理管理水平　据国内文献报道，对 380 名护理管理者现状调查结果分析认为，我国多数护理管理者管理知识相对不足，缺乏管理理论与现代医院管理技术和方法，导致护理管理低水平运转。系列标准的实施有利于促进护理管理者更新观念，学习和运用先进的管理理论和方法，不断提高护理管理水平。ISO9000 系列标准的贯彻实施，是建立在自愿的原则基础上，出于管理者对自身质量问题的清醒认识和迫切要求。由过去上级管理部门制定质量标准，员工被动按标准去做，改进为按顾客（病人）的需求去设计，按设计去做，使员工认为我应该这样做。因此，可调动护理人员的积极性，体现全员参与的管理思想，不仅有助于护士在临床护理过程中注重服务的系统性，而且有助于护士对临床护理质量的自我反馈式检查，在落实标准中培养护士的质量意识。

3. 有利于规范护理人员的工作行为，保障医疗护理安全　新的医疗事故处理条例的实施，使护理行为和护理过程的规范化问题成为当务之急。护理管理者有必要对护理技术和服务过程中的各个环节进行设计，将行之有效的法规、法律、制度等转化为系统的约束条件，形成有效文件，采取积极的预防和纠正措施，通过科学的、先进的质量管理体系运作、内部审核来检测护理行为的合法规范性，保障护理安全。这既有利于提高护理工作的整体水平，也有利于保护护理人员的职业权利，提高护理人员的法律意识。

4. 有利于促进护理服务质量改进，提高医院的社会效益和经济效益　医院要保持良好的经济效益和社会效益，首先要有良好的社会信誉去吸引病人，使他们满意。有调查表明，如果有一个病人不满意，他会把这种不满意告诉其他 9 个人，因而院方要比以前多付出 5 倍的资金开辟新的"客户"。因此，要使社会和病人对医院的医疗护理质量满意，就需要开展相应的质量保证活动，而实施系列标准正是质量保证的重要依据。其次，要降低消耗，以适宜成本达到所期望的质量，就必须加强人员和物质资源管理，以最低消耗获取最佳的效益。系列标准是宝贵的管理资源，充分利用好这一资源，还可以在服务对象心理上形成良好的质量信誉，扩大医院知名度，获取社会效益和经济效益的双丰收。

第二节　护理质量标准与管理模式

一、护理质量管理标准

（一）护理质量管理标准相关概念

1. 标准　标准（standard）是为在一定范围内获得最佳秩序，对活动或其结果规定共同和重复使用的规则、准则或特性的文件。它以科学技术和实践经验为基础，经有关方面协商同意，由公认的机构批准，以特定形式发布，具有一定的权威性。

2. 标准化　标准化（standardization）是为在一定范围内获得最佳秩序，对实际的或潜在的问题制定共同的和重复使用的规则的活动。这种活动包括制定、发布、实施和改进标准的过程。这种过程不是一次完结，而是不断循环螺旋式上升的，每完成一次循环，标准水平就提高一步。标准化的基本形式包括：简化、统一化、系列化、通用化和组合化。

3. 国家标准　国家标准（national standard）是指由国家标准机构通过并公开发布的标

准。《中华人民共和国标准化法》第六条规定"对需要在全国范围内统一的技术要求,应当制定国家标准。国家标准由国务院标准化行政主管部门制定。"

4. 行业标准　行业标准(professional standard)是指由国家有关行业行政主管部门通过并公开发布的标准。《中华人民共和国标准法》第六条规定对没有国家标准而又需要在全国某个行业范围内统一的技术要求,可以制定行业标准。行业标准由国务院有关行政主管部门制定,并报国务院标准化行政主管部门备案,在公布国家标准之后,该项行业标准即行废止。

5. 地方标准　地方标准(provincial standard)是指在国家的某个地区一级通过并公开发布的标准。

6. 企业标准　企业标准(company standard)是对企业范围内需要协调统一的技术要求、管理要求和工作要求,由企业制定并由企业法人代表或其授权人批准、发布的标准。

(二)标准的分类和级别

标准的分类方法很多。按性质分强制性标准和推荐性标准。按习惯分为技术标准、管理标准和工作标准。按对象分基础标准(basic standards)、产品标准(product standards)、过程标准(process standards)、试验标准(testing standards)、服务标准(service standards)和接口标准(interface standards)等。标准的级别:《中华人民共和国标准化法》规定,我国的标准分4级:国家标准、行业标准、地方标准和企业标准。

(三)护理质量标准

1. 定义　护理质量标准(nursing quality standard)是依据护理工作内容、特点、流程、管理要求、护理人员及服务对象特点、需求而制订的护理人员应遵守的准则、规定、程序和方法。一般由一系列具体标准组成。如在医院工作中,各种条例、制度、岗位职责、医疗护理技术操作常规均属于广义的标准。《中华人民共和国护士管理办法》(附录一)、《综合医院分级管理标准(试行草案)》及《医院管理评价指南》(附录六)均是正式颁布的国家标准。

2. 重要性　护理质量标准是护理管理的重要依据,它不仅是衡量护理工作优劣的准则,而且是指导护士工作的指南。建立系统的、科学的和先进的护理质量标准与评价体系,有利于提高护理质量和护理管理水平,有利于护理学科的发展和护理人才培养。

3. 分类　护理质量标准目前没有固定的分类方法。依据使用范围一般分为护理质量标准、护理管理质量标准;根据使用目的分为方法性标准和衡量性标准;根据管理过程结构分为要素质量标准、过程质量标准和终末质量标准。

(1)要素质量标准　要素质量是指构成护理工作质量的基本要素。要素质量标准既可以包括护理技术操作的要素质量标准,同时也可以指管理的要素质量标准。每一项要素质量标准都应有具体的要求。例如基础管理方面具体要求:①建立健全护理工作制度、护士的岗位职责和工作标准、各科疾病的护理常规和技术操作规程。有健全的护理工作制度、岗位职责、护理常规、操作规程等文件或手册,并保证实施;护士知晓并落实相关护理工作制度、岗位职责、护理常规、操作规程;各护理岗位护士明确岗位职责和工作标准。②制订并落实护理质量考核标准、考核办法和持续改进方案。建立并实施基础护理质量评价标准建立并实施专科护理质量标准;建立质量可追溯的机制,定期与不定期对护理质量标准进行效果评价,并体现在持续改进的过程中;按照《病历书写基本规范(试行)》进行护理文件书写,有定期的质量评价;有重点护理环节的管理、应急预案与处理程序。

(2) 过程质量标准 过程质量是各种要素通过组织管理所形成的各项工作能力、服务项目及其工作程序或工序质量，它们是一环套一环的，所以又称为环节质量。在过程质量中强调协调的医疗服务体系能保障提供连贯医疗服务，连贯的医疗服务主要指急诊与入院的衔接、诊断与治疗的衔接、诊疗程序的衔接、科室之间的衔接和院内与院外衔接。

(3) 终末质量标准 护理工作的终末质量是指病人所得到的护理效果的综合质量。它是通过某种质量评价方法形成的质量指标体系。这类指标包括技术操作合格率、差错发生率、患者及社会对医疗护理工作满意率等。要素质量、环节质量和终末质量标准是不可分割的，一般将三者结合起来构成综合质量标准。

4. 常用的护理质量标准

(1) 护理技术操作质量标准 护理技术操作质量标准包括基础护理技术操作和专科护理技术操作。总标准：严格三查七对；正确、及时、确保安全、省力、省物；严格执行无菌操作原则及操作程序，操作熟练。每一项护理技术操作的质量标准可以分为三个部分，即准备质量标准（包括病人和工作人员的准备，物品和环境的准备）、过程质量标准（包括操作过程中的各个环节）、终末质量标准（即操作完毕时所达到的效果）。

(2) 临床护理质量标准 临床护理工作体现人性化服务，要体现患者知情同意与隐私保护的责任；基础护理与等级护理的措施到位；护士对住院患者的用药、治疗提供规范服务；对实施围手术期护理的患者有规范的术前访视和术后支持服务制度与程序；提供适宜的康复和健康指导；各种医技检查的护理措施到位；密切观察患者病情变化，根据要求正确记录。

(3) 护理病历书写质量标准 护理病历包括体温单、长期医嘱单、临时医嘱单、入院病人评估表、一般病人护理记录、危重（特殊观察）病人护理记录单、手术护理记录单及病人健康教育评估表。

(4) 护理管理质量标准 为了进行质量管理，需要对有关的计划、决策、控制、指挥等管理职能制定相应的标准，即护理管理质量标准。

总体要求认真贯彻执行国家有关法律、法规和规章制度，健全医院各项工作制度，加强科学管理，保障医院正常执业活动，不断提高医疗质量，确保医疗安全，改善医疗服务，提高运行绩效，促进医院健康、可持续发展。

其中应包括：依法执业，专业技术人员具备相应岗位的任职资格，不得超范围执业，护理人力资源管理标准，护理人员的数量与梯队（含年龄和学历层次）结构合理，满足保证护理质量的需要（病房床位与病房护士比例1∶0.4）；质量责任制管理标准（规定质量责任制应达到的要求）；护理业务管理标准（业务范围、职责权限、工作制度、工作程序、工作方法及这些方面应达到的要求和考核办法）；护理技术管理标准；护理质量管理方法标准（如质量检查、控制、评价等）。

（四）护理质量标准化管理

护理质量标准化管理，就是制（修）订护理质量标准，执行护理质量标准，并不断进行护理标准化建设的工作过程。

1. 制订护理质量标准的原则

(1) 可衡量性原则 没有数据就没有质量的概念，因此在制定护理质量标准时，要尽量用数据来表达，对一些定性标准也尽量将其转化为可计量的指标。

(2) 科学性原则 制订护理质量标准不仅要符合法律法规和规章制度要求，而且要能够满足病人的需要，有利于规范护士行为，有利于提高护理质量，提高医院管理水平，有利于护理人才队伍的培养，促进护理学科的发展。

(3) 先进性原则 因为护理工作对象是病人，任何疏忽、失误或处理不当，都会给病人造成不良影响或严重后果。因此，要总结国内外护理工作正反两方面经验和教训，在充分循证的基础上，按照质量标准形成的规律制订标准。

(4) 实用性原则 从客观实际出发，掌握医院目前护理质量水平与国内外护理质量水平的差距，根据现有人员、技术、设备、物资、时间、任务等条件，定出质量标准和具体指标，制订标准值时应基于事实，略高于事实，即标准应是经过努力才能达到的。

(5) 严肃性和相对稳定性原则 在制订各项质量标准时要有科学的依据和群众基础，一经审定，必须严肃认真地执行，凡强制性、指令性标准应真正成为质量管理法规，其他规范性标准，也应发挥其规范指导作用。因此，需要保持各项标准的相对稳定性，不可朝令夕改。

2. 制订护理标准的方法和过程 制订护理标准的方法和过程可以分为三个步骤：

(1) 调查研究，收集资料 调查内容包括国内外有关标准资料、标准化对象的历史和现状、相关方面的科研成果，实践经验和技术数据的统计资料和有关方面的意见和要求等。调查方法要实行收集资料与现场考查相结合，典型调查与普查相结合，本单位与外单位相结合。调查工作完成后，要进行认真的分析、归纳和总结。

(2) 拟定标准并进行验证 在调查研究的基础上，对各种资料、数据进行统计分析和全面综合研究，然后着手编写关于标准的初稿。初稿完成后要发给有关单位、人员征求意见，组织讨论、修改形成文件。须通过试验才能得出结论的内容，要通过试验验证，以保证标准的质量。

(3) 审定、公布、实行 对拟定的标准进行审批，须根据不同标准的类别经有关机构审查通过后公布，在一定范围内实行。

目前我国各级医院的质量标准体系形成于上世纪90年代初期，一方面是以疾病为中心的护理模式为主要依据，偏重于基础质量和终末质量，缺乏对环节质量的控制，不能主动地去控制护理质量的结果，而只能通过终末质量标准反馈来指导临床护理工作，使护理工作处于相对被动状态。另一方面，护理质量标准未能形成自己的体系，标准确切性不够。

近来有学者和卫生行政部门已关注此问题并进行初步研究。成翼娟等采用质性研究方法将我国护理质量标准与评价体系，分为三大部分：医院护理的结构与组织、医院护理实践、医院护理质量绩效评价指标，共11个方面53个条目。王建荣等用层次分析法构建护理过程质量标准。该体系分为1级标准4项，2级标准12项，3级标准5项，见图8-1。

2005年卫生部印发了《医院管理评价指南（试行）(2005)》（详见附录六）。从《医院管理评价指南（试行）》可以看出，第二周期的医院评审工作与以往不同。首先是评审的定位不同，这轮评审不是评比，不是评优，而是医院保障质量、安全的条件和措施的认证。第二是评审的重点不同，本次的重点是质量和安全，不设分等标准，强调持续质量改进、医疗安全和连贯的医疗护理服务，使质量管理的内涵进一步深入。

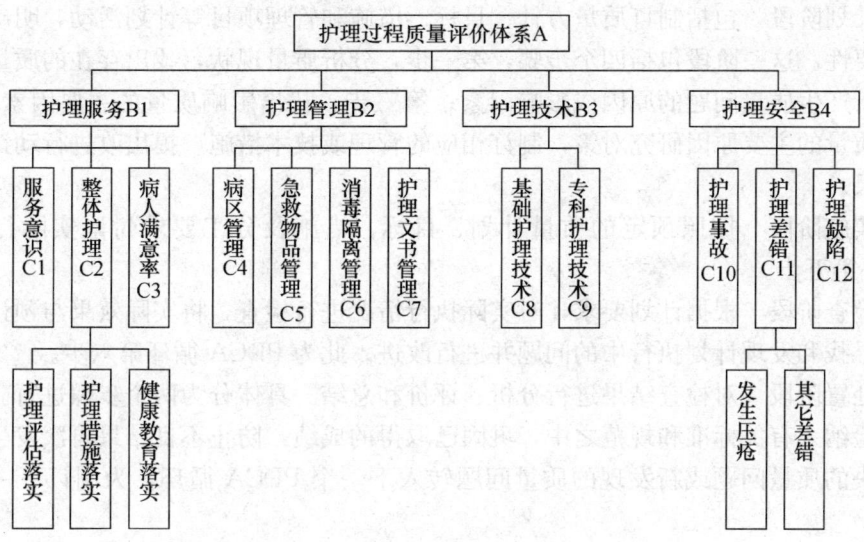

图 8-1　护理过程质量评价指标体系

二、护理质量管理模式

护理质量管理常用的方法有 PDCA 循环（也称"戴明环"）、DXTXA 模式、QUACERS 模式、以单位为基础的护理质量保证模式和质量管理圈活动等。其中 PDCA 循环是护理质量管理最基本的方法之一。

（一）PDCA 循环管理

PDCA 循环管理是美国休斯顿质量管理专家爱德华·戴明（CW. Edwards Deming）提出的，被称为"戴明环"。PDCA 是英语 Plan、Do、Check 和 Action 四个词的缩写，它是在全面质量管理中反映质量管理客观规律和运用反馈原理的系统工程方法。

1. PDCA 循环基本工作程序　每一次 PDCA 循环都要经过四个阶段，八个步骤（图 8-2）。

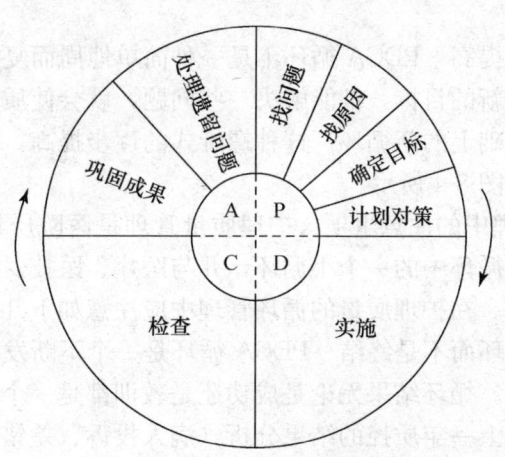

图 8-2　PDCA 循环八个步骤

（1）计划阶段　包括制订质量方针、目标、措施和管理项目等计划活动，明确计划的目的性和必要性。这一阶段包括四个步骤：第一步，分析质量现状，找出存在的质量问题；第二步，分析产生质量问题的原因或影响因素；第三步，找出影响质量的主要因素；第四步，针对影响质量的主要原因研究对策，制订相应的管理或技术措施，提出改进行动计划，并预测实际效果。

（2）实施阶段　按照预定的质量计划、目标、措施及分工要求付诸实际行动。此为PDCA循环第五步。

（3）检查阶段　根据计划要求，对实际执行情况进行检查，将实际效果与预计目标作对比分析，寻找和发现计划执行中的问题并进行改进。此为PDCA循环第六步。

（4）处置阶段　对检查结果进行分析、评价和总结。具体分为两个步骤进行。第七步把成果和经验纳入有关标准和规范之中，巩固已取得的成绩，防止不良结果再次发生。第八步把没有解决的质量问题或新发现的质量问题转入下一个PDCA循环，为制订下一轮计划提供资料。

2. PDCA循环的特点

（1）完整性、统一性、连续性　PDCA循环作为科学的工作程序，其四个阶段的工作具有完整性、统一性、和连续性的特点。在实际应用中，缺少任何一个环节都不可能取得预期效果，只能在低水平上重复。比如计划不周，给实施造成困难；有布置无检查；不注意将未解决的问题转入下一个PDCA循环，工作质量就难以提高。

（2）大环套小环，小环保大环，相互联系，相互促进　作为一种科学的管理方法，PDCA循环适应于各项管理工作和管理的各个环节。整个医院质量体系是一个大的PDCA循环，大循环所套着的层层小循环即各部门、各科室及病区质量体系的动态管理。护理质量管理体系是整个医院质量体系中的一个小的PDCA循环，而各护理单元的质量控制小组又是护理质量管理体系中的小循环。整个医院运转的绩效，取决于各部门、各环节的工作质量，而各部门、各环节必须围绕医院的方针目标协调行动。因此，大循环是小循环的依据，小循环是大循环的基础。通过PDCA循环把医院的各项工作有机地组织起来，彼此促进，如图8-3所示。

（3）不断循环，不断提高　PDCA循环不是一种简单地周而复始，也不是同一水平上的循环。每次循环，都要有新的目标，都能解决一些问题，就会使质量提高一步，接着又制订新的计划，开始在较高基础上的新循环。这种螺旋式的逐步提高，使管理工作从前一个水平上升到更高一个水平，如图8-4所示。

3. 护理质量循环管理中的注意事项　护理质量管理是医院质量管理工作中的一个重要组成部分，是医院管理大循环中的一个小循环，并与医疗、医技、后勤、行政等部门小循环组成了医院管理的大循环。在护理质量的循环管理中应注意如下几点：

（1）PDCA是一个循环而不是终结　PDCA循环是一个不断发现质量问题，不断改进质量，不断提高质量的过程。循环结果无论是成功还是教训都是一个管理周期。如每年的护理质量管理计划，就是根据上一年质控的结果分析（病人投诉、差错事故、褥疮发生、病人满意度等），找出问题所在及原因，从而确定当年质量目标（能否降低或提高，指标是多少），

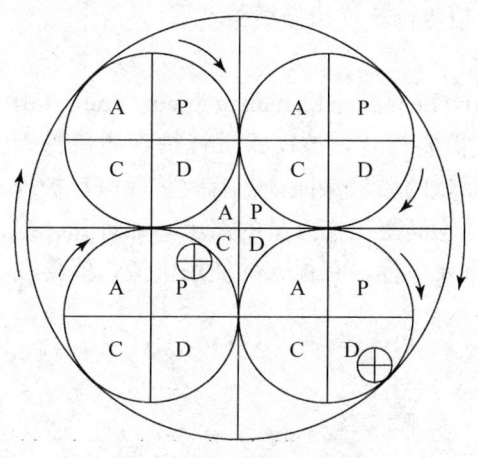

图 8-3 大环套小环示意图

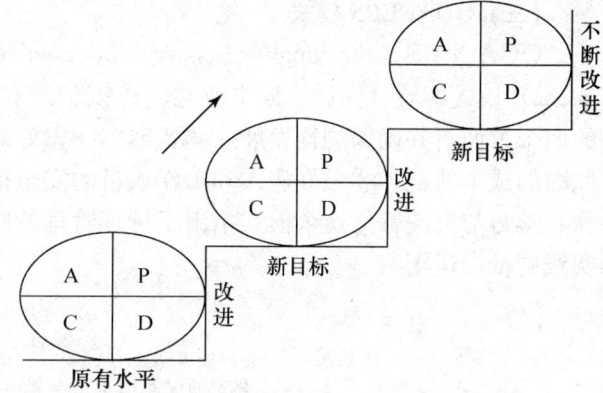

图 8-4 PDCA 循环螺旋式上升示意图

制订质量计划和具体措施，再组织实施计划，落实措施，然后检查措施落实情况和效果。总结好的经验进行肯定，不恰当的标准进行修订，遗留的问题再进入下一年计划，循环往复，逐渐形成护理质量管理的循环体系，使整个工作程序化、整体化、规范化。

(2) 注意各科室工作相互协调 全院护理质量管理是大循环，各科室是小循环，个人还有个人的工作管理循环。科室间因业务范围不同，PDCA 循环内容各异。如手术室 PDCA 循环着重要解决手术室的质量问题，如院内感染、手术配合质量、手术台次安排等。不同专业的 PDCA 循环要解决各自病室的质量问题，如病人的基础护理落实、护理记录的质量等。但各科室的 PDCA 循环都要围绕医院大循环，还要在大循环中注意各科室的协调。

(3) PDCA 循环和医院其他工作是一个整体不能独立。PDCA 循环不是一个独立的管理工作，它必须与医院的规章制度、标准化管理、行政手段、经济手段结合才能充分发挥 PDCA 循环的作用，PDCA 循环只是若干护理质量管理方法之一。

(二) 质控圈

质控圈 (quality control circle) 是由同一现场工作人员或者工作性质相近的人员，利用自动自发互相切磋的团队精神，并运用简单有效的品质管理方法与理念，对自身的工作环境进行持续的改善。质控圈的活动依序以组圈、选定主题、现况分析、制订活动目标、检查对策、实施对策、确认成果及标准化八个步骤进行。执行时应遵守下列原则：

1. 质控圈成员来自同一单位或仪器工作者，是自愿的，且可以轮换。
2. 质控圈成员利用上班时间每周开会一次，或者每个月至少两次，每次约 30 分钟至 1 小时。
3. 遇有临时问题则随时开会，每次 20~30 分钟。圈长应注意主持会议的技巧，利用指名发言、接力发言或反问等方式引导全体发言。
4. 遵守有效开会的原则，准时到会，不做人身攻击，并尊重不同的意见。
5. 质控圈成员应尽量学习并运用识别问题及解决问题的技巧。
6. 一般由工作现场的督导者来辅导质控圈之进行，督导者的角色是激发员工的创意，而不是去指示员工该如何做。
7. 质控圈需要高级管理者给予强有力的支持。

8. 强调人员的发展和现场工作者所提供的创意,以提高生产力及效率。

(三) QUACERS 模式

QUACERS(the quality assurance, cost effectiveness, risk management and staff needs)模式即质量保证、成本效益、危机管理和员工需要模式,该模式重视护理质量管理的四个方面,并确保均衡发展(图8-5):①做好病人照顾的质量保证;②有效掌握医疗护理照顾的成本效益;③做好病人和工作人员的安全措施;④满足工作人员的需求,如晋升、提薪、学习与发展等。这个模式指出了护理管理的四个重要目标,有很大的使用价值,值得在实践中推广运用。

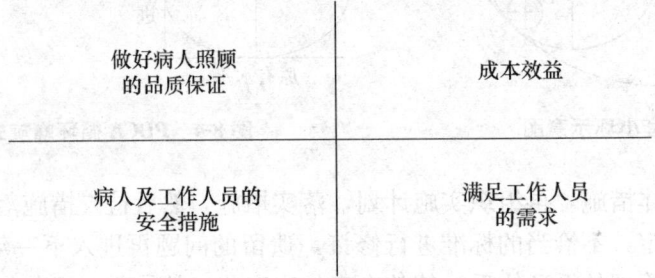

图 8-5　QUACERS 模式

第三节　护理业务技术的质量管理

一、护理业务技术管理的概念与意义

(一) 护理业务技术管理的概念

护理业务技术管理就是对护理工作的技术活动进行计划、组织、协调和控制,使这些技术能准确、及时、安全、有效地运用于临床,以达到高质量,高效率目标的管理工作。

医院护理业务技术管理的研究对象是医院基础护理工作和各不同专科护理工作的任务、特点、主要内容、技术要求和组织实施方法等。

护理技术管理要充分发挥护理技术力量和仪器设备的效能,使护理工作逐步做到管理制度化,工作规范化,操作程序化,更好地为病人服务。

(二) 护理业务技术管理的意义

护理业务技术管理是护理管理工作中的重要内容,是衡量医院护理管理水平的重要标志,护理业务技术的质量直接影响医疗效果。因此,抓好护理业务技术管理对提高护理工作水平,促进护理学科的发展,具有重要的作用。其意义在于:

1. **护理业务技术管理是护理质量的重要保证**　护理质量的保证是护理业务质量的保证,在医院工作中,护士不仅要与医院人员合作,而且要独立进行护理服务。护理工作不仅需要坚实的理论基础,还要有精湛的技术水平,加强护士的"三基"培训,提高专科业务技术水平,才能保证全院的医疗、护理质量。新业务、新技术是护理工作不断学习的内容。

2. **护理业务技术管理是医学科学管理发展的需要**　随着医学的迅猛发展,高新医疗仪器的广泛临床应用,先进技术的陆续开展,对护理技术协作的要求也越来越高,护理人员必须掌握先进的理论知识，才能保证护理人员在跨学科、多部门的合作中准确无误和协调一致。

3. 护理业务技术管理是护理教育管理的需要　护理人员业务素质和技术水平的提高，是护理教育培养合格护理人才的重要保证。

二、基础护理管理

基础护理是护理工作中各科室常规性的、通用的，并带有普遍性的基本理论和技术操作。它是每个护理专业人员必须掌握的基本功，也是发展专科护理的基础和提高护理质量的重要保证。基础护理质量是医院等级评审的内容，是衡量医院管理和护理质量的重要标志之一。

（一）基础护理管理的内容

1. 一般护理技术管理　包括病人出、入院处置，各种床单位的准备，病人的清洁与卫生护理，体温、脉搏、呼吸、血压的测量，体温单的绘制，各种注射的穿刺技术，无菌技术，消毒隔离技术，洗胃法，灌肠法，导尿术，各种标本采集，口服、吸入给药法，尸体料理，护理文件书写管理等。

2. 常用抢救技术管理　主要包括给氧、吸痰、洗胃、止血包扎法、骨折固定、心电监护、心内注射、胸外心脏按压、人工呼吸机的使用等管理。

（二）基础护理管理的主要措施

1. 加强教育，提高认识　基础护理是提供满足病人基本需要的护理与服务，是护理人员的基本职责与基本工作内容。基础护理技术在护理工作中应用最多、最广泛。个别护理人员对此不够重视，要求不高，因此，应加强对护理人员的教育，不断提高对基础护理技术重要性的认识。教育应形成制度并与培训相结合，寓教于培训之中，不断提高教育效果。

2. 规范基础护理工作

（1）制订基础护理操作规程　制订基础护理操作规程，规范基础护理技术操作是基础护理管理的基本任务，目的是使技术操作达到规范化，便于护理人员学习和管理者检查、考核、评价，在制订操作规程时应遵循以下原则：①根据每项技术操作的目的、要求、性质和应该取得的效果，制订操作方法、步骤及注意事项；②技术操作的具体步骤，必须符合人体生理解剖及病理的特点，避免增加病人的痛苦；③严格遵守清洁、消毒和无菌的原则，防止医院内感染；④各项技术性操作必须有利于保证病人的安全；⑤必须有利于节省人力、物力、时间，使病人舒适，符合科学性原则；⑥文字应简单、明了，有条理，便于护士掌握并在临床上推广。

（2）加强培训、考核　制订操作规程后，应进行严格的训练和考核，目的是通过训练和考核使护士熟练掌握每项技术的操作规程并自觉地应用于护理工作中，实现操作规范化，提高效率和质量。

（3）加强检查、监督　为确保基础护理技术的运用效果，提高工作质量，应建立健全质量监控制度，并认真组织落实。监控的方法有定期检查、考核评价、交接班时检查、跟班检查，以及征求病人和医师的意见等，发现问题及时采取纠正措施，提高基础护理效果。

三、专科护理管理

(一) 专科护理的概念及特点

专科护理是指临床各专科特有的基础护理知识和技术。专科护理具有以下特点：

1. **专业性强** 专科护理技术使用范围窄，专业性强，往往仅限于本专科，有的甚至只限于某一种疾病。

2. **操作复杂** 专科护理多配有仪器设备，技术复杂，操作难度大，要求高，护理人员除掌握专科基础知识和基础技术外，还要懂得仪器的基本原理和操作程序。因此，从事专科护理的护理人员必须经过专门的培训，才能胜任本职工作。

3. **高新技术多** 随着科学技术日新月异的发展，并向医学迅速渗透，大量高新尖的技术被用于临床诊断、治疗和护理，不仅增加了诊疗手段，而且提高了医疗护理质量。几乎每年都有新的技术用于临床，要求护理人员学习和掌握新的专科知识，这是专科护理技术的一个重要特点。

(二) 专科护理的内容

1. **疾病护理** 疾病护理技术包括各种专科疾病如心肌梗死、脑血管疾病、糖尿病、皮肤病等，以及各种手术病人的护理技术。

2. **专科一般诊疗技术** 包括各种功能试验、专项治疗和护理技术，如机械通气气道护理技术、泪道冲洗技术、静脉营养技术等。

(三) 专科护理管理措施

专科护理管理应根据护理技术的特点，抓好疾病护理管理和专科诊疗护理技术管理。

1. **疾病护理管理** 专科疾病护理技术常规是实施专科疾病护理的依据，也是专科疾病护理技术管理的基础工作。应根据专科疾病的特点分别制订专科疾病护理技术常规。制订专科疾病护理技术常规应遵循以下原则：

(1) **科学性和先进性** 疾病护理常规要以扎实的医学知识和临床护理实践经验为基础，根据疾病的病理生理改变，疾病的主要症状及不同的治疗原则，并参阅近年来国内外有关文献，使制订的常规既具有科学性，又能反映当代临床护理的先进技术。

(2) **适应性和可行性** 制订疾病护理常规既要考虑医院现有的条件，同时也要考虑医疗护理现代化的需要和医院今后可能的发展，使护理常规既切合实际，实用可行，又能满足技术发展的要求，具有一定的适应性。

(3) **以病人为中心** 疾病护理常规应有利于疾病的治疗及防止并发症与残疾的发生。还要有心理护理要求，便于落实以病人为中心的整体护理。

2. **专科诊疗护理技术管理** 专科诊疗护理技术管理必须与专科诊疗护理技术的特点相应，重点抓好技术培训和技术规程建设。

(1) **专科护理技术培训** 是专科护理管理的重点。护理部应结合医院专科建设实际制订专科护理技术培训计划，并建立相应的管理制度，保证计划的落实，提高专科护理技术水平。

(2) **制订各项专科护理技术规程** 由于专科护理技术的专业性强，护理技术规范要各科室根据专科特点，组织技术骨干制订。操作规程的内容除规定适应证、禁忌证、方法及注意事项外，还要制订防范差错的措施。

四、医院感染管理

医院感染（hospital infections）亦称医院获得性感染（hospital-acquired infections，HAI），是指患者、探视者和医院职工在医院内受到感染并出现症状。其内涵包括：①感染获得或发生在医院内，不包括入院时即有的或已潜伏的感染；②包括一切在医院内活动的人群的感染，其主要对象是住院患者。

目前防止医院感染已得到越来越多的重视，许多国家将医院感染发生率作为评价医院管理水平的重要标志。医院感染的预防和控制，是医院管理的重要任务，也是护理业务技术管理的重要内容。

（一）护士在预防医院感染中的作用

自19世纪中叶南丁格尔倡导科学护理以来，清洁、消毒、灭菌、无菌操作和隔离技术等日益为护理界所重视。在预防远比治疗重要的思想指导下，更强调消毒、灭菌、隔离等技术措施和预防交叉感染的管理制度。护理人员是预防和控制医院感染的主力军，护理管理是关键。

预防和控制医院感染，贯穿于医院工作的各个环节，整体管理状况、职工重视程度、控制感染的技术水平等都对感染发生率有重要影响，医院感染管理是一门科学性、技术性很强的涉及多学科的组织管理科学。护理人员在护理病人过程中，对病人细致观察病情变化、及时发现感染危险、采取严密隔离措施、有针对性地进行健康教育均是护理的重要职责。为此，将预防和控制医院感染列入护理系统的经常性议事日程，并作为业务技术管理和质量控制的重点工作，对于全院预防和控制院内感染关系重大。

（二）医院感染的管理措施

护理部主任（或总护士长）应是医院感染管理委员会（或小组）的主要成员之一，护理系统要积极贯彻全院性感染管理计划、政策、措施、制度，结合护理业务技术活动采取有效措施，从而最大限度地避免因护理工作失误而引起的院内感染。

1. 健全组织机构，加强监督检查　护理部要在医院感染管理委员会的指导下，成立预防医院感染的消毒隔离管理小组和由护理部主任或副主任（或总护士长）担任组长，由护理部—消毒隔离小组—科护士长—病房护士长—监控护士（兼职）参加的医院感染护理管理组织系统。该机构负责制订预防医院感染的近期、远期计划，使管理有目标、有措施、有检查标准和考核评比的依据。通过定期检查、随时抽查等途径加强监控。

定期统计无菌操作感染率，了解医务人员及住院病人医院感染发生率，分析原因，建立感染发生的报告制度，还应制订统一的消毒隔离、无菌操作等质量检查标准和具体要求，并以此对护理人员进行强化和训练，使操作规范化、质量标准化。

2. 合理布局，改善建筑结构，增添必要设施　在条件允许的情况下应根据需要适当改造或改建不适于预防感染的旧建筑，增添必要的专用设备及用具，如手术室、烧伤病房安装空气净化装置，使用一次性注射器等，以减少感染途径。

3. 开展教育训练，完善规章制度　不断进行针对性的教育与专业培训是作好医院感染管理的基础和重要环节，使护理人员了解预防医院感染的重要意义、具体要求、实施方法，切实做到预防和控制感染的发生。培训护士长和监控护士的专业技术和组织管理能力，护士长和监控护士通过护理查房、消毒隔离操作讲课和考评等途径指导所属护理人员的工作。感染管理制度应不断健全、完善，使护理人员的行动有据可依，做到管理制度化、操作常规化、工作规范化。

4. 严格病人管理，重视健康教育　护理人员是健康教育的主力军。对医院的每项制度、每项护理操作的目的与要求均应通过健康教育取得病人合作。管理好病房环境和病人活动秩序，如空气清洁、控制陪住等，是减少病人感染机会的措施。可通过多种形式向病人宣传预防疾病及卫生学管理知识，需要隔离者明确隔离的意义。

5. 贯彻消毒措施，控制交叉感染　消毒是预防感染的基本手段，在实施消毒制度时应注意以下几点：

（1）专人负责　监控护士与护士长负责监督检查消毒隔离制度及无菌操作的实施。如发生感染或暴发流行，负责及时上报护理部及控感机构，并协同做好调查分析和有效控制。

（2）定期消毒　不论有无感染发生，均应按规定时间定期消毒、灭菌，一旦发生感染还应增加次数。除定期消毒的用具外，某些物品还必须做好随时消毒、预防性消毒、终末消毒。例如，餐具应每餐消毒，便器一用一消毒，病人床单位每日清洁消毒，被、褥、枕、床垫终末消毒等。

（3）按时检查　根据不同对象建立定期检查制度，明确规定年、季、月、日检查重点，做到每项制度有布置、有检查。检查项目的绝大多数，如洗手要求、口罩带菌情况、空气和物体表面的污染等，均应贯彻卫生部《消毒管理办法》规定的统一标准，检查监测或获得科学数据，说明现状并找出感染因素和薄弱环节，有针对性的采取管理措施。

（4）定期鉴定　为确保消毒灭菌有效性，对某些项目应定期鉴定。如对消毒液的有效成分与污染情况、含氯消毒液中有效氯的性能及各种消毒液的细菌培养等必须定期分析、鉴定。对于压力蒸汽灭菌器还必须定期进行生物与化学检测。病区治疗室、换药室、手术室、婴儿室、产房、重症监护病房等重点单位应按要求重点监测。

（5）开展评比　可结合各级卫生行政部门要求，对消毒隔离具体规定和制度，组织检查评比，以便发现问题，总结经验，激励先进，纠正不足。

五、护理信息管理

信息时代的到来是科学技术高度发展和进步的标志。信息与每个护理人员密切相关，护理系统内外的人际交流在很大程度上是信息的交流，护理人员的行为也受到信息的影响。护理管理者离不开与护士、医师、其他技术人员、病人、家属等进行交往，以便了解护理工作状态、病人的满意度、护理质量的高低、护理科研的进展等。因此，护理管理离不开对护理信息的管理。

（一）信息的概念和特点

1. 信息的定义　信息泛指情报、消息、指令、数据、信号等，通常用声音、图像、文字、数据等方式传递。信息是由事物的差异和传递构成的。信息源于物质及其运动，具有物质的属性，但它并不是物质，信息是现代社会一种极其重要的资源。从广义上说信息也是一种能量，它可以影响事物的变化，对人类社会产生巨大的创造力。一个系统的组织程度越高，它的信息量就越大。

2. 护理信息的特点

（1）来源广泛　护理信息有来自病人的、家属的、医生的；也有来自治疗、检查、化验的；还有来自药品、仪器、设备的。这些信息往往互相交错、互相影响。

(2) 内容繁杂 护理工作与医技、药房、后勤、检验等部门均有广泛联系。护理工作自身包括业务技术、护理质量、护理人员及物品、护理科研等方面。这些来自护理系统外部和内部的信息各不相同，文字信息多，但能够量化的较少。

(3) 随机性大 日常护理工作，带有突发事件性质，如急诊、出入院随时发生，病人病情随时变化等，均无规律可言，需要护理人员具备准确的观察、敏锐的判断和综合分析的能力。

(4) 质量要求高 许多护理信息直接关系到病人的健康、生命，对完整、及时、准确、可靠性要求都很高，容不得一丝马虎。如在病人病情危重时，病情突变危及生命时，信息判断失误、处理失误，可造成不可挽回的损失。

另外，护理信息主要是与人的健康和疾病有关的信息，由于健康和疾病处于动态变化状态之中，护理信息因而还具有流动性和连续性的特点。

（二）护理信息管理的内容

1. 护理信息的收集 护理信息的收集是护理信息管理的基础。护理部作为医院信息管理的执行单位，有必要全方位了解全院护理信息工作的动态。护理信息的收集可以从院内采集，如各病室单元护理工作日报表、手术预定单、护理人员排班表、护理人员出勤表、危重病人情况报告、护士交班报告等，还可以从院内医务科、统计室、病案室等了解病人出入院动态、门诊病人总数等。另外，护理信息可以从院外收集，如国内各种护理学情报杂志、专业书刊、各种学术交流会议、参观访问学习和国外情报信息等。采用口头询问、书面记录、电脑输入等方式收集信息。

2. 护理信息的处理 在收集护理信息的基础上，通过对信息的处理来实现对信息的管理。初步收集的护理信息，往往是项目繁多、零散、复杂，难以从这些信息中总结规律，发现问题，做出判断，也难以给管理者、决策者提供有效的参考信息。护理信息的处理常常是借助于人工或计算机对原始信息进行加工、整理、分析、归纳、概括、提炼和浓缩。做到去粗取精、去伪存真，从而有利于信息的传递、储存和利用。

（三）护理信息管理的措施

1. 提高认识 护理部应组织护理人员学习护理信息管理的有关知识和护理信息管理制度，加强对护理信息管理重要性的认识，自觉地参与护理信息管理。

2. 建立护理信息管理体系 护理部应健全垂直护理信息管理体系，做到分级管理，实行护理部主任—科护长—护士长负责制。保证信息的完整和真实，减少信息传送中不必要的环节，保证信息传递渠道的畅通，逐级上报。并建立切实可行的护理信息管理制度。

3. 加强护理人员的业务学习 加强护理人员的专业知识、新业务、新技术的学习，提高护理人员对信息的收集与分析、判断和紧急处理的能力。如工作中遇到一个有心跳骤停可能的危重病人，护士一发现与心搏骤停有关的信息，应准确识别，马上汇报医生，迅速做出处理，不得有任何延误。另外，颅脑严重外伤的病人，往往病情变化很快，护士应对任何病情信息的变化有预测能力。

4. 及时做好信息的反馈工作 各级护理管理人员应及时传递、反馈信息，经常检查和督促信息管理工作。对于违反信息管理制度如漏报或迟报信息而影响病人抢救，造成工作紊乱或经济损失者，应追究责任。

六、护理新业务、新技术管理

护理新业务、新技术的概念有广义和狭义之分,广义的概念是指在国内外护理领域里近十年具有发展新趋势的新项目以及取得的新成果和新手段;狭义的概念则是指在本地尚未开展过的项目和尚未采用过的手段,其管理包括以下内容:

1. 新业务、新技术的论证 对拟引进和开展的新业务、新技术,开展前应进行查新,详细了解原理、使用范围、效果、副作用及注意事项等,以保证引进、开展的新业务、新技术的先进性。

2. 建立审批制度 护理新业务、新技术立项后先呈报护理部审批同意,再呈报相应学术委员会批准。本单位研究成功的新技术、新护理用具必须经过护理学术组和院内外有关专家鉴定,方可推广应用。对已确定开展的新业务、新技术,要制订实施方案,组织有关护理人员学习,通过培训明确目的、要求,掌握操作规程、注意事项等。

3. 选择应用对象 选择合适的应用对象对新业务、新技术的推广应用至关重要。选择应用的对象应具备开展新业务、新技术的基本条件,包括对新业务、新技术的兴趣、技术水平、设备条件等。一个科室不能完成的应成立协作组,吸收有关科室人员参加,发挥集体的智慧。

4. 建立资料档案 开展新业务、新技术的资料,包括设计、查新、应用观察和总结等,应及时进行整理并分类存档。

5. 总结经验不断改进 在开展新业务、新技术的过程中,要不断总结经验,反复实践,逐步掌握规律,不断改进操作方法,在实践中创新,并逐步建立一整套操作规程或常规,供推广应用。

第四节 预防护理缺陷的管理

护理质量缺陷是引发医疗纠纷的重要原因,如何防范护理质量缺陷是护理管理者应思考的问题。随着新的《医疗事故处理条例》(详见附录五)的颁布与实施,护理管理者面对新的情况:新条例规定,患者有权复印病历资料,医疗机构不能有损患者的知情权;因医疗行为引起的侵权诉讼,由医疗机构就医疗行为与损害结果之间不存在因果关系及不存在医疗过错承担举证责任,即通常说的"举证责任倒置";用"医疗事故"这一国际通用术语来评价诊疗过错行为,将以前的"差错"归为第四级医疗事故;医疗过失行为的责任程度不再分责任事故和技术事故。这些新情况对管理者提出新的要求,一方面要认真学习新条例,充分理解领会其实质,并在实践中执行,另一方面要制订新的管理规定应对新的变化。

一、护理质量缺陷相关概念

1. 护理缺陷 护理缺陷(nursing defectiveness)指由于各种原因导致的一切不符合护理质量标准的现象和结果。这种现象或结果使患者产生不满意或给患者造成损害,分为患者不满意、医疗纠纷和医疗事故三种。

2. 患者不满意 不满意是患者得到的服务结果小于期望的恰当服务且超出容忍区所形成的一种心理状态。当患者对医疗服务质量产生不满意感觉时,一般有两种反应:一种是不抱怨，继续接受服务，但容忍区域变窄，期望值变高，或直接退出服务；另一种是抱怨，有私下和公开之分，如果问题得到迅速而有效的解决，就会维持或提高患者原有满意度，否则，就会发生纠纷。

3. 医疗纠纷　医疗纠纷（medical dispute）是指患者或家属就对医疗服务的过程、内容、结果、收费或态度不满而发生争执，或是同一医疗事件医患双方对其前因及后果，处理方式或轻重程度产生分歧发生的争议。

4. 医疗过失行为　医疗过失行为（medical defective action）是指医务人员在医务活动中因违反了医疗卫生管理法律、行政法规、部门规章和诊疗护理规范、常规，不是主观故意而是客观上有过失造成患者损害的医疗行为。认定医疗行为是否有过失的关键在于医疗行为是否违反了有关医疗卫生管理法律、行政法规、部门规章、诊疗护理规范、常规和是否存在主观故意。衡量医疗行为主体是否有过失，不能凭主观推断，而要认真、科学地判定。

5. 医疗过失行为责任程度判定　医疗过失行为责任程度分为：完全责任，指医疗事故损害后果完全由医疗过失行为造成；主要责任，指医疗事故损害后果主要由医疗过失行为造成，其他因素起次要作用；次要责任，指医疗事故损害后果主要由其他因素造成，医疗过失行为起次要作用；轻微责任，指医疗事故损害后果绝大部分由其他因素造成，医疗过失行为起轻微作用。

6. 医疗事故　医疗事故（medical malpractice）是指医疗机构及其医务人员在医疗活动中，违反医疗卫生管理法律、行政法规、部门规章和诊疗护理规范、常规，过失造成患者人身损害的事故。

7. 医疗事故构成要件

（1）发生医疗事故的主体　是医疗机构及其医务人员。这里说的"医疗机构"是指按照国务院1994年2月发布的《医疗机构管理条例》取得《医疗机构执业许可证》的机构。这里所说的"医务人员"是指依法取得执业资格的医疗专业技术人员，如医师和护士等，他们必须在医疗机构执业。

（2）行为的违法性　医疗事故是医疗机构及其医务人员因违反医疗卫生管理法律、行政法规、部门规章和诊疗护理规范、常规而发生的事件。

（3）过失造成患者人身损害　即是医务人员的过失行为，而不是有伤害患者的主观故意；对患者要有"人身损害"后果。这是判断是否是医疗事故至关重要的一点。

（4）过失行为和后果之间存在因果关系　这是判定是否是医疗事故的一个重要方面。虽然存在过失行为，但是并没有给患者造成损害后果，这种情况不应该被视为医疗事故；而虽然存在损害后果，但是医疗机构和医务人员并没有过失行为，也不能判定为医疗事故。

8. 医疗事故分级　根据对患者人身造成的损害程度，医疗事故分为四级：

一级医疗事故：造成患者死亡、重度残疾的。
二级医疗事故：造成患者中度残疾、器官组织损伤导致严重功能障碍的。
三级医疗事故：造成患者轻度残疾、器官组织损伤导致一般功能障碍的。
四级医疗事故：造成患者明显人身损害的其他后果的。
具体分级标准由国务院卫生行政部门制订。

9. 不属于医疗事故的情形　有下列情形之一的，不属于医疗事故：①在紧急情况下为抢救垂危患者生命而采取紧急医学措施造成不良后果的；②在医疗活动中由于患者病情异常或者患者体质特殊而发生医疗意外的；③在现有医学科学技术条件下，发生无法预料或者不能防范的不良后果的；④无过错输血感染造成不良后果的；⑤因患方原因延误诊疗导致不良后果的；⑥因不可抗力造成不良后果的。

二、护理缺陷的影响因素

（一）管理因素

1. **规章制度不健全** 护理工作的规章制度不健全，职责划分不清，缺乏质量管理的监督系统。如未制订健全的各种查对制度、交接班制度、岗位责任制、各种技术操作规程，或在实施护理措施的过程中，监督管理不得力，执行制度不到位，以致发生护理缺陷。

2. **管理者缺乏经验** 护理管理者的管理水平有限，管理者缺乏工作经验，管理不力，监督不严，以致护理管理工作混乱。如抢救设备部齐全、抢救药品的管理不当，贻误抢救时机。

（二）护理人员因素

1. **护理人员经验不足** 在护理工作的过程中，护士的业务不熟悉，技术操作不规范，观察病情不到位，处理问题不及时，从而发生护理缺陷。

2. **护理人员责任心不强** 有的护理人员缺乏良好的医德医风，对病人缺乏同情心和责任心，工作态度不端正，技术不能精益求精。如不能按时巡视病房，病人病情变化未能及时发现，延误病情，从而造成不良后果。

3. **违反操作规程** 没有严格执行三查七对的制度及无菌技术；执行医嘱不当，服务态度不良，与病人沟通障碍；护理记录不完整及护理病案涂改。

（三）其他因素

1. **后勤供应因素** 设备维修管理及后勤保障供应不力，未定期维修保养各种设备，使之保持完好的备用状态。

2. **卫生材料因素** 医院采购卫生材料时没有严格按照国家招标的要求和程序，所采购的卫生材料质量部符合国家标准，以致病人发生不良反应，从而影响病人的治疗效果。

3. **病区环境因素** 医院的噪声、粉尘、潮湿、照明不足、昆虫、老鼠等均可引起院内感染。放射源的保管不当等，不仅会发生护理缺陷，还可能造成医疗事故。

4. **时间因素** 在节假日时间，由于上班的护理人员少、工作任务重、缺乏安全意识，护理人员在交接班时，没有遵守交接班制度，易发生护理缺陷。

5. **护理服务的基础条件** 护理基本设施、病室布局、护理工作量、医疗护理的配合和协调不良是发生护理质量缺陷的客观原因。护理工作量大，护士超负荷工作，必然造成接受信息迟缓、反应迟钝和精力分散。

三、预防护理缺陷的措施

1. **完善规章制度** 建立护理质量控制指挥和分层质控的管理制度，健全各项技术操作规程，各级护理人员要严格执行各项规章制度和技术操作规程，使操作程序化、规范化；建立护理缺陷等级报告制度，各科室要有护理缺陷登记本，由本人或发现者及时登记护理缺陷的发生经过、原因、后果，护士长要及时上报，并组织护理缺陷讨论与总结；建立护理人员的考核评价体系，运用奖惩手段，对护理工作进行经常性的督促和检查，以确保护理安全。

2. 提高人员素质 护理部要经常对护理人员进行专业思想、责任心及普法的教育，帮助护理人员树立以病人为中心及防范护理缺陷的意识，提高护理人员的业务能力和技术水平，杜绝护理缺陷的发生。

3. 严格操作规程 护理人员在医疗活动中，必须严格遵守医疗卫生管理法律、行政法规、部门规章和诊疗护理规范、常规。恪守医疗护理的职业道德，不断改善服务态度，提高服务水平和护理工作质量。

4. 突出重点，抓好落实 对容易发生护理缺陷的薄弱环节和重点环节要加强指导和监督，发现问题及时处理。如新调入护士的管理、节假日值班的护理人员责任意识、病区病人较多又有抢救病人时，要注意经常指导和监督，切实抓好各项护理工作的落实。同时，对护生的带教要保证质量，防止带教不尽力而发生的护理缺陷。

5. 重视护理文书的管理 护理人员书写护理病历时，应做到护理记录的及时性、客观性、真实性、完整性，并及时分类和归档，确保护理病案的完整。

6. 加强护理缺陷的管理 护理质量缺陷的控制关键在预防。预防为主是整个质量管理的指导思想，也是防止质量缺陷的关键措施。

(1) 做好患者投诉处理 当患者因不满而投诉时，首先要耐心接待，认真受理并记录；其次，采取纠正措施，如解释说明、向患者道歉等；第三，对投诉问题进行调查、了解其原因，评估问题严重性，分清责任，做出适当补偿；第四，采取长效纠正措施，防止问题再次发生；第五，跟踪调查。

(2) 正确对待医疗事故 医疗机构有义务正确的处理医疗事故，保护医患双方的合法权益，把医疗事故造成的损害减低到最小程度。要正确、及时、稳妥地处理医疗事故，首先，必须制订处理医疗事故预案。处理医疗事故的预案是指在出现医疗事故后明确处置医疗事故、防止损害扩大的领导机构和承担具体工作的部门，以及各部门的职责和应采取的措施的一种方案。其次，按照程序处理医疗事故。

(3) 加强医疗事故预防 要做到有效防范医疗事故，除了设立医疗质量监控部门，加强医疗质量监督管理，建立预警机制，做好风险管理，提高医务人员技术水平，改善服务态度以外，还应制订切实可行的防范医疗事故预案。医疗事故预案是在医疗事故出现之前制订的一系列应急反应程序，明确应急机制中各部门及其人员的组成、具体职责、工作措施以及相互之间的协调关系。

发生护理缺陷后，要及时有效地护理，积极采取措施以减少或消除由于护理缺陷所造成的影响及不良后果。实事求是，总结经验，吸取教训，发生护理缺陷的各种有关记录、检查报告及造成事故的药品、器械等均应妥善保管，不得擅自涂改、销毁。应保存完整资料，以便鉴定使用。

案例分析

某患儿，2岁半，因咳嗽、发热而住院，诊断为小儿肺炎，医嘱静脉滴注青霉素，护士甲为患儿作皮试，结果为阴性，遵医嘱输注青霉素。该患儿输注青霉素后第二天下午出现皮疹，医嘱停止青霉素输注，炉甘石洗剂 20 ml 外洗患处。护士乙将炉甘石洗剂发给了患儿的母亲，其母将洗剂误给患儿口服。晚班护士丙发现后立即报告值班医师，值班医师本意是让患儿口服50%硫酸镁导泻，医嘱误写为：50%硫酸镁10 ml静脉推注。护士丙执行医嘱，静脉推注50%硫酸镁不到10 ml，患儿出现抽搐，随即呼吸抑制死亡。

【思考】
1. 护士甲、乙、丙是否存在过失行为？为什么？
2. 在这起医疗事故中，护士甲、乙、丙是否该承担责任？为什么？
3. 如果你是护士长，应如何加强预防护理缺陷管理，杜绝医疗事故的发生？

第五节 护理质量评价

护理质量评价是护理质量管理中的控制工作之一。评价一般指衡量所定标准或目标是否实现或实现的程度如何，即对一项工作成效大小、工作好坏、进展快慢、对策正确与否等方面做出判断的过程。评价贯穿工作的全过程中，不应仅在工作结束之后。

护理质量评价是一项系统工程。评价的主体是由病人、工作人员、科室、护理部、医院、院外评审机构等构成，评价的客体是由护理项目、护理病历、护士行为、科室和医院构成的系统绩效。评价的过程是收集资料，将资料与标准比较并做出判断的过程。

一、护理质量评价的内容

（一）护理人员的质量评价

护理人员的素质、行为表现直接影响护理质量的优劣，故应经常或定期对其进行评价。护理人员的评价内容一般包括人员素质、护理行为、护理服务结果3个方面。

1. 基本素质评价　从政治素质、业务素质、职业素质3个方面来综合评定基本素质，从平时医德表现及业务行为看其政治素质及职业素质，从技能表现、技术考核成绩、理论测试等项目来考核业务素质。方法可采用问卷测评方式或通过反馈来获得综合资料，了解其基本条件，包括道德修养、技能表现、工作态度、学识能力、工作绩效等素质条件。

2. 行为过程评价　主要是对护理活动的过程质量进行评价，考核护士在护理全过程的各个环节是否体现以病人为中心的思想，是否贯彻病人至上的服务宗旨。可采用明察暗访形式获得其服务态度、服务行为的资料，也可采取问卷、开座谈会的形式获得病人或其他工作人员对护士行为的评价资料。

3. 行为结果评价　结果质量是对护理服务结果的评价，对护理活动、服务效果、工作绩效的评定均属于此范围。对护理人员质量评价内容多为定性资料，不易确定具体数据化标准，所以结果评价较为困难，可进行综合性评价，如护理工作和服务态度满意率、护理人员年终考核合格率、护理人员培训率、护理人员"三基"平均达标率等，以求获得较全面的护理人员服务质量评价结果。并可通过信息反馈，指导护理人员明确完成护理任务的具体要求和正确做法。

4. 综合评价 即用几方面的标准综合起来进行评价，凡与护理人员工作结果有关的活动都可结合在内，如对期望达到的目标、行为举止、素质、所期望的工作结果和工作的具体指标等进行全面的考核与评价。

（二）临床护理活动的质量评价

对临床护理活动质量的评价，就是衡量护理工作目标完成的程度，衡量病人得到的护理效果。常通过以下三方面进行评价：

1. 要素质量评价 要素质量评价是对构成护理服务要素质量基本内容的各个方面进行的评价，包括组织结构、物质设施、资源和仪器设备及护理人员的素质。

具体表现为：①环境，病人所处环境的质量是否安全、清洁、舒适，温度、湿度等情况。②护理人员工作安排，是否选择合理的护理方式，人员质量（资历）是否合乎标准等。③器械、设备是否处于正常的工作状态，包括药品、物资基数及保持情况，要根据客观标准数量进行检查计量。④病房结构、病人情况、图表表格是否完整等。

要素质量评价方法有现场检查、考核，问卷调查，查阅资料等。

2. 环节质量评价 环节质量评价即对护理过程的评价。这类标准可以评价护士护理行为活动的过程是否达到质量要求，可按护理工作的功能和护理程序评价。具体包括 7 个方面：正确执行医嘱方面；病情观察及治疗结果反应观测方面；对病人的管理；对参与护理工作的其他医技部门和人员的交往和管理；护理报告和记录的情况；应用和贯彻护理程序的步骤与技巧；心理护理，健康教育，身体和感情健康的促进等。环节质量评价方法主要为现场检查。一般采用 5 级评价方法：一是护理人员护理过程的自我评价；二是同科室护理人员护理过程的相互评价；三是护士长的检查监督评价；四是总护士长的指导评价；五是护理部组织的综合质量评价。

3. 终末质量评价 即护理结果评价，是对护理服务的最终结果的评价。评价护理服务结果对病人的影响，即病人得到的护理效果的质量。一般应选患者满意度、静脉输液穿刺成功率、事故发生率等。根据现代医学模式要求，终末质量还应从生理、心理、社会等方面加以考虑，但这方面的质量评价比较困难，因为影响因素较多，有些结果不一定是护理工作的效果，如住院天数等。终末质量一般通过问卷调查、护理查房等方法进行评价。

二、护理质量评价指标

护理质量评价的指标一般分工作质量指标和工作效率指标两类。

1. 工作质量指标 这类指标还未形成完整标准体系，大都偏重临床护理工作质量。如护士培训率、考试及格率、病房管理合格率、陪护率等，而新的《医院管理评价指南（试行）[2005]》（详见附录六）增加了反映病人最终得到护理效果的评价指标，如健康教育知晓率、护理缺陷发生率、医院感染发生率、患者对医务人员工作满意度、社会对医疗服务的满意率等。

2. 工作效率指标 这类指标基本上是工作量的指标，是标明负荷程度的。大体包括：护士人数、病房床位与护士比、收治病人数、展开床位使用率、展开床位周转次数。重症护理日均数及重症护理率、卫生宣教人次数、健康教育覆盖率等。

以往我们侧重于工作质量指标的评价，忽视了工作效率指标的评价。因此，评价后，反映出护理工作负荷量大的科室工作质量上暴露的问题较多，护理质量综合评价分低；而护理工作负荷量小的科室则往往暴露问题相对少，护理质量综合评价分却较高，这样，挫伤了部分科室护理人员的工作积极性，违反了公平理论。2005年国家卫生部颁发的《医院管理评价指南（试行）[2005]》评价指标已有改变，体现"质量优先，兼顾效率"的原则。

三、护理质量评价的方法

（一）建立质量管理的机构

质量管理和评价要有组织保证，落实到人。在我国医院一般是在护理部下设质量督导科（组）或质量管理委员会，作为常设机构或临时组织。质量督导科（组）是常设机构，配备1~3名高年资或高级职称的护理人员，专门负责质量检查。质量管理委员会是临时机构，一般由护理部主任（或副主任）领导，各科室护士长参加，分项（如护理技术操作、理论、临床护理、文件书写、管理质量等）或分片（如门诊、病区、手术室等）检查评价。多采用定期自查、互查互评或上级检查方式进行。院外评价经常由上级卫生行政部门组成，并联合各医院组织对医院工作进行评价，其中护理评审组负责评审护理工作质量。

（二）加强信息管理

护理质量管理要靠正确与全面的信息，因此应注意获取和应用信息。对各种信息进行集中、比较、筛选、分析，从中找出影响质量的主要的、一般的、共性的和特性的因素，再从整体出发，结合客观条件做出指令，然后进行反馈管理。

（三）采用数据统计方法发现问题

建立反映护理工作数量、质量的统计指标体系，使质量评价更具有科学性。在运用统计方法时，应注意统计资料的真实性、完整性和准确性，注意统计数据的可比性和显著性。应按照统计学的原则，正确对统计资料进行逻辑处理。

（四）护理质量评价方式

根据评价时间和内容分为：

1. 定期评价　分综合性全面定期检查评价和专题对口定期检查评价两种，前者按月、季度或半年、一年进行，由护理部统一组织全面检查评价，但要注意掌握重点单位、重点问题。后者则根据每个时期的薄弱环节，组织对某个专题项目进行检查评价，时间根据任务内容而定，由质量管理人员按质量标准定期检查。

2. 不定期评价　主要是各级护理管理人员、质量管理人员深入实际随时按护理质量标准要求进行检查评价。

根据评价主体不同分为医院外部评价、上级评价、同级评价、自我评价和服务对象评价。

四、常用的质量评价统计方法

护理质量评价的结果直接表现形式主要是各种数据，但用这些数据尚不能直接对护理质量进行判断，须进行统计分析。护理质量评价结果分析方法有许多，可根据收集数据的特性采用不同方法进行分析。常用的方法有定性分析法和定量分析法两种。定性分析法包括调查表法、分层法、水平对比法、流程图法、亲和图法、头脑风暴法、因果分析图法、树图法和对策图法等。定量分析法包括排列图法、直方图法和散点图的相关分析等。

(一) 调查表法

是用于系统地收集、整理分析数据的统计表。通常有检查表、数据表和统计分析表等。

如住院病人对护士工作满意度调查表（见附录七）属于检查表。表 8-1 某医院 2004 年第一季住院患者对护理工作不满意项目属于统计分析表。

表 8-1 某医院 2004 年第一季住院患者对护理工作不满意项目

不合格项目	频数	频率（%）	累计频率（%）
基础护理不落实	48	50.53	50.53
健康教育不到位	28	29.47	80.00
病房环境卫生差	10	10.53	90.53
护士穿刺技术差	4	4.21	94.74
护士服务态度不佳	3	3.16	97.90
其他	2	2.10	100.00
合计	95	100.00	

(二) 因果图法

是分析和表示某一结果（或现象）与其原因之间关系的一种工具。通过分层次列出各种可能的原因，帮助人们识别与某种结果有关的真正原因，进而寻找解决问题的措施。

因果图因其形状像鱼刺，故又称鱼骨图，包括"原因"和"结果"两个部分，原因部分又根据对质量问题造成影响的大小分大原因、中原因、小原因。

其制作步骤是：①明确要解决的质量问题；②召开专家及有关人员的质量分析会，针对要解决的问题找出各种影响因素；③管理人员将影响质量的因素按大、中、小分类，依次用大小箭头标出；④判断真正影响质量的主要原因。

例：某院护理部分析手术感染率增加与护理工作的关系，找出各种原因，做出因果图，如图 8-6 所示。

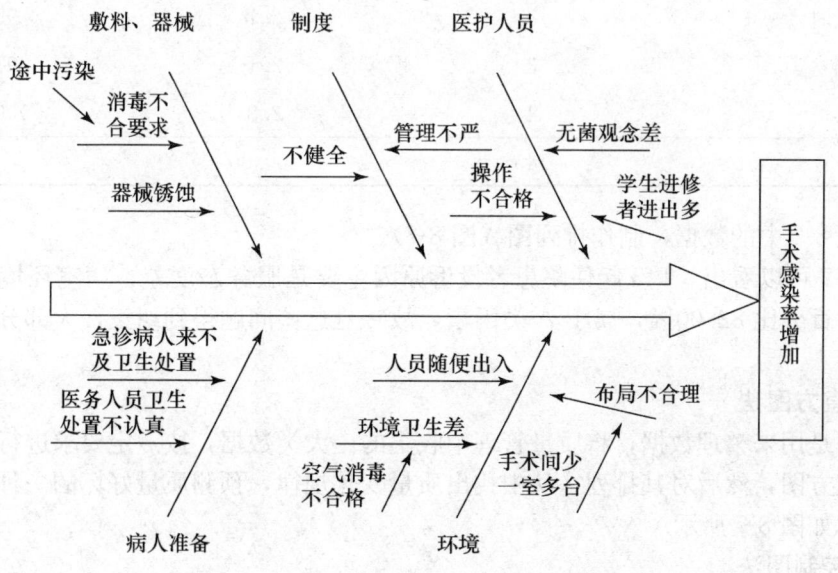

图 8-6 某院手术感染率增加因果分析图

(三) 排列图法

又称主次因素分析法、帕洛特图（Pareto charts）法。它是找出影响产品质量主要因素的一种简单而有效的图表方法。排列图是根据"关键的少数和次要的多数"的原理而制作的，也就是将影响产品质量的众多影响因素按其对质量影响程度的大小，用直方图形式按顺序排列，从而找出主要因素。

其结构是由两个纵坐标和一个横坐标，若干个直方形和一条曲线构成。左侧纵坐标表示不合格项目出现的频数，右侧纵坐标表示不合格项目出现的百分比，横坐标表示影响质量的各种因素。按影响大小顺序排列，直方形高度表示相应的因素的影响程度，曲线表示累计频率（也称帕洛特曲线，Pareto Graphs）。

排列图的作用是：①确定影响质量的主要因素。先将各项目的频数按从多到少排序，然后再计算百分比和累计百分比指标。通常按累计百分比将影响因素分为三类：累计百分比在80%以内为A类因素，即主要因素；累计百分比在80%～90%为B类因素，即次要因素；累计百分比在90%～100%为C类因素，即一般因素。由于A类因素已包含80%存在的问题，此问题如果解决了，大部分质量问题就得到了解决。②确定采取措施的顺序。③动态排列图可评价采取措施的效果。

为了方便理解，下面举实例进一步说明之。某医院对2001—2002年住院患者145起投诉原因进行统计，见表8-2。

表8-2　某医院2001—2002年住院患者投诉原因

投诉原因	频数	百分比（%）	累计百分比（%）
服务态度差	66	45.5	45.5
病室环境不安静	53	36.6	82.00
护士穿刺技术差	11	7.6	89.6
收费不合理	5	3.4	93.0
治疗不及时	3	2.1	95.1
液体渗漏	3	2.1	97.2
其他	4	2.8	100.00
合计	145	100.00	

根据表8-2中的数据，制作排列图（图8-7）。

从图8-7可以看出，145起住院患者投诉原因主要是服务态度差、病室环境不安静，此两项累计的百分比82.00%，属于A类因素，故一旦这些问题得到纠正，大部分质量问题即可消除。

(四) 直方图法

直方图是用来整理数据，将质量管理中收集的一大类数据，按一定要求进行处理，逐一构成一个直方图，然后对其排列，从中找出质量变化规律，预测质量好坏的一种常用的质量统计方法，如图8-7所示。

(五) 控制图法

又称管理图，是一种带有控制界限的图表，用于区分质量波动是由于偶然因素还是系统

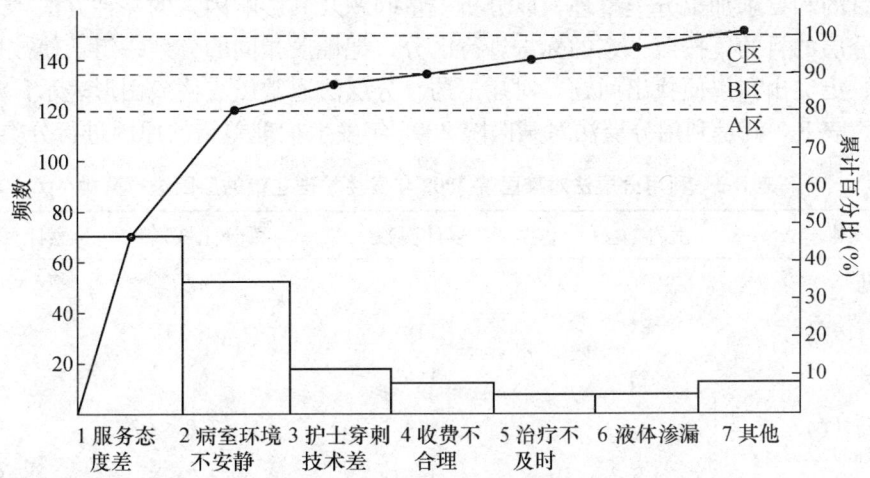

图 8-7　某医院 2001—2002 年住院患者投诉原因

因素引起的统计工具。控制图的结构，纵坐标表示目标值，横坐标表示时间，画出 3~5 条线，即中心线、上下控制线、上下警戒线。当质量数据呈正态分布时，统计量中心线（以均值 $\overline{X}$ 表示）、上下控制线（$\overline{X}\pm 2S$）、上下警戒线（$\overline{X}\pm S$），如图 8-8 所示。

应用控制图的注意事项：本图用于治愈率、合格率时，指标在 $\overline{X}\pm S$ 以上说明计划完成良好，但在床位使用率时，超过上控制线时，说明工作负荷过重，应查找原因，予以控制。当用于护理缺陷发生率时，指标在 $\overline{X}\pm S$ 以下表明控制良好，一旦靠近警戒线时应引起高度重视。

控制图法贯穿于护理工作全过程，对于检查护理工作质量是否稳定有重要作用。

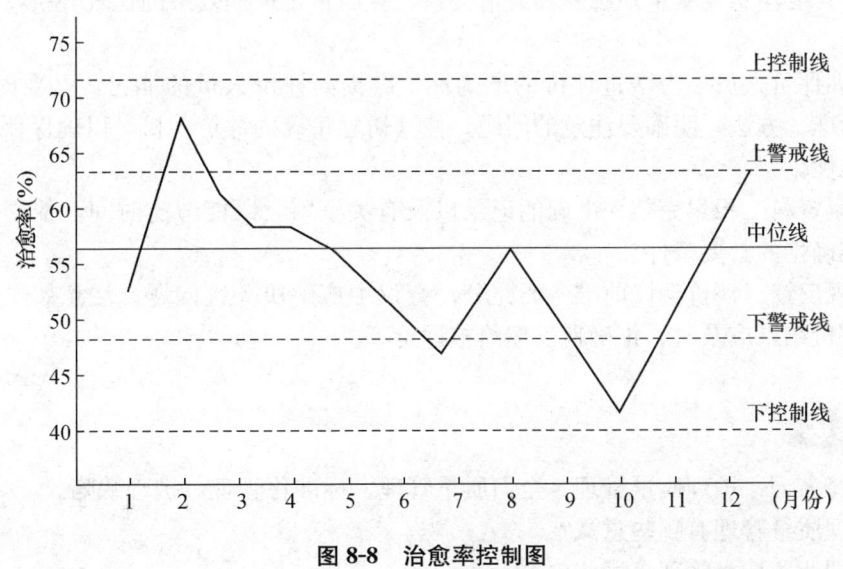

图 8-8　治愈率控制图

（六）分层法

分层法是质量管理中整理数据的重要方法之一。分层法是把收集来的原始质量数据，按照一定的目的和要求加以分类整理,以分析质量问题及其影响因素的一种方法。运用分层法时应根据分层的目的,按照一定的标志进行区分,把性质相同的分列一组,使数据反映的事实更明显、更突出,以便找出问题,对症下药。分层法通常以表格或图形表示,常与排列法同时使用。表 8-3 就是利用分层法对某医院 2002 年发生护理差错的原因进行分类。

表 8-3　利用分层法对某医院 2002 年发生护理差错的原因进行分类

原　因	发生次数	累计次数	百分比（%）	累计百分比（%）
发错药	70	70	45.2	45.2
漏执行医嘱	48	118	31.0	76.2
打错针	21	139	13.5	89.7
化疗药外漏	5	144	3.2	92.9
烫伤	5	149	3.2	96.1
压疮	3	152	1.9	98
输错血	1	153	0.6	98.6
其他	2	155	1.4	100

五、临床护理服务评价的注意事项

1. 评价标准恰当　制订的护理质量的标准体系应该是先进的、科学的、恰当的。符合本医院的实际情况,具有可操作性,便于开展工作。

2. 评价要公正　护理管理人员在评价过程中,应按设计的评价标准进行,做到公正、公平、公开。要注意克服主观臆断和人情关系,克服重视近期效果的比较分析,而忽略远期效果的评价。

3. 培训评价人员　为增进评价的准确性,需提高评价人员的能力,必要时进行培训,学习评价标准、方法,明确要注意的问题,使其树立正确的评价动机,以确保评价结果的准确性、客观性。

4. 积累资料　积累完整、准确的记录以及有关资料,既能节省时间,便于查找,又是促进评价准确性的必要条件。

5. 重视反馈　评价会议前准备要充分,会议中应解决关键问题,注意效果,以达到评价目的。评价结果应及时、正确地反馈给被评价者。

复习思考题

1. 解释名词：护理质量管理、全面质量管理、标准化管理、护理缺陷。
2. 护理质量管理有哪些意义?
3. 护理业务技术管理有哪些内容?
4. 简述 PDCA 循环的特点与基本要求。
5. 护理工作中如何预防护理缺陷的发生?

第九章 医院成本管理

> **学习目标**
> - 掌握成本管理和成本核算的概念。
> - 熟悉成本管理的实施方法。
> - 了解护理成本管理的程序和内容,成本管理的重要性和发展趋势。

随着我国医疗体制的进一步深化改革,医疗保险制度的进一步完善,人民对医疗服务需求的不断提高,医院之间的竞争已不仅仅是技术和质量的竞争。医院成本的最小化,不仅降低了患者的医疗费用,使患者享受到高质量、高效率的医疗服务,更促进了医院的科学化管理,医院成本管理已经成为医院实现可持续发展的重要管理内容之一。

第一节 概 述

一、成本与成本管理的概念

(一) 成本的概念

成本(cost)属于经济学价值范畴的概念,是生产过程中所消耗的物化劳动和活劳动价值的货币表现。医院中的成本概念是指在提供医疗服务过程中物化劳动和活劳动消耗的货币表现。物化劳动是指物质资料的消耗,活劳动是指脑力劳动和体力劳动的消耗,货币价值是指产出劳动成果用货币表示其价值。医疗成本亦称医疗服务成本(cost of medical service)是医疗单位在医疗服务过程中消耗的全部资源,包括人力资源、物力资源和自然资源,其价值以货币额的形式表示。医院医疗服务成本主要包括六大类:

1. **劳务费** 包括职工工资、补助工资、岗位津贴和福利费等职工从事医疗活动所需支付的费用。
2. **公务费** 包括书报费、办公费、差旅费及公杂费等。
3. **卫生业务费** 包括水、电、煤和一般设备维修费、科研费、职工培训费及医疗费等进行医疗活动所消耗的费用。
4. **材料费** 包括消毒用品、化学试剂、敷料及X光摄像材料等。
5. **低值易耗品** 是指能多次使用的消耗品,包括玻璃器皿、医用推车、轮椅、医用柜架、小型医疗器械等。
6. **固定资产折旧及大修理基金提成** 固定资产包括房屋、大型医疗设备、家具等。

另外,还有一些费用支出不计入医院医疗服务成本,如购置固定资产和无形资产的支出、对外投资、医疗事故的赔偿、患者医疗欠费的费用减免、已按规定提取过的医疗保险金等。

（二）成本管理的概念

成本管理（cost management）是以成本信息的产生和利用为基础，按照成本最优化的要求有组织地进行预测、决策、计划、实施、反馈、分析和考核等一系列的科学管理活动。成本管理是一项系统工程，主要包括七方面的内容：

1. 成本预测　根据以往的医院经济状况，结合医院当前的规模、任务、经济目标以及技术经济措施实施效果等情况，对一定时期的成本水平及其变动趋势作出科学的估计。

2. 成本决策　根据成本预测的结果和其他相关的资料，在多个备选成本方案中选择最优方案，确定目标成本。

3. 成本计划　综合反映医院为完成各项医疗任务所需的医疗业务费用预算。包括规划当期医疗服务项目的成本水平；计划可比成本的降低程度以及完成计划所必须采取的措施。

4. 成本控制　通过合理控制人力成本、严格控制内部成本、实行全面成本核算等一系列的方法和手段，对成本的实际发生进行调控，保证医疗活动顺利开展。成本控制是实现成本管理目标的关键。

5. 成本核算　把发生的实际成本按照一定的原则进行成本归集，真实反映医疗活动的财务状况和经营成果。成本核算是进行成本分析和成本控制的基础。

6. 成本分析　根据实际成本资料和其他相关资料。对实际发生的成本水平进行原因分析，提出改善医院经营管理的有效措施，不断降低医疗成本。

7. 成本评价　对成本计划的执行效果及成本责任者工作责任履行情况进行监督考核，总结经验，明确责任，奖罚分明，执行有力，以达到降本增效的目的。

通过上述可见，成本的形成过程，体现在医疗服务的整个过程中，只有医院全员、全方位、全过程实行成本管理，进行有效的事前控制（成本预测、决策、计划）、事中控制（成本控制）、事后控制（成本核算、分析、评价），才能使医疗服务成本实现最小化，达到"优质、高效、低耗"的目标。

（三）影响成本管理的主要因素

1. 医疗服务质量和数量　医疗服务质量是医院生存发展的基础，病人对医院的满意度是医院经营活动的本质，增加医疗服务数量可以减少服务量成本的固定费用，从而降低服务成本。研究表明，当病人忠诚度上升5%时，医院利润的上升幅度将达到25%。因此，提高医疗服务质量和数量是与成本互相促进的。

2. 科室成本核算　科室是医院成本管理的基本单位，科室成本核算可直接调动医护人员的工作积极性，所以，医院要为科室成本核算提出具体要求。充分进行核算，既要考虑整体与局部利益，又要协调好医院与科室，科室与科室之间的利益，发挥科室的效益最大化优势，为医院成本管理服务。

3. 医学技术创新　医学技术日新月异，医疗新技术的研发往往需要大量投入，而一旦新技术应用于临床就会大大降低全社会的成本费用。在医学科研和技术创新上，医院要站在长远利益上，舍得投入资金，推动医学进步，才能更好地为社会服务，赢得更好的社会效益和经济效益。

4. 医院、职工和患者利益　医院实施成本管理，进行成本核算是为了"实现用比较低廉的费用提供比较优质的医疗服务"的卫生改革目标，调动职工增收节支的积极性，降低患者医药费用。在实施过程中，要摆正医院、职工与患者之间的关系，不能单纯依据收入多少与个人分配挂钩,既要防止单纯追求医院经济效益而不顾社会效益的行为,又要防止为追求社会效益和轰动效应而不讲经济效益的行为。

二、医院成本管理的重要性

(一) 医院成本管理现状

我国自实行社会主义市场经济以来,医疗服务市场化趋势越来越强烈,并逐渐与世界发达国家的医疗服务接轨。国外医院控制成本、降低费用公认的有两种手段:一是诊断相关因素分组系统。以控制医疗费用膨胀为主要目的,用于医疗质量及医疗成本管理;二是实施临床诊疗路径。临床路径是由医院专家,依据各种疾病或某种手术方法,制定一种大家同意认可的治疗模式,让相似病种病情的病人由住院到出院都依此模式提供的建议方案来接受治疗,是目前许多世界发达国家广泛采用的一种医疗成本控制的方法。然而由于国情不同,在实施过程,我国医院的成本管理存在的问题亟待解决。

1. 成本意识与经营意识淡薄 长期以来,医院由于受计划经济的影响,一些医院的管理者和医务人员对医院实行成本核算管理的认识和理解不够,医院经营、成本、盈利观念淡薄,多数医院将核算重点放在大型医疗设备、药品和科室承包上,存在重业务科室成本管理、轻职能部门成本管理,重直接成本管理、轻间接成本管理,重事后成本管理、轻事前成本分析等成本管理问题。成本核算着重点放在算,而不是在管理上,放在事后核算,而不放在事前、事中控制。造成医疗资源配置不合理,缺乏可比性,医护人员的成本意识不强,没有充分调动医护人员的工作积极性。

2. 医院成本管理体系不完善 陈旧的管理体制与医院成本管理现状不相适应,医院成本由于自身的复杂性和多样性,目前还没有形成一套统一、科学的方法体系。各医院实施的科室成本核算中,也没有统一的标准和操作方法,没有形成一整套的成本核算管理模式,各医院科室成本的归集范围、成本分摊各不相同,有些医院成本管理与成本核算流于形式,责权利不清,这势必会造成医院成本管理的盲目性和局限性。

3. 医院成本核算的基础比较薄弱 现行的医院财务会计制度对成本核算只提出了原则性的要求,并不能满足实际需要,而有的医院更是家底不清,账面资金和资产不相符。大多数医院成本信息管理系统功能有限,数据的采集没有和其他系统形成良好的接口,无法实现数据共享,许多数据需要手工处理,工作量大,影响了数据的收集、传输、汇总和分析的准确性。由于成本核算不实,做出的决策科学性不强,直接影响医院成本管理工作的正常开展。

(二) 医院成本管理的必要性

医院成本管理是医院经营活动的重要内容,贯穿于医疗服务活动的全过程。随着医疗市场竞争的日趋激烈,成本管理的重要性越来越受到医院、患者的高度重视,主要表现在:

1. 实施成本管理,符合市场经济发展规律 随着我国医疗市场的开放,民营、合资、外资等不同形式的医疗机构准入医疗市场,使现有的医疗机构备受冲击,医院能否吸引和留住病人,是关系医院生存和发展的大事,谁不降低运行成本,谁必将被市场淘汰。加强成本管理实行成本核算,有利于促进医院运行机制改革,调动广大职工的积极性,进一步挖掘内部潜力,节省费用支出,有效利用人力、物力、财力等资源,促进医疗体制改革健康发展。

2. 实行成本管理,是医院科学管理的重要保障 医疗成本是反映医院总体质量和管理水平的综合性指标。通过对医疗服务过程中的劳动消耗和劳动成果进行记录、计算、分析、对比,才能发现医院管理中的薄弱环节和存在的问题,从而采取措施,改进工作。医院实施成本管理将不断促进医院由外延规模型向内涵质量型转变,由粗放经营管理向集约经营管理转变,有利于建立和完善医院内部管理制度。在当前医院建设资金不足的情况下,通过成本管理,研究成本的构成,可考核和审查各种医疗消耗的合理性,改善经营管理,对各项开支精打细算,降低消耗,节约资金,促进医院管理科学化。

3. 成本管理是提高医院社会和经济效益的重要途径　患者对医疗质量的评价是以自身的满意程度来衡量的,这种满意不仅仅是要求诊断快、疗效好,还要环境美和耗费少。由于医疗收费由政府统一定价,因此医院提高效益的重点只能是减少浪费,降低消耗,提高卫生资源利用率,避免人员和仪器设备闲置和提高工作效率。目前,医院实行医疗经济效益与医疗费用挂钩,实行成本核算,可以促使核算单位降低医疗服务成本,减轻患者的经济负担,从而提高社会效益和经济效益,医院才能更具有竞争力。

4. 医院实行成本管理,是深化医院财物制度改革的需要　由于医院服务的对象——患者是特殊的消费群体,与医院不是简单的消费支出关系,从而对医院的财务工作提出了更高要求。实行医院成本管理,使医院会计从简单的预、决算管理,走向有利于开展项目成本、诊次成本、床日成本、单病种成本的核算,从核算对象、核算方法、结算基础以及账务处理等各方面实施全面成本核算,进行经济效益分析,帮助决策者做出正确的经营决策,规范支出管理,降低成本费用,以较少的成本投入,取得较好的医疗服务效果。

第二节　护理成本管理的内容与程序

医疗护理服务的成本管理是医院成本管理系统的重要组成部分,构成护理成本的有如下要素:①护理收入　主要有分级护理费、护理操作费(如静脉输液/血、置胃/尿管、口腔/会阴护理等)。②护理成本　直接成本为护理器材、人力费用(护理人员的工资、奖金及所有福利费用)和护理低值易耗品;间接成本主要是护理行政管理费用,包括训练费、质量控制费和杂费。随着卫生经济的发展,护理成本管理越来越受到医院领导、护理管理者的广泛重视。

一、护理成本管理的内容

(一)建立护理成本核算模式,确定护理成本核算内容

由于护理服务对象受自然、社会、心理、病情等多种因素影响,因而护理耗费会因人、因时、因地而异,这在客观上给医院护理成本核算带来一定困难,尤其是护理人员的活劳动耗费不易精确计量,建立科学化、规范化、标准化的护理成本核算体系,才能更全面、正确地核算和监督护理过程所发生的劳动耗费,科学而又实用的具体核算方法还有待在实践中探索。

(二)体现护理工作劳动价值,使护理成为收益中心

开发医院管理者,充分认识到护理既是重要的成本中心更是重要的收益中心,既要看到直接经济收入又要看到无形的社会效益。现有研究表明,我国等级护理收费标准与等级护理成本有较大距离,一级护理费中消耗品成本为 36.50 元,而每日所需的护理人员劳动力成本

与消耗品成本合计测算为157.28元；而现行的收费标准连最基本的物化劳动成本都不能满足，循环往复，影响了护理人员的配备和护理服务的到位。所以，通过成本研究和单项成本分析，明确成本构成，按护理工作的实际耗费，制订护理服务收费标准，使护理成为收益中心而不是成本中心。

（三）强化人力成本管理，满足患者日益增长的护理要求

目前，医院临床护理人员数量不足，是护理人力成本管理中亟待解决的问题。医院应采取鼓励护士学历教育、加强在职继续教育、晋升、奖金分配向临床一线倾斜等方法充分发挥每位护士的主观能动性，提高护士业务技术水平，确保护理队伍稳定，为病人提供质优价廉的护理服务，使患者成为最大的受益者。

（四）加强医疗设备的成本管理，发挥卫生资源更好的效益

医疗护理仪器成本较高，对医疗护理设备做到"四固定"，即固定专人管理、固定放置位置、固定仪器数量、固定维修时间，定期维护保养和使用后维护保养相结合，最大限度延长仪器使用寿命。应经常组织护士进行训练和考核，确保每个护士都能对仪器熟练使用，使有限的卫生资源发挥更大的作用。

（五）注重易耗品的管理，从点滴见效益

护士长掌管着一个科室物品的领取权，必须对科室内使用和库存情况了如指掌，做到有计划按需领用，特别是一次性输液器、注射器、纱布、胶布、棉签、各种消毒液等低值易耗品由于其物品小价钱较低，不易引起重视，护士长应充分发挥以人为本的管理理念，人人参与管理，建立消耗账目，定期公布和讨论，以达到控制浪费、降低成本、减少流失。熟练的护理技术是降低低值易耗品的保证，从最基础的静脉输液、静脉抽血到动脉抽血、深静脉置管等操作，护士都应做到"一针见血"，既可减少患者的痛苦，又能有效降低成本。

（六）关注患者住院费用的管理，进行实时监控

减少差错、事故的发生是控制成本消耗最经济的手段。为保证患者的费用准确无误，每天进行核对，并以每日清单制的方式向患者通报，同时由专职物价员每天对住院病人的收费合理性进行实时监控。患者出院时，费用审核应做到三级联查，即科室办公护士自查、住院收费处审核、患者确认清单，达到合理收费、医院信任、患者满意。

二、成本管理的程序

医院成本管理贯穿于医疗护理服务活动的全过程，体现了成本管理的成本预测、成本决策、成本计划、成本控制、成本核算、成本分析和成本考核职能。

（一）成本预测

成本预测是成本管理的起点。通过成本预测，掌握未来的成本水平及其变动趋势，有助于减少决策的盲目性，使经营管理者易于选择最优方案，作出正确决策。

1. **成本预测的分类** 按预测的期限分为长期预测和短期预测。长期预测指对一年以上期间进行的预测，如三年或五年。短期预测指一年以下，如按月、季或按年的预测。

2. **成本预测的要求**

（1）坚持正确的经营方向，微观效益与宏观效益并举　成本预测是成本管理的重要一环，也是医院全面成本管理的重要组成部分。进行成本预测既要努力挖掘降低成本的潜力，但是也不能孤立地、片面地单纯只顾降低成本，而不顾及周围和全社会的利益。

（2）坚持从实际情况出发，进行认真、细致的预测　成本预测需要运用一系列的科学方法、占有大量的材料。为此，预测前要充分研究和考察本院的实际情况，选取适宜的方法，在此基础之上，针对方法的需要，广泛搜集材料，进行科学的预测。

3. 成本预测的程序

（1）根据总体目标提出初步成本目标。

（2）确定预测对象，明确工作目的。医院成本对象大致分为医疗服务、药品两部分，具体又分为院级成本、科室成本、项目成本、病种成本、制剂成本等。

（3）搜集整理与成本对象有关的资料，采取相应的预测方法，进行初步预测。初步预测就是不考虑任何特殊的降低成本措施，找出达到成本目标的差距。

（4）考虑各种降低成本方案，预计实施各种方案后成本可能达到的水平。

（5）选取最优成本方案，预计实施后的成本水平，初步确定成本目标。分解到各科室、各部门、各环节广泛讨论。

（6）搜集整理对成本预测结果的意见，调整确定为成本管理目标。

（二）成本决策

成本决策是根据成本预测及有关成本资料，运用定性与定量的方法，选择最佳成本方案的过程。它贯穿于整个经营过程，涉及面广，因此，在每个环节都应选择最优的成本决策方案，才能达到总体的最优。作出最优化的成本决策，是制订成本计划的前提，也是实现成本目标和提高经济效益的重要途径。

1. 成本决策的程序　成本决策一般经过提出问题、确定决策目标、拟订方案、分析评价、优化选择、纳入计划等项程序。

2. 成本决策应注意的问题　从成本决策的程序可看出，成本决策不是瞬间的决定，它有一个过程，成本决策是一个提出问题、分析问题和解决问题的系统分析过程，决策中应注意成本决策不能主观臆断；成本决策必须目的明确；成本决策必须是集体智慧的结晶。

（三）成本计划

成本计划是经营总预算的一部分，它以货币形式规定在计划期内耗费、各种成本水平、相应的成本降低水平以及为此采取的主要措施的书面方案，属于成本的事前管理，是经营管理的重要组成部分，是推动医院实现责任成本制度和加强成本控制的有力手段，是评价考核医院及部门成本业绩的标准尺度。

成本计划的编制程序：

1. 制订成本计划的编制原则　成本计划编制方式有统一编制和分级编制。统一编制以财会部门为核心，在其他有关部门的配合下，根据综合经营运作的要求，编出成本计划，这是一种自上而下的编制方法。分级编制采用自下而上的方法，是一种参与性的编制方式。高层管理下达成本控制指标，下级单位再根据这一指标，按成本计划的要求，通过同级间、上级与下级间的沟通、协调，最后形成总体成本计划。

2. 收集资料　收集和整理资料是成本计划的基础工作。主要收集的资料有：

（1）成本降低指标及有关的各项规定。

（2）计划期医院的服务、物料供应、劳务工资。

（3）计划期各种直接材料、直接人工的耗费定额。

（4）材料计划价格、各部门费用预算以及工资率。

（5）上期成本资料。

（6）费用开支标准及有关规定。

3. 分析上年成本计划完成情况

4. 成本指标的试算平衡　在对上期成本计划完成情况分析的基础上，考虑计划期各种因素的变化和增产节约的措施，进行反复测算，确定计划期的目标成本。成本指标的试算平衡还要与其他计划指标进行综合平衡，如材料计划和物资供应计划、成本计划和资金计划的互相衔接平衡。

5. 编制成本计划　通过试算平衡，结合经营要求就可以正式编制企业的成本计划。

（四）成本控制

医院为公益单位，治病救人、救死扶伤为根本宗旨，不仅仅要追求经济效益降低成本，同时要保障服务质量，注重社会效益。因此，医院的成本控制不同于一般企业。

1. 成本控制的原则

（1）全面介入的原则　是指成本控制的全部、全员的控制。全部控制是全部费用要加以控制，不仅对变动费用要控制，对固定费用也要进行控制。全员控制是要发动领导干部、管理人员、医疗技术人员和其他职工建立成本意识，参与成本的控制。

（2）例外管理的原则　成本控制要将注意力集中在超乎常情的情况。因为实际发生的费用往往与预算不相上下，如发生的差异不大，也就没有必要一一查明原因，而应把注意力集中在非正常的例外事项上，并及时进行信息反馈。

（3）经济效益的原则　提高经济效益，不单是依靠降低成本的绝对数，更重要的是实现相对的节约，以较少的消耗，取得最佳的经济效益。

（4）因地制宜原则　指医院成本控制系统必须个别设计，适合特定医院、科室和成本项目的实际情况，不可完全照搬别人的做法。

2. 成本控制的一般程序

（1）制订成本控制标准　医院要根据预测的目标成本制订出切合实际的全面的具体标准。控制标准的方法一般有：

①计划指标分解法　即将大指标分解为小指标。分解时，可以按部门、单位分解，下达给医院内部各部门作为控制和监督成本的指标。

②定额法　就是建立定额和费用开支限额，并将这些定额和限额作为控制标准来进行控制。实行定额控制的办法有利于成本控制的具体化和经常化。在采用上述方法确定成本控制标准时，一定要进行充分的调查研究和科学计算。

③预算法　就是用制订预算的办法来制订控制标准。有的医院基本上是根据季度的计划来制订较短期的（如月份）的费用开支预算，并把它作为成本控制的标准。采用这种方法特别要注意从实际出发来制订预算。

（2）监督成本的形成　根据控制标准，对成本形成的各个项目，经常地进行检查、评比和监督。不仅要检查指标本身的执行情况，而且要检查和监督影响指标的各项条件。

（3）及时纠正偏差　针对成本差异发生的原因，查明责任者，分别情况，分别轻重缓急，提出改进措施，加以贯彻执行。

（4）建立健全成本管理责任制　医院应建立以降耗节支为主要内容的成本管理责任制，将成本管理落实到科室、岗位和个人，增强全体人员的经营意识，降低成本、提高效益。

（五）成本核算

医疗成本核算（medical cost accounting）是指医院遵循一定的成本核算标准，对医疗服务过程的人力、财力和物力进行控制，有效配置有限卫生资源的过程。目的是提高医院全体员工的成本意识，减少浪费，从而提高医院的社会效益和经济效益，为公众提供优质、高效、低耗的医疗服务产品，在一定程度上成本核算的含义已扩展至成本管理。

1. 成本核算的原则

（1）实际（历史）成本原则　医院成本必须正确反映一段时间内实际发生的成本耗费，应当按照实际发生额进行归集。不能以估价成本、计划成本来代替实际成本。现多采用历史成本进行核算。数据真实准确。

（2）可比性原则　指医院核算必须符合国家的统一规定，按照国家统一的会计指标和会计处理方法进行医院间的对比分析，判断医院经营的效果。

（3）一致性（一贯性）原则　指医院进行成本核算时应采用相同的核算方法，应用会计程序和会计处理方法前后期必须保持一致，不得随意变更。

（4）权责发生制原则　指将医院收入、费用以收入和费用实际发生作为确认计量标准，从时间上规定会计确认的基础，真实反映本期及以后各期的成本支出及经营效果。

（5）分别核算原则　按照医疗成本和药品成本进行分别核算，使成本管理更加精细。随着医药分家的进一步深入，在药品独立核算的同时，医疗成本的划分将成为医院成本核算的重中之重。

（6）收支配比原则　是指医院的支出（费用）与取得的收入应当相互配比，以求得合理的损益（结余）。包括因果配比，即收入必须与付出的成本、费用相配比，才能确定取得的某类收入是否可抵偿其耗费；期间配比，即本会计期间内的总收入应与总的成本、费用相配比，从而确定出本期医院的净收益；部门配比，某一部门的收入必须与该部门的成本、费用相配比，衡量和考核某一部门的业绩。

2. 成本核算的内容和分类　成本核算的内容包括医疗成本和药品成本，按照现行的医院财务规定，药品进行独立核算。医疗成本分为直接成本和间接成本，进一步细分为直接费用和间接费用。直接费用是指能够直接计入医疗成本和药品成本的费用。包括基本工资、补助工资、福利费、业务费、卫生材料费、药品费、购置费、修缮费和其他费用。间接费用是指不能直接计入医疗成本和药品成本的费用。包括医院行政管理部门的各项支出、教育费、咨询诉讼费、低值易耗品、租赁费、无形资产摊销、利息支出、银行手续费、汇兑损益等。成本核算按成本计算对象分类一般有医院总成本、科室部门成本、医疗项目成本和病种成本。如图9-1所示。

（六）成本分析

成本分析是利用成本核算及其他有关资料，分析成本水平与构成的变动情况，研究影响成本升降的各种因素及其变动原因，寻找降低成本的途径的分析方法。

1. 成本分析的原则

（1）全面分析与重点分析相结合的原则。

（2）专业分析与群众分析相结合的原则。

（3）纵向分析与横向分析相结合的原则。

（4）事后分析与事前、事中分析相结合的原则。

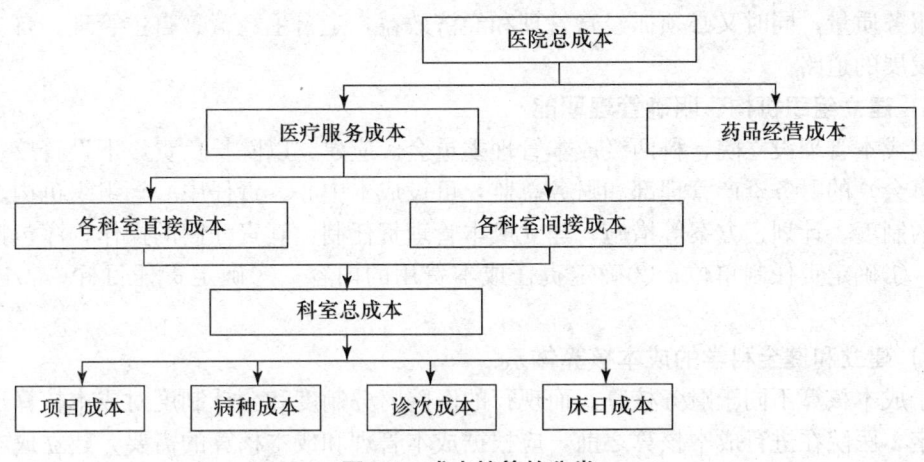

图 9-1 成本核算的分类

2. 成本分析的内容 依据成本核算资料，对照成本计划和历史同期成本指标，了解成本计划的完成情况和成本变动趋势，正确计算成本计划的执行结果，计算产生的差异，找出产生差异的原因，正确对成本计划的执行情况进行评价，提出进一步降低成本的措施和方案，为改进成本管理工作，提供依据和建议。主要包括医院成本计划完成情况分析、成本项目降低指标完成情况分析、科室成本分析和管理费用预算执行情况分析。

（七）成本考核

成本考核是指定期考查，审核成本目标实现情况和成本指标的完成结果，全面评价成本管理工作的成绩。成本考核的作用是，评价各责任中心特别是成本中心业绩，促使各责任中心对所控制的成本承担责任，并借以控制和降低各种经营成本。医院内部的成本考核，可根据医院下达的分级、分工、分人的成本计划指标进行。

第三节 医院成本管理的组织与实施

医院成本管理是全员、全过程的成本管理，是一项比较复杂的系统工程，涉及医院的方方面面。因此，特别需要强有力的组织和领导。

一、成本管理的组织

（一）解放思想，明确认识

由于医院长期受所谓"福利"性的影响，医院普遍存在"等、靠、要"的思想。医院作为社会主义经济运行的一个主体，不可能离开市场经济发展这个大环境，我国现行医疗卫生补偿制度和医疗价格管理体制的改革，使医院已经由原来的全额拨款转为差额拨款和定额拨款，医院的财政拨款越来越少。医院的经营成本和各种费用来源主要依靠医院自主经营收入来解决。实行的医疗保障制度是社会统筹和个人账户相结合，保险费用是由国家、用人单位和职工个人三个方面共同分摊的制度，这就要求医院必须有效控制医药费用的不合理增长，实现低消耗高质量的服务目标。因此，医院的经营管理必须顺应市场经济发展的整体要求，在思想观念、经营理念和经济运行上按经济规律办事，不断探索新的管理模式，做到既抓医疗技术服务质量，同时又必须抓经营管理和经济效益，走自主经营、自主管理、自主发展的生存和发展的道路。

（二）建立组织机构、明确管理职能

医院成本管理设立院、科两级成本管理委员会。应建立以院长负责，下设直接隶属于院长（董事会）的财务资产管理部和财务总监，可设成本中心、责任中心等组织机构。制订成本管理的制度、计划、方案等措施，建立成本管理责任制，其责任制的操作程序包括以下几个环节：①确定责任制单位；②确定责任成本费用的内容；③确定责任目标；④进行责任分析。

（三）建立和健全科学的成本核算体系

由于成本核算不同于财务核算，而现行的医院财务制度和会计制度对成本核算没有做出具体规定，医院在进行成本核算之前，应根据成本管理和成本核算的需要，建立成本核算的账户和账簿体系，便于成本费用的归集和分摊。财务部门应做好清产核资、制订开支标准、明确审批权限等基础工作，正确划分各种费用界限。

1. 资本性支出和收益性支出的界限　资本性支出是指支出的发生不是为了当期的收益，而是与当期及以后各期的收益有关。如固定资产的购置，按原值计提修购基金，然后逐步分配纳入各期费用中。收益性支出是指该项支出的发生是为了本期收益，必须在本期收益中得到体现，如医疗服务过程中的材料、工资、药品的销售成本等。如果将收益性支出计入资本性支出，就会发生本期费用减少，净收益增加，以后各期净收益减少；如果将资本性支出计入收益性支出，就会使本期成本费用增加，净收益减少，以后各期净收益增加，使资产价值和当期收益支出不准确，造成成本核算错误。

2. 业务支出和其他支出的界限　业务支出是指与医疗服务活动有直接关系的支出。如医疗、药品支出、管理费等。其他支出是指与医院的各项业务无直接关系，既不属于资本性支出，也不属于收益性支出的支出，不能计入成本，如罚款、捐赠、赔偿、没收的财产支出、财务物资盘亏及净损失等。清晰划分业务支出和其他支出，能够正确反映医疗支出、药品支出和收入配比的关系，保证成本核算的真实性。

3. 直接费用和间接费用的界限　医院的医疗支出和药品支出属于直接费用，管理费属于间接费用。间接费用要按照一定方法分摊计入医疗、药品成本，形成医疗总成本、药品总成本。二者划清界限，有利于各项成本控制。

4. 本期成本费用和下期成本费用的界限　用待摊和预提两种方式，对本期成本应承担的费用和下期应承担的费用进行不同的会计处理。凡应由本期为未来支出而承担的费用，作为预提费用计入本期成本费用，凡是已经支出本期或以后各期承担的支出，应作为待摊费用分期摊入各期成本的费用。二者界限清晰，有利于医院收支结余平衡。

（四）建立成本管理监控、评价体系

由于成本管理是全员、全过程、全方位的管理，涉及医院的各方面，必须有一个强有力的质量控制体系。建立医院质量管理部，包括医院各级成本管理负责人、纪检监察人员、各级成本核算员等相关人员，充分论证，制订严谨、细致的质量控制方案，进行监督考核，奖优罚劣。监控内容主要包括进行事前预测、事中控制和事后评价，实施动态管理。

1. 事前评价　结合各部门的实际情况，编制收支预算、效益预算等一系列预算方案，提供给医院领导作为决策的依据，将预算编制、执行、考评看作一个完整的系统，无论在哪个环节都要严格控制，实行归口管理，各部门各岗位必须认真组织实施层层分解后的预算指标。针对成本管理中可能出现的问题进行预先评估，找出关键问题分析原因，制订预案，一旦问题发生，及时采取措施。

2. 事中控制　主要是加强对成本发生的实时记录、反映，监控成本发生的合理性。事中控制典型的例子就是完善库存管理，分级监控各项物资的实际耗用情况。

3. 事后评价　对于医疗业务科室，通过研究工作量与收入、病人人均费用与收入、收入与成本之间的内在关系，核定各项指标的标准值，进行经济绩效评价。将医疗服务的质量技术管理和成本管理结合起来，建立内部分配激励机制，提高成本效率，降低病人费用。实施对病人人均费用、药品比例、成本率、人均结余四项指标进行目标考核，做到人人有指标任务，并与个人经济利益挂钩，充分调动每个职工当家理财的积极性。对于后勤辅助部门、管理部门的考核主要分析其费用水平，评价其合理性。并且通过逐步建立内部服务价格机制，独立考核后勤辅助部门、管理部门运行成本的合理性。

二、成本管理专业培训

医院实行成本管理工作是一项复杂的系统工程，应具备严谨的工作态度，掌握科学的成本核算方法，全员的积极参与，来共同挖掘降低成本的无限潜力，提高医疗服务质量和效益。因此，专业培训尤为重要。

（一）培训形式

培训形式可采取举办培训班、以会代训（全院大会、院周会、科务会）等各种形式进行。尤其是在实施成本管理初期，要进行反复动员、宣传教育，强调成本管理对医院、科室、个人的重要性。要从长远利益出发，舍得投入，采取"请进来，送出去"的办法，对专业人员进行在职学习、外出培训、进修参观、邀请专家学者讲课、召开工作报告会及研讨会等形式，拓宽思路，放开眼界，学习吸收先进的成本管理知识，为医院建立科学的成本管理理念打下良好的基础。

（二）培训对象

1. 医院成本管理的决策人员　医院成本管理的决策人员主要包括院党委、院长、经济管理委员会成员。决策人员主要负责经济工作的方针政策和规章制度确定、医院经济工作的领导、组织、指挥和决策。决策者应熟悉国家、地方和军队的经济法规和政策，具有全局观念、良好的医院管理知识和经济管理经验。

2. 医院成本管理的专职人员　成本管理专职人员包括行政管理人员、财会人员、医务人员、技术人员等各类不同专业的人员组成。专职人员应精通本专业，了解相关专业，具备计算机、外语等基本技能。

3. 医院成本管理兼职人员　成本管理兼职人员包括各核算单位的工作人员或专业技术人员兼任的兼职核算员，如科室行政副主任、护士长、总务护士等。兼职人员主要负责准确及时地统计、收集、整理、汇总和报送本单位的日常成本消耗情况以及核算报表和凭证等。

4. 总务、后勤服务相关人员　因成本管理是全员的管理，除临床一线科室人员外，还应包括车队、食堂、保卫、维修等提供医疗服务保障的人员。

（三）培训内容

成本管理专业培训应根据不同层次的人员进行相关内容的培训，使培训更有针对性，收到最佳效果。

1. **成本管理决策人员的培训** 只有决策者充分理解并重视成本核算工作，才能合理组织，有效控制，保证成本管理顺利实施。对决策者的培训主要包括成本管理基础知识的培训，国家方针、政策、制度的培训以及相关法律、法规的培训等，尤其是要加强对决策者进行决策能力的培训，使决策者在成本管理过程中始终从长远利益出发、从大局出发，做出正确决策，保证成本管理过程的科学性、合理性和连续性，促进成本管理健康、持续、可协调发展。

2. **成本管理专职人员的培训** 成本管理专职人员的培训侧重于成本管理专业知识的培训如会计制度、成本管理方法、成本核算指标计算等，掌握医院、科室不同的成本核算内容和方法，尤其是熟悉各专业知识和技能，了解能够积极主动的进行系统、全面的成本核算，这部分人员是医院成本管理的骨干，应充分调动他们的积极性，从而保证成本核算的公平、真实、准确。

3. **成本管理兼职人员的培训** 兼职人员主要负责统计、收集、汇总等成本管理的基础工作，如果没有良好的政治素质，将会出现误报、漏报、瞒报等现象，严重影响成本管理的落实，容易引发矛盾。应选择一些严谨、敬业、责任心强、员工信得过的人员侧重于加强政治素质的培训。

4. **总务、后勤医疗保障人员的培训** 重点进行宣传教育，提高当家做主、全员参与、全过程、全方位实施的成本意识，打消成本核算与己无关的思想，明确成本核算与医院、科室、个人的关系，把减少管理费用作为工作的目标，强化岗位练兵，提高服务技能，从点点滴滴中养成节约的习惯，自觉减少浪费，保障医院各项工作高效、低耗运转。

三、成本管理实施方法

医院一般实施院、科两级核算，在进行成本核算和控制以前，各级管理者应做好以下各项成本管理的基础工作。

（一）清产核资，摸清家底

医院资产清查，是成本核算的重要内容，也是成本管理最根本的基础数据。清产核资包括资产清查、产权登记、价值确认、资产核实等。资产清查是指对医院或科室占用使用的土地、固定资产、库存物资、无形资产等资产进行全面清理、核对和查实；产权界定是指对各单位占有使用的资产依法确认产权归属关系，应遵循"谁投资谁拥有产权"和"实事求是、公正、公平"的原则；价值确认是指医院各单位在资产清查、产权界定的基础上，对所清查资产的价值进行确认，并登记入账；财产核实是指对清查登记的各项资产确认其真实价值，核定各单位占用资产的价值总量。医院独立核算单位所占用医院的资产，没有进行计价核算的，应由资产使用单位清查登记，资产主管部门确认。管理者要对资产进行全面清查，摸清家底，并建立健全资产管理明细账卡。

（二）做好定额、预算的制订和修订工作

定额是医院在医疗服务过程中，要求人力、物力、财力消耗和利用所要达到的数量、质量、时间等方面的标准，是预算的基础。由于工资成本已占医院成本支出的50%以上，医院应建立因事设岗、以岗定员、逐级聘用、竞争上岗的人事制度，建立严格的临时用工制度，制订合理的人员配置定额，尽量压缩人力成本。长期以来，医院盈利主要靠的是药品和

检查，护理服务收费远低于成本。大多数医院护理收费侧重于护理材料成本、护理设备折旧费等，对级别护理、静脉注射、插胃管、灌肠等多数护理操作的收费仅收取材料中的耗材费，忽略了不同病种的护理要求和护理成本，使护理成本的投入得不到相应回报，降低了护理人员的工作积极性。因此，制订定额既要防止过高，造成资源浪费，又要防止过低而影响护理质量。

（三）建立原始记录

原始记录记载着医疗服务活动最初的直接记录，能够及时准确反映医疗服务活动情况、审批审核、业务量、药品材料、物资消耗、工时消耗、各种费用开支等情况，是成本管理、核算、分析的重要内容。与成本有关的原始记录包括领料单、入库单、职工录用调用单、请假单、考勤记录单、值班登记单等。记录的内容包括名称、内容、项目、计量单位、数量、时间、地点、填表人、审核人签字等，原始记录常常是几个部门都需要，应根据需要建立合理的传递流程，做好原始记录的登记、传递、审核和保管工作。

（四）建立健全物资的计量、收发、领退、盘点制度

做好医院财产物资的计量、验收、领发和清查工作，是正确计算成本的必要条件。医院的一切药品、物资的领发和验收都要通过计量和验收，应配备准确的计量器具，定期校验，对材料的领用和入库、退库都要根据定额，履行相关的审批手续，进行有计划的盘点，做到账物相符，防止浪费现象的发生。

（五）制订费用开支标准和审批权限

医院各相关部门制订统一内部价格，按内部价格和领用数量计入科室成本。采取分类计价的方法，设备类按照资产原始价值和医院的统一折旧率，按月计算折旧额，按照谁使用谁负担的原则，将折旧费计入科室成本；房屋、建筑物按照各部门实际使用面积分摊折旧费；难以明确由某一部门专门使用的共用的设备，可按使用时间计算分摊折旧费；供水、电、气要按表计量，依据使用数量分摊费用；对各种医用卫生材料消耗进行定额来控制医用卫生材料的成本费用；各种消耗性材料，低值易耗品、办公用品等实行经费包干；水电、车辆维修费用则采取院内定额承包的方式，如年终结算有结余，承包方可提取结余一部分作为奖励，如发生超支，承包方同样要承担超支部分的一部分。对基建工程、医疗设备购置、新技术和新项目开展、人才引进等重大投入，必须由有关科室写出可行性报告，经有关科室负责人会议、院领导会议等集体研究讨论后再付诸实施。

四、常用的成本管理指标

（一）统计指标

1. 门诊诊疗总人次　指医院所有门诊诊疗的总人次数，包括门诊就诊病人、急诊、出诊、健康检查、社区服务诊查人次等。
2. 各门诊科室的诊疗人次　指门诊各医疗临床科室的诊疗人次。
3. 医技工作次数　指医技科室有关项目检查的实有病人次数。
4. 总床数　指医院开放病床数。
5. 期初病人数　指全院期初在院病人数，根据病区期初在院病人数汇总求出。
6. 入院人数　指全院当期住院病人数，根据各病区当期入院病人数汇总求出。
7. 期末病人数　指全院期末在院病人数，根据各病区期末在院病人总数求出。

8. 出院人数　指期初病人数加上入院人数减去期末病人数。

9. 实际开放总床日数　指医院总床数乘以当期天数，根据各病区实际开放总床数汇总求出。

10. 实际占用总床日数　指全院病人实际占用的总床日数，根据各病区病人实际占用总床日数汇总求出。

11. 平均病床使用率　指全院病人实际占用的总床日数与实际开放总床日数的比。

12. 出院者占用床日数　指全院病人实际占用床日数，根据各病区出院者实际占用床日数汇总求出。

13. 出院者平均住院日　指全院出院者占用床日数除以出院人数。

(二) 财务指标

财务指标包括收入指标和支出指标两部分内容。

1. **收入指标**　包括医疗收入和药品收入，分为门诊和住院两类。

(1) 门诊收入指标

①挂号收入　指门诊普通、急诊、专家挂号收入及病历手册费。

②诊察收入　指门诊的诊察费收入。

③检查收入　指除化验、放射以外的各种医技检查收入。

④治疗收入　指门诊的各种治疗、处置收入。

⑤手术收入　指门诊小手术收入。

⑥化验收入　指门诊、生化常规检验收入。

⑦放射收入　指门诊透视、造影、造像收入。

⑧输血收入　指门诊输血收入。

⑨输氧收入　指门诊输氧收入。

⑩其他收入　指以上未包含的其他门诊收入。

(2) 住院收入指标

①病床位费　指医院各类病床位费收入。

②诊察收入　指住院的诊察费收入。

③检查收入　指住院除化验、放射以外的各种医技检查收入。

④治疗收入　指住院的各种治疗、处置收入。

⑤手术收入　指病房手术室手术收入。

⑥化验收入　指住院常规、生化检验收入。

⑦放射收入　指住院透视、造影、造像收入。

⑧输血收入　指住院输血收入。

⑨输氧收入　指住院输氧收入。

⑩其他收入　指以上未包含的其他住院收入。

(3) 药品收入指标

①门诊药品收入　指门诊西药、中成药、中草药收入。

②住院药品收入　指住院西药、中成药、中草药收入。

2. **费用支出指标**

(1) 工资　指基础工资加 40% 津贴部分。

(2) 补助工资 指卫生津贴、护教龄津贴、福利性补贴、交通补贴、水电煤气、供暖补贴、地区差补贴及其他补贴等。

(3) 其他工资 指奖励工资、临时工资、加班费、租房补贴、夜餐费、其他等。

(4) 职工福利费 指工会经费、探亲路费、独生子女费、丧葬及抚恤、医疗费、退职生活费、遗属补助费、其他等。

(5) 社会保障费 指退休人员费用、失业保险费、医疗保险费、住房公积金、其他等。

(6) 公务费 指办公费、邮电费、差旅费、宣传学习费、其他等。

(7) 卫生材料费 指血费、氧费、放射材料费、化验材料费、其他卫生材料费等。

(8) 其他材料费 指办公用品、清洁用品、棉纺织品、印刷费等费用。

(9) 低值易耗品 指办公用品、医疗用品、炊具、修理工具、其他等。

(10) 业务费 指水电费、印刷费、燃料及交通工具消耗费、动物饲养费、其他等。

(11) 购置费 指计提的修缮基金费用。

(12) 修缮费 指零星的修缮费用。

(13) 租赁费 指房屋和设备租赁费。

(14) 药品费 指西药费、中成药费、中草药费。

第四节 医院成本管理的发展趋势

一、我国医院成本管理的发展情况

自新中国成立以来,我国长期处于计划经济体制,医院的经济管理一直局限于国家政府拨款,从房屋、设备以及人员工资,都依靠国家投资补贴,没有实施成本核算管理。自十一届三中全会后,以经济建设为中心的社会主义市场经济时代要求医院积极推行经济管理,努力提高两个效益,才能适应市场经济的需要,因此,我国医院的成本核算产生。医院成本管理成为医院经济管理的重要内容,其过程大体可分为三个阶段:

(一) 初步探索阶段

20世纪80年代初,卫生部下发通知,要求全国医疗卫生机构要加强经济管理,各医院普遍成立了药改小组或经济管理办公室,这一阶段的经济管理以单项和简易为特征,核算管理仅局限于卫生材料的成本核算等。

(二) 百家争鸣阶段

1984年卫生部要求要"加强经济核算,讲求两个效益",我国医院的经济管理进入百家争鸣时期。医院陆续实行了百分考核制度和科室经济承包责任制等。1988年,我国吸收了企业会计的核算方法,颁发了《医院财务管理办法》和《医院会计制度(试行)》,首次明确了医院是独立核算的经济实体,这一阶段的核算管理已从卫生材料的成本核算延伸到劳动定额、计件工资等方面,关于护理成本的研究则处于起步阶段,最早护理成本研究的文章见于李丽娜等针对护理人力成本对某医院一级、二级、三级、特级护理进行的核算等。

(三) 规范发展阶段

20世纪90年代以来,在国家的积极引导和推动下,我国的医疗成本核算有了迅速的发展。建立了新的医院预算管理体系和财务制度规范,第一次明确规定医院实行成本核算、医药分别核算、建立修购基金制度等。这一阶段的医院经济管理以实施法律、法规、制度的科学规范为特征，核算管理逐步与国际和国家的核算管理规范接轨。国外对护理成本的研究经历了从护理成本概念、构成、分类、成本分摊、护理成本核算方法，护理服务的成本价格和价值确认，以及护理成本与收益，财务计划的关系等多个阶段的研究，形成了一套护理成本核算模式。在此基础上，我国护理成本核算方法由最初单一的项目法逐步多样化，发展到应用床日成本法、病种分类法，还有解放军第九医院开发的"护理管理信息系统"管理软件中护理成本子系统的应用，使成本核算方法更加综合化，每一项护理都要核算人力成本、耗材成本、设备费用、作业费用、行政管理费用、教学研究费用六个方面，护理成本核算逐渐深入到成本的分析和管理阶段。

二、医院成本管理未来趋势

（一）由宏观管理向微观管理发展

随着卫生事业改革的不断深入，医院从以政府定价为导向转向医疗机构管理，并兼顾政府定价的需要。医院的经营管理模式迫切需要由原先的宏观粗放型向微观经济核算型转变，达到降低成本、提高效益的目的，表现在以下两个方面：

1. 医院的预决算管理向成本核算管理发展　预决算管理在一定程度上对医院开支起到计划调节和监督控制的作用，但单纯靠预决算管理已不能满足医院发展的要求。只有对医院的成本消耗进行有效控制和管理，才能使医院经济管理由粗放型到集约型、由定性到定量，提高管理效能和工作效率，以适应社会主义市场经济的需要。

2. 由医院的会计核算向科室统计核算发展　病种核算、医疗项目核算发展随着医院成本管理的发展和成熟，成本核算不再仅仅是单纯的会计核算方法。许多医院的成本核算都是从临床一线科室开始的，临床一线科室直接创造医疗收入，直接消耗各种成本费用，它所直接消耗的药品、医用器材、医护人员工资均属于直接成本，它又必须承担后勤和管理部门的管理成本，责任比较明确，有利于科室统计核算。

我国实行的是项目成本核算，按照给病人所提供的服务标准收费，与国外的医疗付费方式"预付制"截然相反。项目成本核算方式加剧了百姓的"看病难，看病贵"问题，使我国医疗总费用急剧上升，同时也引发了医疗机构的逐利倾向。引进国外先进成本核算方法——DRGs（疾病诊疗法），以病种核算为主兼顾医疗项目核算形式，有利于成本核算更精确、成本责任更明确、成本管理更具体，将成为医院成本管理发展的最终目标。

（二）由不全成本核算向全成本核算发展

随着医院成本管理的不断深入，不全成本核算的制度和方法已暴露出严重弊端，因此，医院成本核算的内容将由单纯的临床科室、医技科室成本核算向囊括行政、后勤、医辅、医技和临床科室在内的全成本核算转变，由不全成本核算向包括人力成本、固定资产和管理成本等全部成本的完全成本核算发展，使成本指标准确地反映医院运营耗费的实际情况，有利于医院对成本的控制和考核。医院成本核算技术和方法的研究成果，可以为各医院各科室进行科学成本核算提供参考依据。特别是间接成本分摊方法和分摊系数的研究，对医院行政和后勤管理科室、辅助科室等的成本向临床科室合理分摊具有很大的实用价值。同时，健全的医院成本核算组织管理体系，将会使全员、全过程、全方位的成本控制理念进一步深入，这是医院也是成本管理发展的必然趋势。

（三）由成本比较计发奖金向成本控制与反馈分析发展

开展成本核算的最终目的，是为管理者提供有用的信息和决策依据，使医院员工能够自觉降低成本，减少浪费、提高质量和效益。将收入作为奖金计算的依据，会导致科室内的部分医生利用重复开检查项目等方式来提高收入，这无疑会加大病人负担。将医院奖金分配立足于成本控制管理的考核、对科室成本效益的评价以及成本降低的程度来计发奖金，才能改变单纯按收入计发奖金的弊端。随着医院全成本核算的最终实行以及引入各种最新的会计核算理论、管理会计的最新成果，医院成本管理必将向着战略成本管理的方向发展。

案例分析

住院病房的管理人员要求医护人员使用电脑录入资料，来寻找减少医疗耗材和纸张的办法。已认识到这些耗材和纸张在过去的3个月中使开支超过了预算的10%～20%。这是第一次要求医护人员参与成本管理。进修医师和实习医师、实习护士也被要求参加此项工作。

【思考】
1. 如果你是护士长会怎样分析办公物品的使用情况？
2. 如果由你决定持续性静脉输液有关的物品支出，你将怎样做？

复习思考题

1. 解释名词：成本、成本管理、医疗成本核算。
2. 简述成本核算的内容。
3. 试举例说明如何实施成本管理。
4. 简述护理成本管理的内容。
5. 简述成本核算的原则。

第十章 护理研究

> **学习目标**
> - 掌握研究课题的选择、命题和描述；科研设计的基本要素、基本原则；描述性研究、选择护理研究问题方法；综述论文写作。
> - 熟悉护理研究的步骤、科研设计的调查方法；研究课题的评价；计量、计数和等级资料的统计分析方法；科研和个案论文写作；计算机检索在护理文献检索中的应用。
> - 了解护理研究的意义、概念；护理研究发展概况；科研设计的资料来源、质量控制、统计学方法；研究假设的形成；常用医学文献检索工具和文献数据库。

第一节 护理研究概述

一、科学研究概述

（一）科学研究的概念

科学是反映自然、社会和思维等客观规律的知识体系。这个知识体系会随着人们对客观规律认识的加深而不断扩大，科学因而不断地向前发展。研究过程就是对未知或未完全知道的事物的认识过程，也是从感性认识到理性认识的思维过程。科学研究（scientific research）是用科学的方法，反复探索未知的认识活动，通过系统地、有控制地收集资料，客观地解释各种自然现象，并能从中获得客观规律和产生新知识，进而阐明实践与理论间的关系。结果可表现三个方面的内容：①描述事物的现状；②发现事物的内在联系和本质规律；③引出定律或产生理论。

科学精神最根本的一条就是实事求是。科学的本质是：①合乎逻辑，如人的生命历程生老病死，无一例外；②可验证，即可被重复，如向空中抛苹果，因地球吸引力而苹果落地是可被重复的；③探讨共性问题，如研究胸部术后如何指导病人作深呼吸和咳嗽、有助于病人康复的研究结果，可用于所有该类术后患者；④探讨事物的因果关系，如探讨吸烟和肺癌之间的因果关系。

（二）科学研究的分类

科学研究可分为基础研究、应用研究和开发研究。

1. **基础研究**（basic study） 是以认识自然现象、探索自然规律为目的，旨在增加技术知识和发现新的探索领域的创造性活动。

2. **应用研究**（practical study） 指为满足社会或生产技术发展的实际需要，利用有关的科学技术知识来达到特定的应用目的的创造性活动。其研究结果常常成为新的发明或技术革新的基础或雏形，能对一定的科学技术领域产生作用。

3. 发展研究（developmental study） 是运用已有的科学技术知识，为了将基础研究与应用研究的成果发展到新材料、新产品、新设计、新方法，或者对现有的材料、设备、方法进行本质上的、原理方面的改善而进行的系统创造性活动。

（三）科学研究的功能

1. 描述现状　描述同某一活动有关的现象或现状，加深对该现象的认识是许多研究的主要目的。通过描述可以澄清某种现象或问题是否确实存在，其程度如何，有什么特点及规律等。例如，以尿微量白蛋白、肾小球滤过率、尿肌酐作为肾损害指标，在上海大华社区18岁以上原发性高血压人群中，调查原发性高血压导致肾功能减退的患病率。

2. 探索未知　指描述研究的基础上，进一步了解某现象或问题有关各因素之间的关系。例如，在描述的基础上，进一步探索高血压肾损害影响因素，调查性别、年龄、血脂、血糖等对尿微量白蛋白的影响。

3. 解释现象　通过有计划地收集资料，对某现象或问题做出合乎逻辑的推论或判断。例如，在对于微量白蛋白尿的影响因素分析中，研究显示：低密度脂蛋白、BMI、血尿酸、吸烟、血压控制效果是微量白蛋白尿的危险因素。

4. 控制和预测　通过以上三个步骤的研究，发现了某现象或问题的程度、相关因素或原因、后果之后，就可以对于类似问题进行预测和控制。例如，根据本研究，初步提出社区防治高血压肾病早期损害的建议。这个过程是验证假设的过程，更是理论指导实践的过程。

（四）科学研究的局限性

科学研究的目的是一环扣一环的，逐项进行的。研究一般要从描述现状开始，经过探索、解释、形成与验证假设，达到预测和控制的目的。但是，科学研究存在一定的局限性：①一般的局限性：即任何研究都有一定的局限性，最完善的研究设计是不可能实现的，最好的方法往往是昂贵的、费时的；另外，一个研究不可能解决所有的问题。②伦理或道德问题的限制：为了保护或尊重人权，有些研究就无法进行；除此之外，伦理和价值观的问题是无法被验证的。③人的复杂性：人与环境相互作用，人与人之间相互作用，人自身有身体、心理、精神、社会等方面的需要或问题，这些特点在某种程度上就会影响研究的准确性或重复性。④测量偏倚：对研究所需指标或数据进行测定或测量时所产生的偏倚称测量偏倚。人的生物属性可以用仪器测量，但所用仪器、设备校正不准确，试剂不符合要求，使用方法的标准或程序不统一，分析测试条件不一致及操作技术不熟练等均会产生测量偏倚。而且人的社会属性、心理、性格千差万别，不容易测量。如调查表的设计是否具有科学性，记录是否完整，调查人员是否认真，询问方法和态度等均可影响测量是否出现偏倚。

（五）科学精神

科学方法和科学精神包括科学的事业、科学的本质、科学家的工作、科学在人类社会中的地位和作用、科学的研究过程和方法、怀疑精神、论证精神、公开性、接纳不同意见和看法的价值观、社会的正义感等。进行科学研究，需要以下科学精神：①严谨求实的精神；②吃苦奉献，甘于寂寞的精神；③开拓创新精神；④团结合作精神。其中严谨求实是基本精神。

二、护理研究的概念、意义和发展概况

(一)护理研究的概念、意义

护理学是医学领域中一门独立的学科,在整个生命科学中占有重要的地位,也是医学科学的重要组成部分。护理学与其他学科有着很多横向联系,相互渗透,故护理学是一门综合性应用学科,需要用科学的方法来进行研究,需要通过大量的研究工作来促进它的发展,完善自我系统的理论体系,形成严密逻辑结构的独立学说和理论,从整体上提高该学科的水平。护理研究(nursing research)是用科学的方法反复探索、回答和解决护理领域的问题,是验证和改进现有知识,增加新知识,直接或间接地影响护理实践的科学过程。护理科研同其他科学研究一样,具有探索性和创新性,这个本质特征规定了科学研究工作者应具有主动性、自觉性和计划性,规定了科研工作的正常程序。护理科研的正常程序能够正确地指导研究工作顺利进行,使护理科学研究活动符合科学规律,取得科学的结果。

中华护理学会黄人健等经过充分研究和论证,于2005年发表研究论文,他们在结合当前国情和适应专业发展的前提下指出:"护理是综合应用人文、社会和自然科学知识,以个人、家庭及社会群体为服务对象,了解和评估他们的健康状况和需求,对人的整个生命过程提供照顾,以实现减轻痛苦、提高生命质量、恢复和促进健康的目的"。可以概括地说,护理的含义就是通过护理工作使病人处于最佳状态,为病人恢复健康提供理想的环境和支持,使病人尽可能地减少痛苦和感到舒适。护理学是具有很强科学性的专业,需要在充分的理论知识的指导下进行工作,如注射需要有消毒的知识,整体护理中的健康教育、出院指导需要有关疾病的知识,指导病人服药需要药理学的知识等。因此通过不断地学习和科学研究来提高护理学科水平是每一位护士的职责。通过研究可以增加护理学科的知识体系,促进本学科的发展,促进人们的健康;通过研究可以为循证护理(evidenced-based nursing)提供更多的科学依据,改进并指导护理实践;通过研究可以评价护理质量,促进护理质量的提高,可以提高护理工作质量和工作效率;通过研究可以培养护理人才,缩短我国与国外护理或国内其他成熟学科的差距,尽快提升护理人员的社会地位和学术地位。

(二)护理研究的发展概况

1. **国外概况** 弗洛伦斯·南丁格尔(Florence Nightingale,1820—1910年)是第一位从事护理学研究的学者,她于1854年写出了控制医院内感染的第一篇研究报告,使伤病员得到较好的护理,死亡率大大减少,并推广至全世界。护理学研究的发展主要从20世纪初护理教育发展、学校内护理教育体制建立和护理研究人才的培养开始,20世纪中叶开始进入快速发展时期,护理研究注重与护理概念、模式和护理理论结合起来,大多是选择临床护理问题和改进护理方法等进行研究,并认识到要想提高护理研究水平,必须加强和提高护理教育水平。如1998年报道美国已有276所护理硕士研究生院,60所护理博士研究生院,护理博士研究生和护理大学教师及护理博士后主要承担国家护理科研项目。护理的发展和领先与重视护理科研和高等教育是分不开的。

2. **我国护理研究的发展概况** 我国护理科学研究的发展,受社会、历史因素的影响,起步晚、进展慢,尚属薄弱环节。我国的护理研究可以分为以下几个时期:

(1) 开创时期(1949—1966年) 这一时期成立了中国护士学会学术委员会,1954年《中华护理杂志》创刊以来,在护理研究方面,以技术革新和经验总结体会为主,也涉及护

理教育方面的问题。

（2）恢复与提高时期（1976—1985年） 此期间研究内容和水平有了一定的发展，主要为：①健全护理教育体制：老一辈护理专家对护理教育的状况进行调查研究，研究结果促成了1985年全国八所大学开始本科护理教育，随后高等护理教育在更多的高校继续发展。护理研究课程已纳入护理本科生教学计划，成为必修课。②护理理论方面的研究：80年代开始实行"责任制护理"，并开始探讨护理程序的应用。③专科护理研究以及护理器具革新等方面也有了一定的发展。

（3）加速发展时期（1986年以后） "八五"期间，中华护理学会的工作重点转移到护理研究上来，在广泛开展学术交流的基础上，结合临床和教学实际，积极开展科学研究，这极大地促进了护理事业的发展。目前，高等护理教育体系已经形成，1992年开始硕士护理教育，到2003年已经发展到十多个硕士点，2004年第二军医大学开始招收护理学博士生，开创了我国历史上第一个培养护理学博士的基地。硕士及博士护理教育培养了更高层次的护理科研人才。同时，护理研究成果、论著、论文、各种专业书刊不断增加。多年来全国各省市护理学会和杂志社都相继举办了多种形式的护理论文交流和论文写作讲习班，反映了我国护理研究工作的动态及护士队伍对科研工作的热情和积极参与，说明我国护理科研工作已有较好的发展，广大护士的科研意识在不断提高。

但是，目前我国的护理研究和国外相比，或与医疗专业相比，还有较大的差距。主要表现在：研究成果学术水平不高，科学性和创新性存在一定的差距；科研设计不够完善；研究方法简单，主要以回顾性研究、调查性研究为主。这与护理人员知识结构中缺乏科研知识和统计学知识有关。因此，加快提高我国护理人员的科研能力，提高护理研究的水平，促进学科发展是不容忽视的重要问题。

三、护理研究的范畴、原则

（一）护理研究的范畴

护理学作为一个知识群，它所研究的范畴涉及自然、社会、文化、教育和心理等因素对人体健康的影响，以及如何运用护理学理论知识、护理技术和方法，帮助病人恢复健康，不断提高人们的健康水平。它大体包括以下几个方面：

1. 医院护理

（1）基础护理研究 应用护理的基本理论和基本技术，满足病人的基本生活需要和心理治疗的需要，通过临床护理工作，为疾病的诊断和治疗及时提供动态信息，有效地配合并参与治疗、检查及对危重患者的抢救，以积极、安全的护理对策，使病人处于最佳心理状态。

（2）专科护理研究 结合临床各专科的特点，应用专科护理理论和护理技术，通过对特护措施、新技术、新仪器的应用等方面的研究，对直接提高护理水平和开展有针对性的病人护理工作具有实际意义，如强化对危重病人的监护及烧伤、显微外科、脏器移植、手术前后的专科护理等。其他如评价或比较几种护理方法、探讨护理措施的优缺点和临床效应、老年病人护理、健康教育、病人的生活质量及康复训练等方面，都是护理研究范畴中经常考虑的问题。随着护士职责的拓宽，护理研究的范畴会越来越大。

（3）护理管理研究 运用科学的方法组织、实施临床护理工作；为病人创造优美的休养环境；建立良好的护患关系；有效地提高护理质量等。探讨有关护理行政管理、领导方式、人力资源利用与开发、人才培养与选拔、工作考核及护理质量控制与改进等方面的问题，也需要研究护理人员自身的发展，探讨如何提高护理人员的业务和心理素质、护士继续教育的方式和途径等。

2. 社区护理　社区护理以预防保健为重点，包括防病、保健咨询；护理科普宣教和预防接种；心理卫生指导；计划生育、优生、优育指导；康复护理、职业病防治和家庭访视护理等。

3. 护理教育　研究护理人才培养的规律、方法及模式，不断提高护理教育质量，改善护理人员的知识结构，适应护理学发展的需要。护理研究的内容包括护理教学的课程设置、师资培养、教学方法、评价教学效果及护士在职教育、继续教育等诸方面的问题。

4. 护理科研　护理学的发展需要护理科研的支持和推动。主要探讨有关护理模式、护理哲理等方面的问题，护理学起源、历史发展等方面的问题，护理学理论的构建，护理理论与护理实践的结合成果，护理技术、方法的改进，护理设备、护理工具的改革，护理管理模式的建立等。这些都有赖于护理科学研究去探索规律、总结经验，推进护理学的不断发展。

护理学的研究具有十分广阔的发展前景，作为一个护理工作者任重而道远。我们应该充分发挥自己的聪明才智，为创建具有中国特色的独立护理学科做出贡献。

（二）护理研究应遵守的伦理原则

在护理研究中，研究场所主要在医院、社区等，研究对象主要是人（包括个体和群体的人），研究者主动采用的各项干预措施是在人体上实施的。因此应遵循医学伦理的原则，实行人道主义，尊重人的生命、权利和尊严。国际上关于人体实验著名的伦理规范包括 1947 年出台的纽伦堡法典（Nuremberg Code），又称为《纽伦堡十项道德准则》，此文件的精神在一定程度上被 1964 年第十三届世界卫生大会通过的《赫尔辛基宣言》（Declaration of Helsinki）所接受。20 世纪 60 年代以后，美国、加拿大及英国的护理学会陆续制定了相关的伦理原则。其中尤其重要的是 1979 年通过的 Belmont 报告，该报告由美国生物医学和行为科学研究委员会制定并通过，在很多领域被当作伦理典范来执行。

在以人为研究对象的研究中，基本的伦理原则包括四个方面：尊重人权的原则、有益的原则、公正的原则和知情同意的原则。

1. 尊重人权的原则　主要包括以下几方面内容：即在研究中，受试对象有自主决定权（right to self-determination）、隐私权（right to privacy）、匿名权和保密权（right to anonymity and confidentiality）。

（1）自我决定权　是指在科研过程中，研究者应告知受试者整个研究的所有事宜；受试者有权决定参与研究或在任何时候终止，而不会受到治疗和护理上的任何惩罚和歧视。隐蔽收集资料或欺骗收集资料都是违背本原则的。

（2）隐私权　隐私包括态度、信仰、行为、意见以及各种档案、记录等。当未经本人允许或违背个人意愿将个人的此类信息告之他人时，就是对受试者隐私权的侵犯，这常常发生在收集资料的过程中。因此，研究者不得向无关的人员泄露或谈论受试者的隐私。

（3）匿名权和保密权　在隐私权的基础上，受试者享有匿名和保密的权利，即在收集资料或对外公布研究结果时不得使用受试者的真实姓名，没有经过受试者的同意，研究者不得向无关的人员泄露受试者的原始资料。因此规定收集资料的方法，需要经过有关部门的审查同意和受试者的许可。未经受试者的同意，任何人无权获得原始资料。

2. 有益的原则　指研究者使受试者在参与研究的过程中免遭不适或伤害，也就是说，施加于受试者的干预措施应遵守无毒、无害、不增加痛苦的原则。身体、心理或精神方面的痛苦、直接或间接的痛苦均不可以。根据这个原则，研究者进行研究之前，要评估研究的利益和风险，权衡利益与风险比例，力求增大利益，降低风险。若研究的风险较大，再完善的研究设计，也不能进行。

3. 公平的原则　受试者享有得到公平治疗的权利，包括公平地选择受试者和公平地对待受试者。要公平地选择受试者，最好采取随机的方法选择受试者，使每一个个体都有同样的机会进入实验组或对照组，研究者不能有意识地将某个个体分配到实验组或对照组。公平地对待受试者，是指研究者要以同样的方式和态度对待每一个受试者，不论是实验组还是对照组，持续参加研究的或中途退出的。

4. 知情同意的原则　知情同意书（informed consent form）是每位受试者表示自愿参加某一试验或研究的正式文件证明，通常是书面的形式。知情同意书并不仅限于手术，如接种甲型H1N1流感疫苗，也需签一份同意书。提前准备知情同意书是研究者的一项任务，研究者必须向受试者说明研究目的、试验性质、研究过程、可能的受益和危险、可供选用的其他治疗方法、匿名和保密的保证、自愿退出且不影响医疗护理、研究负责人及联系方式，以及符合《赫尔辛基宣言》规定的受试者的权利和义务等，使受试者或监护人充分了解后自主同意是否参与研究。若受试者为小儿或处于昏迷状态，则由监护人或父母决定是否参与研究。开展研究之前，要经过医院有关部门或研究委员会/伦理委员会的审查和许可。若不遵守这个原则，就有可能要受到惩罚或法律的制裁。这里介绍一份有关项目研究的知情同意书（表10-1）。

表10-1　"＊＊＊＊＊＊＊"项目研究知情同意书

亲爱的患者：

兹邀请您参加一项医学研究。这项研究是××部门批准立项的 ×× 科研项目（项目名称：××项目批准号：××），此项研究目的是＊＊＊＊＊＊＊。

研究内容及过程、研究方案及研究分组情况：＊＊＊＊＊＊＊

您参与该项目研究的益处和风险：绝大多数患者能从本研究中获益。如在本研究进行期间，获得某些全新重要的信息，您的医生及主管护士将会及时通知您。您有权在任何时间向负责医师及主管护士询问有关本研究的任何问题，并且您有权决定在任何时间退出本研究。无论您决定参加或拒绝参加本研究，都不会影响您和医生及主管护士间的医患、护患关系及其它医疗护理措施。医生及护理人员在本项研究中将尽全力预防由于本研究可能带来的伤害。

伦理委员会和相关医学专家委员会将会讨论本临床研究中出现的不良事件是否与研究项目有关。如确认由研究项目引起不适反应，并造成健康损害时，我们将根据国家相关的法律法规向您提供免费治疗和相应的补偿。

如您经慎重考虑同意参加本项研究，请您在治疗和护理后的第＊＊天—第＊＊天接受负责医师及主管护士的随访，您的随访非常重要，因您的负责医师、主管护士将判断您接受该项治疗及护理是否真正起作用。随访时请您如实向负责医师及主管护士反映治疗情况。研究期间负责医师及主管护士将收集您的病史及体检结果，也将做相关实验室检查，每次检查的内容和具体步骤，您的负责医师及主管护士将负责给予说明和指导。

(续)

> 伦理委员会已经审议此项研究是安全和合乎医德的，并会在赫尔辛基宣言指导下进行。伦理委员会已经批准开始进行此项临床研究。您与本研究的相关资料都将会得到严格的保密及进行严格可信的处理。您的医疗记录将由权威机构评定。
> 　　我已阅读并理解上述有关本研究的情况，我确认已有充足的时间考虑，所有的疑问都已得到圆满的解答。我自愿参加本研究并保证尽量遵从医嘱。
> 　　患者签名：_____ 年龄_____ 身份证号_____
> 　　联系电话：_____ 日期：____年__月__日
> 　　我确认已向患者解释了本研究的详细情况，包括其权利以及可能的获益和风险。
> 　　医生签名：_____ 联系电话：_____ 日期：__年__月__日
> 　　主管护士签名：_____ 联系电话：_____ 日期：__年__月__日

四、护理研究的内容

护理研究分为基础性研究和应用性研究，目前大部分护理研究内容着重于应用性研究。护理研究的内容包括以下几个方面：

1. 各专科临床护理研究　各专科临床护理研究是指对各专科的护理技术、特护措施、护患关系、应用新技术、新仪器等方面的研究，它可直接提高护理工作质量。

2. 护理管理研究　护理管理研究包括有关护理行政管理、领导方式、护理人才流动与合作安排、护理人才培养与选择、人力资源利用与开发、工作绩效考核和护理质量控制与改进等方面的研究。

3. 护理教育研究　护理教育研究探讨护理教学的课程设置、教学方法、教学评估方法、人才培养模式、师资培养、护士在职教育和继续医学教育等方面的问题。护理教育的研究是护理研究最早选择的课题，通过对护理教育的不断研究，使教学课程及评估体系更好地适应护理学科的不断发展，满足临床护理工作的需要。

4. 护理理论研究　护理理论研究包括发展有关的护理哲理、各种护理模式和理论方面的研究。

5. 护理学历史研究　护理学历史研究着重于有关护理学起源、变化和发展方向等方面的研究。

6. 其他方面的研究　护理研究的内容广泛，除上述研究内容外，还包括其他如评价几种护理方法，探讨临床护理工作时间安排，探讨护理措施落实的有效性，老年病人的护理及社区护理等。随着护理学科的不断发展，护理研究的范围越来越大，护理研究的内容也越来越多。

五、护理研究的方法

护理研究的方法可分为量性研究和质性研究。按照是否有人为的处理因素又可将之分为实验性研究、类实验性研究和非实验性研究。

（一）量性研究和质性研究

1. 质性研究

（1）概念　质性研究（qualitative research）又称为定性研究。研究者通过研究对象的主观资料和研究者进入到当事人的处境中参与分析资料，找出人类生活过程中不同层次的共同特性和内涵，用文字描述报告结果。质性研究侧重于探讨现象的本质，发现新理论框架和模式，了解和解释量性研究无法解释的现象和问题。质性研究还可以为护理科研提供研究某些特殊群体的需求、现象和问题的方法，并提供相应的护理措施。

（2）方法　常采用个案研究、现象学研究、根基理论研究、人种学研究、现场研究（也称实地研究）等。质性研究通过研究者深入到研究对象的生活中，并保持现实的自然状况，采用面对面的个案互动研究方式，了解动态现象和各种局面的前景，获取研究资料。质性研究收集资料常采用多种方法，如访谈法、观察法、记录行为过程等。

（3）意义：质性研究是一种具有科学性的研究方法，它从实际观察资料的研究中发现共性问题，能对某些特殊现象和问题进行研究和解释，属探索性和叙述性研究，并从中建立新模式，发现新知识和新理论。

2. 量性研究

（1）概念　量性研究（quantitative research）指规定收集资料的方法，通过数字资料来研究现象的因果关系。此研究方法认为，获得数字的研究可测量精确，较客观地描述现象和问题，通过使用统计学方法分析资料和设对照组，以避免研究中的偏差。大多数研究是量性研究，目前医学和护理学杂志所刊登的论文大多属此类。量性研究的内容，包括科研设计、资料处理和统计学分析等。

（2）方法　常采用实验法、调查法和历史研究法。量性研究在课题确定后要有科研设计，对研究形成假设，并规定收集资料的方法。

（3）意义　量性研究是一种计量研究方法，一般只能解释所提出的研究问题变量之间的因果关系，通过观察指标获得数字性资料，用科学方法来验证模式和理论或进一步发展理论。它具有一定的客观性和代表性，是各学科常选用的一种研究方法。

（二）实验性研究、类实验性研究和非实验性研究

1. 实验性研究

（1）概念　实验性研究（experimental study）又称干预性研究，是随机地将研究对象分为实验组和对照组，实验组人为地接受或排除某种因素、其他任何干预措施，对照组则不接受或不排除某种因素或给安慰剂，然后验证假设，确定结果。在护理研究中，常规护理措施、新的护理措施的研究与评价和最佳的护理方法的选择等均属此范畴。

（2）实验性研究的三要素　干预因素、受试对象和实验效应。

1）干预因素（intervention）：是外界施加在受试对象的因素，可以是物理的、化学的或生物的。根据实验的目的选择干预因素，施加干预因素时要在统一的条件下施予统一的干预因素。

2）受试对象（subject）：必须同时满足两个条件：①对干预因素敏感；②反应比较稳定。受试对象可以是人或动物，对其选择要有统一的诊断标准、入选标准和排除标准，对其的影响因素要进行控制（如年龄、性别等）。

3）实验效应（effect）：是通过实验指标来反映的，指干预因素作用于受试对象所产生的效果或反应。选择效应指标非常重要，要考虑其客观性、灵敏性、准确性、稳定性及关联性。

（3）特点　任何一个实验性研究均须具有以下三个特点：

1）有人为的施加因素：研究者依据研究目的对研究对象施加了某些护理措施或处理方法，这些因素是研究者作为研究的自变量来观察的。由施加因素得出的结果就是研究的因变量。实验性研究和非实验性研究的根本区别就是研究者在实验性研究中依据目的而施加了干预因素。

2）设立对照组：任何一个实验性研究依据其施加因素的多少至少设立一个对照组，其目的是尽可能地控制附加变量，以降低附加变量对研究结果的影响。

3）随机分组：即研究对象被分在实验组或对照组均采用随机的方法确定。使实验组和对照组能在均衡的条件下进行比较，使样本更具代表性。

（4）实验性研究的基本原则

1）对照（contrast）：指除了观察要素外，实验组和对照组的条件须尽量相同，排除其他影响因素使其具有可比性，从而对实验所观察的项目得出科学的结论，对照是实验设计中的首要原则。

2）随机（randomization）：其目的是避免人为的主观性，使符合研究者制订的观察对象的标准而被选中的研究对象，均有同样的机会进入实验组，最大限度地降低附加变量的影响，使样本更具有代表性，得出的研究结果更能反映总体的客观情况。

3）重复（repetition）：其含义指实验样本必须足够大、实验结果应经得起重复实验的考验。重复是保证科研结果可靠的基本方法。

（5）意义　实验性研究能反映研究的科学性和客观性，能准确地解释自变量和因变量之间的因果关系，是检验因果假设最有说服力的一种研究设计。

2. 类实验性研究

（1）概念　类实验性研究（quasi-experimental study）与实验性研究相似，设有对研究对象的护理干预内容，但设计内容缺少随机分组或没有设对照组，或两种设计内容都没有。在护理实践中当无法严格地控制附加变量而不能采用实验性研究来回答因果关系时，最好采用此研究。

（2）特点　同样具备人为地施加因素的特点。类实验性研究与实验性研究的根本区别是类实验性研究缺少实验性研究的另外两个特点中的一个特点或两个条件均不具备，即没有设立对照组或不是采用随机原则分组，或两个条件均无。

（3）意义　类实验性研究对因果关系论述较弱，但能说明一定的问题。由于不能很好地控制附加变量，可信度不如实验性研究。

3. 非实验性研究（non-experimental research）是指研究设计内容对研究对象不施加任何干预和处理的研究，包括描述性研究、比较性研究和相关性研究等。

（三）回顾性研究和前瞻性研究

1. 回顾性研究

（1）概念　回顾性研究是运用现有的临床资料如病历进行分析和总结的一种方法。

（2）特点　不需要随机分组及预先进行设计，资料均是从随访调查或病历中得到的，具有省时、省力、省钱的优点，易被医护人员采用，但误差大，人为的主观因素多，其结果不能做出科学结论，只能用作试探性研究。

（3）意义　回顾性研究的结果，可作为经验总结和发现研究问题，为进一步深入研究提供线索和依据。

2. 前瞻性研究

(1) 概念　前瞻性研究又称预期性研究，多采用随机对比方法进行研究，是一种科学、合理的研究方法。

(2) 特点　研究人员相对固定，有严谨的研究设计和明确的研究指标，设有对照组，具有可比性。

(3) 意义　前瞻性研究的结果是可信的，可作出科学的结论。

第二节　护理研究的步骤及研究课题的选定

一、护理研究的步骤

(一) 选题阶段

1. 确定研究课题　发现研究问题，通过查阅国内外文献了解该研究问题的背景资料，形成合适的研究课题。

2. 查阅文献　与确定研究课题同步进行，是非常重要的一步。目的是了解研究现状，避免重复，启发研究思路。

3. 形成理论框架　形成理论是科学的最终目的。在理论框架下进行的研究，其研究结果的意义和应用价值更大，持续时间更长。在许多以理论为基础的研究中，研究问题的形成是基于理论框架。

4. 形成研究假设　研究假设是对研究预期结果的陈述，是在研究之前先预测研究结果，描述变量之间的关系。

(二) 设计和计划阶段

1. 选择研究设计　在这个阶段，研究者要决定采取什么方法回答研究问题；怎样克服研究过程中遇到的困难；选择哪种研究设计更合适；用什么方法来提高研究的信度和效度。

2. 确定研究对象　这个阶段要确定研究的总体和样本、样本的特征、入选标准和排除标准等。

3. 确定收集资料的方法　为了获得研究问题的真实情况，收集资料的方法应尽量准确。有很多收集资料的方法，如生物心理测定、自我报告和观察法等。

4. 设计抽样计划　研究资料通常来源于样本，而不是总体，选择样本强调其代表性或典型性。因此，要通过合理的设计，选择合理的抽样方法，以增加样本的代表性。抽样方法有两大类：概率抽样和非概率抽样。

5. 形成研究设计　写出研究设计，可以是开题报告或研究课题的申请书。

6. 预试验　在进行正式研究之前，要进行预试验。目的是进一步验证研究的可行性，及时发现研究设计中不合理的地方，及时修改。

(三) 实施阶段

1. 收集资料　收集资料通常按照研究计划进行。这个阶段要保证资料的准确性和完整性，防止收集资料过程中出现资料的缺失、错误或延迟。

2. 整理资料　收集资料之后，在正式分析资料之前，要对资料进行整理分类，例如建立数据库、编码等。

(四）分析阶段

1. **分析阶段** 资料本身不能回答研究问题，要经过研究者的分析，才能揭示研究问题或现象的规律。分析资料主要有两类方法：质性分析和量性分析。质性分析涉及叙述性、非数字资料以及对资料进行归纳和综合。量性分析，也就是统计分析，大部分研究资料要经过统计分析。

2. **解释结果** 对于研究结果进行解释，就是撰写研究报告的主要过程。

（五）撰写论文

科研论文是研究工作的总结，也是科研工作的重要组成部分。论文内容包括选题背景、研究目的、资料来源、研究方法和对所得结果的整理、归纳和分析等，并对研究的结果进行充分讨论。论文要求有一定格式，立意新。一篇高质量的论文，不但内容要充实，文章应做到通顺易懂，全文结构前后应连贯和相互呼应，易于达到交流目的。科研论文的文字表达要准确、精练、平实、严谨，语法修辞要合乎规范，句子长短要适度，要采用医学科技语体。文章写完后要进行多次修改。

（六）论文报告阶段

1. **交流研究结果** 研究结果若不进行交流，该研究则毫无意义。交流研究结果可以有多种形式，包括论文、研究报告或学术研讨会等。

2. **应用研究结果** 将研究结果推广到实际工作中，并得以验证。

二、研究课题的选定

选题，即提出问题和确立研究问题，是进行科学研究的最重要最有决定意义的一步，是每项科研工作的起点。它在一定程度上反映了科学研究的水平和研究成果的价值，同时也决定了最后论文的水平。科研选题就是从战略上选择科学研究的主攻方向，确定研究课题的过程和方法。选题应充分考虑，事先作好调查，阅读相关资料，了解课题背景和研究方向等。

（一）选题原则

选择科研课题首先要在本身需要与可能相结合的总原则下进行。还得遵循以下基本原则：

1. **科学性原则** 也称合理性原则，选题须有严谨的科学理论和鲜明的客观事实作依据，不是主观臆测的。只有进行理论思维．才能把握事物的本质和规律，才能"入木三分"地说明问题。选题不能与已确证的科学规律相矛盾；选题不能含糊，而应明确、具体；选题不但要考虑是否满足社会和科学发展的需要，而且还要看课题本身是否合理，要具有实用价值，要确实可行。

2. **创新性原则** 创新性的具体含义包括：①前人没有研究或涉足的领域；②前人已有研究，但本人提出新的观察资料和新的实验结果，对现有的理论提出新的补充、修改和发展；③国外已有研究报道，还需要结合我国国情进行研究、验证，引进新的医学原理和技术，填补我国的空白；④别人已完成、已发表但未推广应用的科技成果，通过自己的研究设计，促使成果转化，获得重大的经济效益和社会效益。科研选题若符合上述四条的任何一条，就具备了创新性。创新是科研的基本条件。没有创新，就不是科学研究。

3. **可行性原则** 选题时要充分估计到完成本课题的必要条件（仪器、设备、实验对象、时间、经费等）是否具备。可行性原则是指在选题时要考虑现实可能性，它体现了科学研究的"条件原则"。一个课题的选择，必须从研究者的主、客观条件出发，选择有利于展开的题目。如果一个课题不具备必要的条件，无论社会如何需要，如何先进，如何科学，没有实现的可能，课题也是徒劳，选题等于零。可行性原则是指具备拟定课题的主客观条件，包括人力、物力、财力、技术力量等。可行性的具体要求是：①申请者技术职称符合要求，并具备一定的研究经验和完成申请课题的能力；②课题组成员是一支知识和技术结构合理的研究队伍；③与申请课题有关的研究工作，已有一定的积累；④基本工作条件和工作时间有可靠保证；⑤申请者和每位主要成员参加的研究项目不多于两项。

4. 需要性原则　需要性原则是指选题要面向实际，着眼于社会的需要，讲求社会效益，这是选题首要和基本的原则，体现了科学研究的目的性，即目的原则。这里所谓需要，包括两个方面：一是根据社会实践的需要，尤其应着眼于护理学科的发展需要和临床实践需要，应尽量选择在护理领域有重大意义或迫切需要解决的问题，预期结果对学科发展影响较大，有一定的经济效益和社会效益，这是它的社会意义。如近几年社区居民康复的护理就是迫切需要研究的问题，而且意义很大。二是符合科学本身发展的需要，这是它的学术意义。三是二者兼有。另外，选题方向要符合科研基金资助的方向。例如，自然科学基金用于资助基础研究，临床应用研究课题就不能申报该基金。

选题时除了遵守上述原则，还要避免贪大贪多，不要选择题目过大的研究问题。遇到大问题，要把大问题分解为小问题，先从界限清楚的小问题开始研究。另外，最好结合自己的专业和特长选题。

（二）研究问题的来源

许多初做研究的人感到研究无处着手，找不到合适的研究问题。以下几种途径可以帮助寻找研究课题。

1. 从临床护理实践中选题　这是常用的选题渠道，是研究课题的主要来源。在工作中常常遇到一些问题，想解释又无法解释，想解决又无法解决。这些朦胧的想法，就是课题的萌芽。要善于捕捉这些初始意念，才有可能不断地找到研究课题的来源。在工作中要善于捕捉信息。例如，某内分泌科护士长在工作中探索一种较好的糖尿病饮食知识教育形式。分别采用食物模型及口头、文字、图片的形式进行相同内容的糖尿病饮食知识教育，通过问卷测试及监测血糖变化观察教育效果。她就提出了这样一个课题——应用食物模型进行糖尿病饮食教育的方法和护理。

2. 从国家政策或国家的招标课题中选题　每年各学科都颁布国家级和部级的招标课题，可以通过这些途径申请到课题。但是涉及护理领域的研究课题较少。

3. 从学术信息上选题　可以从期刊、书籍或会议获得研究的问题。许多论著或科研论文的后面会提示下一步研究的方向，本研究的局限性和改进的建议。对查阅文献的再思考、对信息的再整理，是很多研究者选题的途径。另外，与人交流中也可以获得研究的信息。

在护理工作中，最为重要的是养成探究、怀疑和善于挑战权威的思维习惯，突破已有的习惯做法或思维定势，以开拓研究思路。例如对于日常工作经常进行反思："这么做有什么科学依据吗？""有什么更好的办法取代现有的方法吗？""若采取新的方法，对护士或病人产生什么影响？"久而久之，就会产生许多可以研究的问题。

（三）研究课题的命定

研究课题的题目反映全部研究内容的主题思想，是指导研究课题各种设计和安排落实的主线，同时也反映研究者对某一问题在理论认识上的深度。科研题目的命定，字数一般不超过25个字，而且应包括处理因素、受试者和预期目标（或预期效应）三个部分。命题的题目必须做到：处理因素具体；受试者明确；预期目标限定、明确。文题的长短虽不足以影响一篇论文的篇幅，但在文献信息中，一篇医学论文能否引起读者的注意，其文题的好坏很关键。医学论文文题应以简短精练、高度概括的语言，准确得当地反映论文最重要的特定内容。

（四）研究问题的陈述

选择研究课题的前后，需要查阅大量的文献资料，系统了解该研究问题国内外的研究背景、现状和存在的问题。对于要研究的现象或问题，通常要思考以下10个问题：①什么原因引起某现象或问题；②该现象或问题的范围有多大；③为什么出现该现象或问题；④什么时候出现该现象或问题；⑤什么因素导致该现象或问题；⑥什么因素影响该现象或问题；⑦该现象或问题的程度如何；⑧该现象或问题在什么情况下严重；⑨该现象或问题有什么特点；⑩不处理其后果是什么，怎么控制有效。

以上问题可以帮助理清研究者的思路，从而帮助研究者清楚地陈述要研究的问题。

（五）研究目的的描述

任何研究者都有其研究目的和研究内容，这要求清楚地描述出来。例如，研究课题为"75岁以上老年人抑郁普遍程度的调查研究"，该研究的目的是"描述75岁以上老年人中抑郁症状的普遍程度"。陈述研究目的应指明研究总体（75岁以上的老年人）和研究变量（抑郁）。

（六）研究课题的评价

研究课题的确立要经过专家委员会的评价，达到一定的标准要求，才能获得研究资助或立项。一个研究课题是否能够立项关键是是否符合选题的原则。

1. 研究课题是否重要或有意义　具体考察的问题包括：该研究问题是否为迫切解决的问题？有无实用价值？有无理论的参考价值？对护士或群体健康有无益处？对制定政策有无帮助？若对以上任何一个问题回答"是"，那么这个研究问题就是值得研究的。

2. 研究课题是否具有创新性　这是评价研究课题的核心问题，没有创新的研究课题，就缺乏研究的意义。有无创新性的评价见选题原则部分。

3. 研究课题是否具有科学性　有无科学性的评价见选题原则部分。

4. 研究课题是否具有可行性　对课题考察包括以下几个方面：

(1) 研究资源　包括课题组成员的研究水平、研究成果、研究基础、设备条件、经费来源等。

(2) 政策和制度　该研究是否与国家的政策或制度一致。

(3) 研究时间　研究时间跨度多大，研究问题是否能够在限期内完成，是不是有亟待解决的问题。若有，就不能用太多的时间去研究。

(4) 研究对象　是否为小概率事件，如压疮，就是小概率事件；是否为可发生或不发生的问题，如并发症，就是可发生或不发生的问题。

(5) 合作者　若研究儿童，要考虑父母是否合作；若研究病人，要考虑家属是否合作；若要做化验，要考虑化验室工作人员是否合作。

(6) 伦理考虑　该研究是否增加病人的身体痛苦、心理痛苦或经济负担。若违犯伦理原则，再好的研究也是不可行的。

第三节 护理论文的写作

护理科研是用科学的方法探索、回答和解决护理领域的问题,直接或间接地指导护理实践的过程。科研论文是研究工作的总结,也是科研工作的重要组成部分。论文内容包括选题背景、研究目的、资料来源、研究方法和对所收集资料的整理、归纳和分析等,并对研究的结果进行充分讨论。论文要求有一定格式,要求立意要新。一篇高质量的论文,不但内容要充实,而且文章应做到通顺易懂,全文结构前后应连贯和相互呼应,易于达到交流目的。护理科研论文是指按照护理科研设计方案,有目的、有计划、有步骤地完成某项护理研究课题而获得第一手研究资料(数据),并通过资料整理、医学统计方法处理、分析后撰写的学术论文。

一、护理科研论文的写作

(一)护理科研论文基本书写格式

护理科研论文的基本书写格式包括:题目、作者署名和单位、摘要、关键词、正文等五大部分。正文包括前言、研究对象与方法、结果、讨论和参考文献。

1. **题目** 文章的题目,又称标题、篇名。文题一般采用一完整的句子,其中囊括三个基本要素:即研究对象、处理方法、达到的指标。例:对 COPD 患者(研究对象)实施痰液诱导的(处理方法)安全性研究(达到的指标)。文章的题目应是以最恰当、最简明的词语反映论文中最重要的、特定内容的逻辑组合。题目是论文最重要的信息点,是读者判断是否阅读论文的主要依据。因此,对题目有以下要求。

(1)**简明** 简明是题目的基本要求。简是对文字数量的要求,题目一般不超过 25 个字为宜;明是对论文中心内容表达的要求,即一目了然,高度概况论文的中心内容。

(2)**醒目** 文题应准确的反映全文的特定内容,不抽象,能体现文章的新观点、新认识、新方法,使文题科学、新颖而有特色,读者见题就能明白本文的目的和意义,使读者觉得此文有阅读的必要,且富有吸引力。

(3)**切题** 要准确反映论文的主要内容,使题目与内容一致。并防止文题过大或过小,例如:《儿科护理》文题就过大。

(4)**规范** 文题要尽量使用专指性较强的词汇,尽可能揭示出所写的具体内容。所用医学名称必须选用当前医学与护理界公认的,以利于国内外期刊杂志的索引与检索。题目内的文字不用简称或缩写。

2. **作者署名** 应包括作者单位名称、地址和邮政编码,以便于编辑、读者与作者进行联系。署名的形式有集体署名和个人署名两种。一般主张个人署名,但许多临床护理科研需要有较多人配合,因此往往署名不止一人。名次的排列应当按照在整个科研过程中实际贡献的大小确定名次先后。署名人数一般不超过 6 人。通常文章的第一作者应是研究工作的主要设计及论文的主要撰写人。署名必须使用真实姓名不能用化名、笔名或假名,以示文责自负。

3. **摘要** 摘要是一篇文章的要点,其浓缩地表达了论文的全部内容。目前国内一般采用的是结构式摘要,其结构由目的(objective)、方法(methods)、结果(results)和结论

(conclusions)四个部分组成。摘要要求简明扼要,重点突出本文创新之处,文中结论必须是本文实验结果的一级推理。外延推理的结论不应写入摘要中。摘要的主要作用是帮助读者在很短的时间内了解论文大意和论文的精华所在,决定有无阅读全文的必要,从而起到导读的作用。一般字数要求控制在200～350字,句中不分段。

目前国内大多数卫生类期刊都要求附有与中文摘要内容、结构一致的英文摘要。联合国教科文组织曾对科技论文英文摘要作过规定:"全世界公开发表的科技论文,不管用何种文字写成,都必须附有一篇短小精悍的英文摘要"。其具体要求如下:①结构:一般采用结构式,长度150～250个英文单词。②题目:简明扼要,题目常用短语,不用完整的句子。③作者信息:主要包括作者的姓名、工作单位及地址(包括E-mail联系方式)、邮编、省份和国籍。④语态:摘要中多用第三人称和被动语态,而第一人称和主动语态很少用。⑤时态:摘要中的句子常采用一般过去时描述研究的方法和结果,结论常采用一般现在时。⑥缩略语:首次出现时应注明英文全称。

4. 关键词 关键词一般是从题目、摘要、正文中选择,通常是论文中出现频率最多的词或词组。正规的期刊一般在摘要之后列出本文的关键词。列出关键词的目的和作用主要有:一是便于读者了解论文的主要研究内容;二是便于读者在文献检索中能通过此词组而迅速查到相关文献;三是便于期刊年终做主题索引。因此,关键词应当尽量规范、准确与完整,并便于进入国内外文献检索系统收录,以提高论文的引用率。生物学期刊投稿统一要求每篇论文可选用3～10个关键词,一般选5个左右,并附中文相对应的英文关键词。关键词应置于摘要之后提行写,各关键词之间采用空一格方式书写,不用标点符号。

(二) 正文

正文部分是科研论文的主体,一般包括前言、对象与方法、结果和讨论等几部分。

1. 前言 又称引言,是论文正文的第一段,应简要地介绍该课题目前在国内外的开展现状、研究意义以及该研究领域存在的问题。一般以200～300字为宜,最多不要超过500字。重点是描述该研究的研究背景与预期目的,不要将该研究的某些结论性话语放进去,结果和结论均有待读者继续向下进行阅读。前言中的用词一定要实事求是,不用夸张的语言,慎用"首次报道"、"国内首创"、"填补空白"等评论性语言。

2. 对象与方法 也称为"资料与方法"或"材料与方法"。这一部分内容主要介绍该研究是如何实施、如何获得研究结果的,也是他人判断论文科学性和先进性的主要依据。因此,在介绍的内容中,一定要包括三方面的主要内容。

(1) 研究对象或材料 应介绍研究对象或材料的入选条件或标准、获取的来源、抽样方法、样本量等。

(2) 研究方法 主要介绍资料的收集方法、选用的研究工具(如问卷或量表的来源、主要内容、评分标准、量表或问卷的信度和效度情况)、用于评价的指标或评价标准;研究对象如有分组时,要具体介绍其分组方法;研究中如果有干预,还应具体介绍所干预措施、流程等。

(3) 资料整理与统计学分析 要介绍资料是手工进行整理的还是通过计算机进行的,采用的主要统计学分析方法等。只有通过正确的统计学方法进行资料分析,才能找出规律性的答案,从而得到有意义的、令人信服的结论。

3. 结果 结果是将收集到的原始资料和数据,经过核对、整理、归纳和必要的统计学处理后，用文字叙述或图表的形式，准确、客观、具体地报告出来。结果部分是论文的核心，是讨论部分论述观点的依据和基础。撰写结果部分时应注意五点。

（1）按一定的逻辑顺序描述结果　这意味着结果部分不是所有的所收集上来的数据的简单堆积，而是作者经过思考和分析之后将认为需要展示的结果以一定的逻辑顺序进行描述。这种逻辑顺序一方面是从读者更容易理解的角度进行考虑，另一方面也要与讨论部分涉及的编排顺序相一致。如有关《手术室护士工作疲溃感及影响因素的研究》，在报告结果的时候可先从报告所调查的手术室护士的一般资料入手，然后是手术室护士工作疲溃感的得分情况、与工作疲溃感量表常模分值的比较，最后报告影响手术室护士工作疲溃感的因素，讨论部分也是与结果的逻辑编排顺序相一致的，即从手术室护士的疲溃感状况讨论到影响手术室护士疲溃感的因素以及基于此结果给护理管理者带来的提示。这样，使得读者在阅读文章的时候会更加觉得写作思路的清晰、对于该研究结果和讨论内容的把握也就更容易和更准确。

（2）选用适当的统计表或统计图来报告结果　有关统计图和统计表的绘制一定要符合规范，根据数据所欲表达的内容选择相应种类的统计表和统计图，如有关构成比资料的介绍可以选择圆图或者百分条图，而有关两个或多个事物进行比较时可以考虑选择复式直条图或线图。有关统计表和统计图绘制的具体要求和选择标准在相关的统计学书籍中均有详细的介绍，作者在绘制之前和之后一定要自己仔细对照绘制要求进行统计表和统计图的绘制与修改。但在论文书写过程中，图表不是越多越好，选择文字还是统计图或表进行结果的描述关键就在于哪一种形式能表达得更为清楚、更易被读者所理解。

（3）文字叙述与图表不重复使用　已用文字描述清楚的就不必再列图或表。列出图表后，可用文字对图表中表达的内容进行扼要的分析、总结或补充，不用再单纯重复报告表中的数据。

（4）注意结果的客观性和科学性　不论结果是阳性还是阴性，只要是真实的，都是有价值的，都应实事求是地报告出来，避免篡改数据或者只描述对论点有利的阳性结果。

（5）统计学表达正确　涉及的统计学术语应按照杂志的要求描述确切，使用规范符号，如"P"应大写并为斜体。具体的符号书写规则在每种杂志的投稿须知中都有详细的介绍，作者一定要仔细参阅。

4. 讨论　讨论部分是科研论文的精华和中心内容，是针对研究结果的各种现象、数据及资料进行阐释，结合相关理论和他人研究结果做出科学合理的分析和解释。总的书写要求是论点明确、论据充分。撰写时要注意两点。

（1）紧密围绕研究结果进行阐释和分析　在讨论部分一定要以结果为基础，抓住重点、层次分明地进行分析和展开讨论。如可以用已有的理论对结果进行分析，或者与前人研究结果进行比较，分析结果相同或者不同的原因，从研究结果中分析出本次研究的创新点或文章结果可为护理实践提供的指导意义。但有些作者在进行讨论时，往往避开对结果的充分分析，而将讨论内容扯得过远，大量篇幅花在建议与对策方面，这是不可取的。

（2）避免重复描述结果，或大量罗列文献　有些作者在书写时由于不能很好地将相关理论和其他研究结果与自己的研究结果有机结合，又为了充实讨论的篇幅，而将结果再重复描述，或者大量罗列他人的文献，使得研究结果不能得到深入的分析，而丧失了该研究的价值，从侧面也反映出作者对该学术专题的了解和理解程度还不够深入。

5. 参考文献　参考文献是撰写论文时引用的有关期刊、书籍等资料。凡是引用前人（包括作者自己过去）已发表文献中的数据或观点等，都要在文中引用处予以标明，并在文末列出具体的参考文献，说明其出处。列出参考文献表明科研工作的继承性和尊重他人研究成果的科学态度，反映论文有真实可靠的科学依据，给读者提供必要的信息。同时，参考文献的数量和质量也反映出作者对本课题的了解程度，在一定程度上反映出论文的水平和质量。

（1）著录的参考文献应是正式出版的文献，著录的参考文献的时间应以近期为主，一般为近3～5年的，著录参考文献的数量不宜过多，一般论文在10条以内，综述在25条以内。参考文献的著录格式应按国家标准，其著录格式如下：

期刊：[序号] 作者（三位及其以内全部列出，超过者只列前三位后加等）. 文题 [J]. 杂志名称，年，卷（期）：起讫页.

举例：[11] 林玉莲. 心脏直视手术自体输血的护理60例 [J]. 实用护理杂志，2003，19（6）：18-19.

书籍：[序号] 作者（三位以内全部列出，超过者只列前三位后加等）. 书名 [M]. 版次（第1版不列）. 出版地：出版者，出版年，起讫页.

举例：[2] 殷磊. 护理学基础 [M]. 第3版. 北京：人民卫生出版社，2002，75-78.

著录参考文献的注意事项：①序号按正文中出现的先后次序标记；②文章中数处引用同一篇文献时，均按首次出现时序号标明。

（2）一处引用多篇文献，将各篇文献的序号在方括号内全部列出，各序号间用逗号隔开。

（3）参考文献部分常出现的问题　①参考文献标引方式不正确。②正文中文献的顺序编码与文末列出的参考文献序号不一致，或正文中未标注出所引用的参考文献编码。这些均需要作者在论文书写完成后进行仔细的审核。③标引的参考文献相对较陈旧。

标引的参考文献最好以3～5年以内的最新文献为主，在该研究领域有开创性贡献的旧文献也可以适当引用，但不宜过多。

二、护理综述论文的写作

护理综述是护理论文中常用的一种文体。是将客观资料与主观论断融为一体的科技情报研究工作的表达形式。护理综述主要反映护理某一专题或某一领域在一定时期内的护理新动态、新进展、新技术、新产品的进展情况。需要作者围绕某个问题收集一定历史时期的有关文献资料，以自己的实践经验为基础，进行消化整理、综合归纳、分析提炼写出概述性、评述性的专题学术论文。其内容可以是多种多样的，可以是护理学中一个理论或学说，也可以是护理学中一个专题、一种操作技术或方法。总之，护理综述论文是用纵向或横向的角度来比较和高度归纳概括某一问题的历史背景和迁移，研究现状及发展动态。综述可以使读者在短时间内及时了解问题的概况、重要进展，了解今后的发展前景，帮助解决尚存在的问题。

（一）护理综述论文的格式

文献综述论文的格式分为题目、作者署名、单位、摘要、关键词和正文等六大部分。通常摘要部分可省去。正文又包括：前言部分，中心部分，小结（总结）部分和参考文献部分，其写作格式与内容如下：

1. 引言（前言）　前言是综述写作的开始，具有概括和点题的作用，主要内容包括：

（1）叙述或综述有关问题的概念。

(2) 概述目前有关问题的现状、存在的问题和未来趋势。

(3) 指出本文立题的依据和综述目的。

例:"我国老年人社区护理现状及展望"一文的引言:人口老龄化是21世纪全球共同面临的一个重要问题,中国是老年人口最多、发展最快的国家。2006年,我国老年人口已达到1.3亿,且以每年3‰左右的速度递增。据预测,到2050年,我国老年人口将达到4亿左右,占总人口的25%。老年人是社区的特殊人群,因年龄、生理、心理特征及社会角色的转变,社会适应能力降低,健康问题突出,对护理需求量很大。据目前我国的经济实力和尚不完善的社会保障制度,国家、社会都不可能投入大量资金建设较多的养老机构,绝大多数老年人惯用传统家庭养老方式。因此,开展社区老年护理,满足老年人身心需求,维持老年人健康,改善其生活质量,将成为社区护理的工作重点。

2. 中心部分(核心部分)

(1) 中心部分的常用写作方法是通过提出问题、分析问题和解决问题的过程,叙述各家的观点,尤其是不同的观点(也可以适当结合作者自己的观点),从不同的角度叙述本专题的历史背景、现状、存在的问题、解决问题的方法及发展方向。

(2) 中心部分的框架一般是按照所拟定的写作提纲进行,中心部分可以由几部分组成,每部分又可以冠以小标题。

3. 小结(总结)部分

(1) 小结部分应是概括性地总结综述中心部分提出的各种观点、研究结果、结论,并加以比较,从而指出未来的发展趋势。

(2) 小结部分应与前言部分相呼应,即小结对前言部分提出的问题应给予一个较明确的答案或回答。

(3) 小结用词要恰如其分,留有余地。

例:"危重症病人卧位护理研究进展"一文的小结:大量的证据证明,"抬高床头"半卧位能有效地降低VAP发生率,但是也可能造成压力性溃疡;俯卧位能改善ARDS病人的气体交换功能,但却不能有效地降低病死率。

4. 参考文献 参考文献的质量和数量可反映综述的质量。

(1) 质量要求 与护理科研论文的要求一样,时间限定近5年发表的论文。

(2) 数量要求 一般要求10篇,综述25篇左右。国内期刊一般要求列出主要参考文献。

5. 常见问题

(1) 引言篇幅过长,对所提出的问题不清楚,概念不明确。没有客观地反映原作者的论点和实验结果。只介绍与自己相同的观点,而不描述否定意见。

(2) 小结内容没有归纳总结文献的观点,仅仅叙述自己的观点和看法。

(3) 引用的参考文献较陈旧、缺乏权威性、未公开发表,或与研究问题无关。

(二) 护理综述论文的写作步骤

写文献综述一般经过以下几个阶段:选题、搜集资料、阅读文献、整理资料与拟定提纲(包括归纳、整理、分析)和成文。

1. 选题 护理学是一门独立的应用学科,护理综述的选题范围包括护理基础理论、临床护理、护理技术操作、护理管理、护理教育、社区护理等方面的问题。护理综述选题是撰写综述的第一步,选题是否恰当,直接关系到综述质量的好坏和价值的高低。一般而言,选题应根据目的而定,并应遵循一定的选题原则。即明确综述目的、力求立题创新、善用自己所长,这些原则都是综述选题的关键。

2. 收集资料　综述题目选定后,紧接着就是要大量收集与选题有关的中文和外文文献。这一过程称为资料收集过程。文献数量的多少是决定综述内容是否新颖的基础,也是衡量综述质量的重要指标之一。因此收集的资料越新越多越全越好。在收集文献时,要特别注意文献的发表时间。为了使综述能够反映某一护理理论或护理技术操作的新观点、新方法和新技术,应保证所选文献是近期的。要收集近几年发表的原始文献。尤其是强调"新进展"时则应选取近2～3年内的新文献。当然,也应根据综述的时限要求进行文献收集。

3. 阅读文献　文献阅读是综述的基础工作,只有在大量阅读的基础上,才能较全面地了解某一护理问题。文献阅读包括精读和泛读。要求在广泛阅读的基础上,还应对有创新性、权威性、或质量好的文献进行精读、细读和反复阅读。在精读和泛读过程中,要特别注意写好读书笔记,为综述的写作做好资料准备。

4. 整理资料与拟定提纲　在确定选题、收集和阅读文献之后,就应对文献进行综合分析、归纳整理并拟定写作提纲。在整理归纳资料时,应进行合理的、适当的取舍。即去粗取精、去伪存真。要选取理论意义强和实践意义大的文献资料,舍弃意义不大的文献。最后,在拟定提纲时,应对综述的每一部分的标题和内容加以确定和明确。如引言部分的概要,中心部分的主要内容及小标题,小结的内容和结尾。大体设计出综述的框架,以保证在写作之前做到心中有数。

三、护理个案论文的写作

(一) 护理个案研究论文的概念

护理个案研究论文是护理论文中较常见的一种论文形式。护理个案论文写作目的主要是对临床工作中遇到的一些具有特殊性或典型代表性的罕见护理事件进行研究和报道,其目的在于通过对一个病例的深入剖析,以探索疾病在医护工作中的个性特征和共性,发现事物的内在规律和本质,重新认识原有的理论,并提出新的观点和见解。以便为今后临床护理工作提供宝贵的成功经验或失败教训。

护理个案研究是一种定性研究。其个案研究中观察对象可以是一个病人或几个类似的病人,也可以是一个家庭。

(二) 护理个案研究论文书写格式与内容

有关护理专家指出护理个案研究论文的格式应按照护理程序的思路进行资料组织和论文写作。论文书写格式基本相同于一般护理论文书写格式。分为标题、署名、摘要、关键词和正文。正文分为五大部分:

1. 引言

(1) 提出研究的临床护理问题和论文写作的目的。

(2) 简介病例,其病例特点应与护理诊断有关,与护理计划和措施相呼应。

2. 病例简介

(1) 描述护理检查的结果,提出护理诊断(即提出护理问题)。

(2) 制订相应的护理计划、护理措施和具体目标(即回答做什么)。

(3) 介绍护理措施的内容和完成的时间（即回答怎样做）。

3. 护理活动　包括健康评估、护理诊断、护理计划和护理实施。

4. 讨论　主要对护理效果进行评价，深入的分析和探讨，并提出新的观点。

(1) 通过病人的健康情况的变化及观察指标的变化来反映护理效果，从而指出护理计划是否合理，护理措施是否有效。

(2) 用相关护理理论对护理效果进行评价。

(3) 说明护理诊断是否正确。

5. 参考文献

(1) 数量　一般要求3篇左右。

(2) 质量　近几年发表的论文。

正文重点是病例简介、护理活动和讨论。核心是"护理活动部分"。文章中要突出护理措施的必需性、特殊性、独特性和技艺性，只有这样才能显示出论文的实用和推广价值。

目前国内大部分护理期刊上刊出的护理个案研究论文写作格式不完全统一，存在多种格式。其中较为常见的护理个案研究论文的正文主要由前言、病历介绍、讨论和参考文献四部分组成。作者可根据具体情况和对写作格式的熟练程度选用任何一种。

案例分析

女，60岁，农民，因主诉下腹疼痛13天，加重3天而入院。入院查体：体温38.7℃，一般情况差，急性痛苦病容，呻吟不止，扶入病房，查体合作，腹部呈舟状，下腹有压痛、反跳痛、肌紧张，肠鸣活跃，余为阴性。妇科检查：阴道内白带量少、黄、臭，扪及一个盆腔包块，约10 cm×10 cm×10 cm大小，触痛、不活动，子宫因腹痛未扪清。辅助检查：WBC $19.4×10^9$/L，N 92.8%，L 7.2%。B型超声检查：盆腔内见一个不规则的混合性占位团块，以实体为主，子宫及附件分辨不清，其大小约为9.5 cm×7.0 cm，疑为：附件肿瘤蒂扭转。且该患者已绝经10年，有性生活史，平时白带多、臭。综上所述，入院诊断为卵巢肿瘤蒂扭转。入院后对患者采取了急诊手术，术中所见：大网膜下移与腹壁粘连，子宫增大为10 cm×12 cm×12 cm，整个子宫后倒入子宫直肠陷凹，与后穹窿直肠壁粘连，右侧输卵管及两侧阔韧带、膀胱充血明显，其余正常。医生在分离子宫与直肠后穹窿粘连时，发生子宫破裂，见流出黄白色脓液约500 ml，吸尽脓液，分离粘连后行子宫全切术（保留双侧卵巢）。剖视：子宫充血水肿，子宫颈后壁有3 cm×1 cm的溃疡。术后积极抗感染治疗，11天后，该患者伤口Ⅰ期愈合，腹痛等消失而出院。出院诊断为绝经后宫腔积脓。至今已有2年，随访患者仍健在。

【思考】

1. 结合本案例，谈谈撰写论文选题中有哪些注意事项？

2. 根据本案例拟定一个个案研究论文的题目并进行撰写。

第四节 护理科研管理

护理科研管理是指为保证研究课题的顺利完成，运用管理学的理论和方法，科学地计划组织和安排人力、物力、财力等要素，有效地实现预定的目标，使护理科研工作的各个方面能正确地协调发展的活动过程

一、概述

（一）相关概念

1. 课题（problem） 科研课题是为了解决一个相对单一并且独立的科学技术问题而确定的科研题目。其特点是目标比较明确，研究规模较小，研究周期较短。如"循证护理研究证据的来源与评价"。

2. 项目（project） 科研项目是为了解决一个由若干科研课题组成的、彼此之间有内在联系的、比较复杂而且综合性较强的科学技术问题而确立的科研题目。

（二）课题的分类及管理

按中国科学院分类方法，课题分为基础研究、应用研究和发展研究三类。

1. 基础研究 指以认识自然现象、探索自然规律，获取新知识、新原理、新方法为主要目的的研究。课题来源有两方面：一是从科学自身发展提出的问题，如，"肾病综合征对肾水钠潴留发生机制的研究"；二是从经济社会发展中提出的问题，如，"艾滋病与区域经济"。

基础研究课题的管理 基础研究课题的研究内容探索性强、不定因素多、成功概率较小、研究周期较长等。在研究过程中，管理人员应明确每位科技人员在其课题中的任务、技术责任以及所处的地位，以保证其研究课题的顺利完成。

2. 应用研究 指为满足社会或生产技术发展的实际需要，利用有关的科学技术知识来达到特定的应用目的的创造性活动。如"膝关节单髁置换的疗效与评价研究"。

应用研究课题的管理 在研究过程中应注意课题是否具有创新性，应强调研究人员的技术能力结构。在控制方面注意阶段目标的实现，试验条件的支持和投资效益的分析。

3. 发展研究 也称为开发研究或试验发展研究。如"新型一次性安保输液器的研制与应用"。

发展研究的管理 发展研究将应用研究的成果推广应用到临床实践中去。其主要研究目标是如何将应用研究和基础研究得出的新方法、新理论推广到临床实践中去，或研究寻找或完善能生产出研究成果的产品条件。

（三）护理科研管理程序

1. 立题申报 题目申报者经过调研查新、预初试验，确立研究课题，起草研究计划、基层单位（教研室等）初审、开题报告、专家论证，最后确定课题。经组织申报签订课题研究合同。科研管理者批准开题立项的主要依据包括需求、学术、条件、可行四个方面。

2. 研究实施 课题一经确定便列入计划，迅速组织实施。管理人员应根据批准的护理科研项目（课题）申请书，认真抓好组织、计划、措施的落实。为课题组积极提供服务，指导实践过程，深入了解研究方案的执行情况，发现问题及时纠正偏差，组织阶段小结，定期

上报研究进度，课题结束后，认真整理原始资料，处理数据，准备鉴定。

3. 总结评审　管理总结评审阶段的工作主要依靠科研管理人员负责。工作内容包括：对课题进行总结、撰写研究论文、召开课题成果鉴定会、成果的推广应用，最后申报科研成果奖励。

二、护理科研管理

（一）计划管理

1. 科研计划管理　指按照既定的科研计划来组织实施国家、部门、科研单位的科研管理活动。计划管理的目的是正确地把握未来的发展，有效地利用现有条件，争取获得最大的成效。通过科研计划的管理，把科研任务以及有关的人、财、物等各种资源有机地组织在一起，达到预定的目标。

2. 科研计划编制原则

（1）坚持科学技术同经济、社会协调发展　优先安排近期急需、效果显著、投资少、周期短的科研项目。把需要与可能结合起来，做到从实际出发，量力而行，保证计划切实可行。

（2）从全局出发，突出重点科学技术的发展　根据要求的难度和医药卫生事业的需要程度来确定资源分配的优先支持程度，解决社会需要和科技发展交汇中最重要的问题。

（3）坚持长远和当前发展相统一　既要研究当前迫切需要解决的防病治病中的关键性科学技术问题，也要安排能从根本上解决疾病发生发展、保证人民健康、提高身体素质的长远性的研究项目和课题。两者之间要有合理的比例。

（4）系统化发展多学科协作　要加强横向联合，组织跨学科、跨专业、跨部门、跨地区的科学技术协作研究。

（5）处理好科研规划与科研计划的关系　科研规划是指战略目标和任务，需要计划去实施；科研计划是科研规划的具体实施方案，受规划的指导和制约。制订科研计划时，必须全面考虑，注重学科发展目标与规划的总体目标相符合，重点学科与一般学科统筹兼顾。

3. 科研计划内容及管理

（1）科研计划基本内容　①对人、财、物等计划。如参加科研人员计划、经费支出计划、研究设备的购置计划；②对研究课题本身的技术和进度进行计划。如根据参加人员和智力结构、经费和仪器设备等基础条件，对研究工作进行统筹计划。

（2）编制科研计划的基本程序　①调查研究，对科研任务和各项指标提出意见；②制订建议方案；③编制出本单位的科研计划；④呈报上级领导机关；⑤上级机关审核批准；⑥组织实施科研计划。

（3）科研计划的管理　①组织实施计划；②控制检查：检查内容包括计划进度、科研经费的落实、课题组人员状况；③组织考核：通过考核对计划的实施情况进行全面总结，对存在的问题，要提出解决问题的建议和措施，以保证科研计划中阶段性目标的实现，从而确保总的计划的实施。

（二）经费管理

科研经费管理是指科研单位在经费使用活动中一切管理工作的总称。科研经费的比例、分配、使用和管理，都必须根据国家计划和方针、政策，遵循科研工作规律和经济规律进行。科研管理的重要任务之一是加强对科研经费的有效管理，以最少的消耗取得最大的经济效益和社会效益。

1. 经费来源　科研经费的来源途径主要有：
(1) 国家重大科技项目合同经费。
(2) 各级各类科学基金。
(3) 科技成果转让和技术服务收入。
(4) 科技咨询和科技专利的收入。
(5) 单位承担委托的科研课题的研究费。
(6) 国际基金、国际间科技和卫生组织及国外机构、团体或个人资助的科研项目或课题经费。

2. 经费的管理原则
(1) 政策性原则　在制订整个课题经费使用的计划中，所有人员必须贯彻执行国家的财经政策和方针，以及财经法律、法规的有关规定，使科研的财务活动正常进行，确保科研工作的按期完成。
(2) 计划性原则　在科研经费的使用上，坚持预先制订课题经费使用计划。
(3) 节约性原则　科研机构要定编定员，避免人浮于事；对科研中的消耗性物质要按需领取，勤俭节约、提高效率。
(4) 监督性原则　在编制预算和制订计划时，要进行可行性研究和监督，在计划执行过程中，财会人员应制订必要的检查和监督制度，发现违纪问题，及时提出改进意见。

3. 科研经费的核算制度　科研经费的核算，是科研经费管理工作中的重要环节。科研部门应明确经济管理责任制，树立科研人员经济观点，促使科研经费精打细算，合理使用，以达到节约支出的目的。
(1) 课题经费的预算　课题经费预算包括整个课题所需投资的总预算和分年度预算、各种仪器设备费、实验材料费、临床观察费、随访费等。
(2) 课题经费的决算　主要检查在执行科研计划过程中，科研经费的使用是否遵循批准的预算开支，课题组应根据课题收支账逐项计算，然后填写经费决算报表。
(3) 建立课题收支本　发挥课题组的积极作用，按课题分别建立账目实行专款专用，使课题组随时掌握科研经费使用情况，做到合理开支、心中有数。

(三) 科研成果管理

科研成果是科研工作者辛勤劳动的结晶。科研成果的数量和质量既是衡量科研部门任务完成情况的重要指标，也是检验科研人员贡献大小的标志。在现代科研管理中，加强对科技成果的管理非常重要。其管理内容包括科研成果鉴定、科研成果奖励和科研成果推广应用。

1. 科研成果的鉴定　科研成果指在科学技术研究活动中，科研人员对某一科学技术问题，通过调查分析、探索观察、试验研究和辩证思维活动，所取得的具有一定学术意义或使用价值的创造性结果。
(1) 科研成果必须具备的基本条件　①新颖性（创造性）：在一定时间范围内是首创的或前所未有的；②先进性：指成果的技术水平和科技价值，在一限定时间范围内，超过已公开成果的最高水平；③实用性：指成果必须具有科学意义或实用价值（包括学术价值、社会价值、经济价值）；④科学性：具有科学依据、可重复性，科学结果能在相同的条件下重现。

(2) 科研成果必须具备的申报条件 ①科研成果申报应具备科研课题的计划任务书或合同书、鉴定证书；②项目完成或应用于实践 1 年以上，其功能稳定可靠；③科研论文在成果所属学科领域的全国性核心期刊上正式发表 1 年，以科技著作公开发行 2 年以上；④科技教材已经在 2 届以上的学生应用。

(3) 成果技术鉴定的作用 ①公正地评价成果，有利于多出成果；②提高成果申报奖励等级的准确性，是成果申报奖励等级的依据；③加速成果的推广。

2. 成果鉴定的形式

(1) 会议鉴定 由组织鉴定单位邀请与该项科技成果所涉及的技术有关的同行业专家 7～15 人组成鉴定委员会。鉴定委员会通过听取科技成果研究单位的汇报后，提出评审意见，并签字后报送组织鉴定的主管部门审批，最后发给技术鉴定证书。

(2) 验收鉴定 由委托单位组织 3～5 名同行业专家，根据委托合同书所规定的验收标准和方法进行测试评价。然后出具验收合格证明，其作用等同于科技成果技术鉴定证书。

(3) 检验鉴定 凡涉及计量、药品、行业标准等类型的成果，通常按照国家专业技术检测、计量机构或有关技术指标的法定标准进行检验或测试，并出具合格证明，其作用也等同于科技成果鉴定证书。

(4) 函审鉴定 指同行专家通过书面审查有关技术资料，对科技成果作出评价。这种形式适用于理论研究成果的鉴定。通常由组织成果评审部门用发函等方式将研究成果的有关技术资料送给同行业专家进行评议，专家提出书面评价意见后，将评审材料和评价意见一并寄回组织评审部门，再由组织评审部门综合写出鉴定结论，发给技术鉴定证书。通信鉴定一项成果至少应有 5 位专家评议，并分别写出书面评价意见。

(5) 学术交流评议 利用专业学术交流会、年会，宣读学术研究论文或科技成果，由学术交流组织部门邀请有关专业人员进行评议，并提出全面的评审意见，评议结果送有关部门审查合格后，出具技术鉴定证书。

(6) 其他评价方式 药品、医疗器械、食品和化妆品等成果必须按有关法律法规规定，经法定的专门机构审查确认；标准类研究成果由省部以上标准管理机构审查颁布；软科学成果由省科技厅按软科学研究成果管理办法的规定组织评价；科技著作由奖励申报部门组织专家评议。

3. 科研成果的奖励申报 我国科研成果奖励采用以下多种级别，国务院对各种奖励也分别颁布有相应的奖励条例、规定和实施细则。早期的护理科研成果奖与医学科研成果奖融合为一大类，自 1993 年单独设立全国护理科技进步奖。

(1) 科研成果奖分类

①技术发明奖 授予运用科学技术知识做出产品、工艺、材料及其系统等重大技术发明的公民。

②自然科学奖 授予在基础研究和应用基础研究中阐明自然现象、特征和规律，具有重大科学发现的公民。

③科学技术进步奖 授予在应用推广先进科学技术成果，完成重大科学技术工程、计划和项目，改进科学技术管理等项工作中有突出贡献的公民或者组织。

④军队科技进步奖 军队科技进步奖分四个等级，每年评审 1 次，1～2 等奖由总后卫生部组织评奖，3～4 等奖由各大单位自行组织评奖并报总后卫生部核准。

⑤卫生部、省市科技进步奖　卫生部科技进步奖每年评审1次，设1~3等奖，省市科技进步奖各地区情况各有不同。

⑥全国护理科技进步奖　1993年由中华护理学会倡导设立，分1~3等奖，每两年评审1次（单数年），由各省护理分会推荐，中华护理学会组织终审与颁奖。

（2）申报程序　科技成果的报送程序是由完成单位按不同隶属关系，逐级向上级主管部门申报。申报的具体程序为：①课题组协商，完成人和完成单位排名无争议后，按要求准备有关申报材料；②申报材料送单位科技管理部门审查；③由主管部门组织科技成果鉴定工作；④通过科技成果鉴定的项目进行科技成果登记；⑤申报各层次的科技奖励。

（3）申报要求　国家科技部颁发的《关于科学技术研究成果管理的规定》中，要求报送的每项成果均应附送如下材料：①《科学技术研究成果报告表》；②《技术鉴定证书》或《评审证书》；③研究试验报告或调查考察报告、学术论文（科学论著）等有关技术资料；④成果推广应用方案。

4. 科研成果的推广应用　科研成果的推广与应用是科学研究的出发点和最终目的，只有将研究成果推广和应用到生产中去，才能显示出科学技术是生产力的作用。

（1）科研成果的推广应用是指有目的地将技术上先进成熟、生产中可行、经济上合理的，具有社会和经济价值的科技成果，通过示范指导，以技术转让等形式，向经济建设和社会发展领域扩散转移的活动。

（2）评价一个国家科学技术水平的高低，不仅要考察其在科学技术研究领域取得多少科研成果，投入多少人力和物力，而且要看其科研成果推广应用的实际效果和在国民经济建设中的贡献。现代科技研究工作需要巨大的投资。如果花费大量的人力、物力和财力取得的科研成果不去推广应用，不能发挥效益，就是一种极大的浪费。因此，一项研究成果能否被及时推广应用并取得经济效益，也是一个重要的经济问题。反之，如果科技工作不能促进生产的发展，不能产生经济效益，科学研究本身也就不能得到更多的支持，其发展也必将受到限制。

（3）应用推广科研成果的主要形式与途径有以下几种：①学术报告、刊物发表、专著等方法进行交流推广。②新技术、新工艺、新方法类成果。为保证推广和转让的此类成果在生产中能顺利应用，研究单位可针对性地举办各种技术讲习班、培训班以促进推广应用。③实物性成果，如具有特殊用途的试剂、材料、元件、仪器、设备等。

三、科技档案的管理

（一）概述科技档案的概念

1. 科技档案　在自然科学研究、生产技术、基本建设等活动中形成的具有查考利用价值，并已归档保存的科学技术文件材料。包括图纸、图表、文件材料、计算材料、照片、影片以及各种录音、录像、机读磁带、光盘等，是档案的一大门类。

2. 科技档案特点　科技档案不同于科技资料。反映一定单位科技活动的并具有历史查考凭证作用的科技文件材料才能转化为科技档案，而收集交流来的只起参考作用的材料是科技资料。被本单位采用的外来科技资料则转化为本单位的科技档案，科技档案通过复制提供给外单位参考使用则转化为科技资料。科技档案是一次文献的一种。

3. 科技档案归档要求

(1) 是在科学研究活动中形成的科技文件材料。
(2) 是真实的历史记录，具有永久或一定时期保存价值的科技文件材料。
(3) 按一定的归档制度整理归档的科技文件材料。

4. 科研课题档案收集内容　任务书、开题报告、课题研究计划及实施执行情况、实验中形成的原始数据、记录、总结报告、研究报告、论文、专著、成果鉴定评议材料、成果推广应用、申请专利、获奖等文件材料。

5. 科技档案的作用　一个企业或单位进行领导决策，除了要充分了解国内外的技术水平和市场动态外，更要注意分析研究自己的技术力量和技术水平、设备条件、原材料的供应和信息掌握的多少等，这就需要充分利用本单位的各种科技档案。具体作用：
(1) 是科技交流的工具。
(2) 是开展科学研究的条件和依据。
(3) 可为科研活动和科研管理提供系统、准确、完整的信息。
(4) 是评价科研成果的质量高低或辨别真伪的依据。

6. 科技档案的种类　包括计划档案、课题档案、科技经费档案、仪器设备档案、科技成果档案、科技人档案、科技信息档案等。

(二) 科技档案的收集与整理

1. 科技档案的收集的来源
(1) 各部门具有保存和利用价值的科技文件材料。
(2) 零散科技文件材料的收集归档。

文件的收集，应贯穿到整个科技活动的始终。例如：一项课题的档案材料收集应从立题一开始就着手收集，并随着课题的进行注意收齐全部资料，才能保证一份完整的课题档案归档。

2. 科技档案的整理
(1) 基本原则　遵循科技档案的自然形成规律，保持科技文件材料之间的有机联系，便于保管和利用。
(2) 基本方法　按科技档案的类别将不同类型的科技档案用卷、册、袋、盒等不同形式组织在一起。按科技档案保管单位进行编目和编制科技档案目录。

复习思考题

1. 解释名词：护理科研。
2. 研究课题命题必须做到哪几个方面？
3. 护理科研选题应遵循哪些原则？

附录一　中华人民共和国护士管理办法

(1993年3月26日卫生部31号令)

第一章　总则

第一条　为加强护士管理，提高护理质量，保障医疗和护理安全，保护护士的合法权益，制定本办法。

第二条　本办法所称护士系指按本办法规定取得《中华人民共和国护士执业证书》并经过注册的护理专业技术人员。

第三条　国家发展护理事业，促进护理学科的发展，加强护士队伍建设，重视和发挥护士在医疗、预防、保健和康复工作中的作用。

第四条　护士的执业权利受法律保护。护士的劳动受全社会的尊重。

第五条　各省、自治区、直辖市卫生行政部门负责护士的监督管理。

第二章　考试

第六条　凡申请护士执业者必须通过卫生部统一执业考试，取得《中华人民共和国护士执业证书》。

第七条　获得高等医学院校护理专业专科以上毕业文凭者，以及获得经省级以上卫生行政部门确认免考资格的普通中等卫生（护士）学校护理专业毕业文凭者，可以免于护士执业考试。

获得其他普通中等卫生（护士）学校护理专业毕业文凭者，可以申请护士执业考试。

第八条　护士执业考试每年举行一次。

第九条　护士执业考试的具体办法另行制定。

第十条　符合本办法第七条规定以及护士执业考试合格者，由省、自治区、直辖市卫生行政部门发给《中华人民共和国护士执业证书》。

第十一条　《中华人民共和国护士执业证书》由卫生部监制。

第三章　注册

第十二条　获得《中华人民共和国护士执业证书》者，方可申请护士执业注册。

第十三条　护士注册机关为执业所在地的县级卫生行政部门。

第十四条　申请首次护士注册必须填写《护士注册申请表》，缴纳注册费，并向注册机关缴验：

（一）《中华人民共和国护士执业证书》；

（二）身份证明；

（三）健康检查证明；

（四）省级卫生行政部门规定提交的其他证明。

第十五条　注册机关在受理注册申请后，应当在三十日内完成审核，审核合格的，予以注册；审核不合格的，应当书面通知申请者。

第十六条　护士注册的有效期为二年。

护士连续注册，在前一注册期满前六十日，对《中华人民共和国护士执业证书》进行个人或集体校验注册。

第十七条　中断注册五年以上者，必须按省、自治区、直辖市卫生行政部门的规定参加临床实践三个月，并向注册机关提交有关证明，方可办理再次注册。

第十八条　有下列情形之一的，不予注册：

（一）服刑期间；

（二）因健康原因不能或不宜执行护理业务；

(三) 违反本办法被中止或取消注册；

(四) 其他不宜从事护士工作的。

第四章 执业

第十九条 未经护士执业注册者不得从事护士工作。

护理专业在校生或毕业生进行专业实习，以及按本办法第十八条规定进行临床实践的，必须按照卫生部的有关规定在护士的指导下进行。

第二十条 护理员只能在护士的指导下从事临床生活护理工作。

第二十一条 护士在执业中应当正确执行医嘱，观察病人的身心状态，对病人进行科学的护理。遇紧急情况应及时通知医生并配合抢救，医生不在场时，护士应当采取力所能及的急救措施。

第二十二条 护士有承担预防保健工作、宣传防病治病知识、进行康复指导、开展健康教育、提供卫生咨询的义务。

第二十三条 护士执业必须遵守职业道德和医疗护理工作的规章制度及技术规范。

第二十四条 护士在执业中得悉就医者的隐私，不得泄露，但法律另有规定的除外。

第二十五条 遇有自然灾害、传染病流行、突发重大伤亡事故及其他严重威胁人群生命健康的紧急情况，护士必须服从卫生行政部门的调遣，参加医疗救护和预防保健工作。

第二十六条 护士依法履行职责的权利受法律保护，任何单位和个人不得侵犯。

第五章 罚则

第二十七条 违反本办法第十九条规定，未经护士执业注册从事护士工作的，由卫生行政部门予以取缔。

第二十八条 非法取得《中华人民共和国护士执业证书》的，由卫生行政部门予以缴销。

第二十九条 护士执业违反医疗护理规章制度及技术规范的，由卫生行政部门视情节予以警告、责令改正、中止注册直至取消其注册。

第三十条 违反本办法第二十六条规定，非法阻挠护士依法执业或侵犯护士人身权利的，由护士所在单位提请公安机关予以治安行政处罚；情节严重，触犯刑律的，提交司机关依法追究刑事责任。

第三十一条 违反本办法其他规定的，由卫生行政部门视情节予以警告、责令改正、中止注册直至取消其注册。

第三十二条 当事人对行政处理决定不服的，可以依照国家法律、法规的规定申请行政复议或者提起行政诉讼。当事人对行政处理决定不履行又未在法定期限内申请复议或提起诉讼的，卫生行政部门可以申请人民法院强制执行。

第六章 附则

第三十三条 本办法实施前已经取得护士以上技术职称者，经省、自治区、直辖市卫生行政部门审核合格，发给《中华人民共和国护士执业证书》，并准许按本办法的规定办理护士执业注册。

本办法实施前从事护士工作但未取得护士职称者的执业证书颁发办法，由省、自治区、直辖市卫生行政部门根据本地区的实际情况和当事人实际水平作出具体规定。

第三十四条 境外人员申请在中华人民共和国境内从事护士工作的，必须依本办法的规定通过执业考试，取得《中华人民共和国护士执业证书》并办理注册。

第三十五条 护士申请开业及成立护理服务机构，由县级以上卫生行政部门比照医疗机构管理的有关规定审批。

第三十六条 本办法的解释权在卫生部。

第三十七条 本办法的实施细则由省、自治区、直辖市制定。

第三十八条 本办法自1994年1月1日起施行。

附录二 1998 卫生部《临床护士规范化培训试行办法》

第一章 总则

第一条 为加强临床护士规范化培训，完善毕业后护理学教育制度，培养合格临床护理人才，特制定本办法。

第二条 本办法的培训对象是护理专业大学本科、大学专科及中专毕业生毕业后从事临床护理工作的护士。

第三条 临床护士经过规范化培训，达到《卫生技术人员职务试行条例》规定的护师基本条件和以下要求：

1. 坚持四项基本原则，热爱祖国，遵纪守法，贯彻执行党的卫生工作方针，具有良好的职业素质和医德医风，全心全意为人民服务。
2. 熟悉本学科的基础理论，具有较系统的专业知识，并能用于指导实践工作。
3. 熟悉掌握本专业的临床护理（包括基础护理和专科护理）的操作技能，能独立完成本专业常见的护理，一般急重症病人的抢救配合及护理。
4. 了解临床护理科研的基本方法，掌握论文（包括个案护理分析、临床经验总结）撰写的基本方法。
5. 初步掌握一门外语，能熟记本专业的外语词汇。

第二章 培训基地

第四条 凡具有卫生部《综合医院分级管理标准》规定的二级甲等以上（含二级甲等）条件的医院可申请作为临床护士的培训基地。

第五条 培训基地由省、自治区、直辖市卫生行政部门或其他相应机构审查，批准认可。有关部委属医院的培训基地由有关主管部门会同当地卫生行政部门审批认可。

第六条 培训基地除对本单位临床护士进行培训外，还应承担外单位派送的临床护士培训任务。

第七条 培训基地应根据培训办法，制定具体实施计划，严格进行培训和考核，确保培训质量。

第三章 培训与考核

第八条 培训内容包括政治思想、职业素质、医德医风、临床操作技能、专业理论知识、外语。业务培训方式，以临床实践为主；理论知识和外语以讲座和自学为主。

第九条 培训时间，依据不同学历层次（大学本科、大学专科、中专）分别为1年、3年、5年。

1. 大学本科毕业生：培训时间1年。轮回参加本学科各主要科室的临床护理工作，进行严格的临床护理基本操作技能培训，同时学习有关专业理论知识。逐步进行专业培训，深入学习和掌握本专业的临床操作技能和理论知识，具备独立运用护理程序为病人实施整体护理的能力。培训结束由培训基地进行考核。

2. 大学专科毕业生：培训时间3年，分两阶段进行。

第一阶段：1年。轮回参加本学科各主要科室的临床护理工作，进行严格临床护理基本操作技能训练，同时学习有关专业理论知识。经培训，考核合格后方可进入第二阶段培训。

第二阶段：2年。逐步进行专业培训，深入学习和掌握本业专的临床操作技能和理论知识，具备独立运用护理程序为病人实施整体护理的能力。培训结束由培训基地进行考核。

3. 中专毕业生：培训时间5年。分三个阶段进行。

第一阶段：1年。轮回参加本学科各科室的临床护理工作，严格进行各项基础护理技术操作训练，复习和巩固在校期间学习的本专业基础理论知识，达到卫生部国家考试中心对职业护士的考试标准。

第二阶段：2年。严格进行各项基础护理技术操作训练，经培训基地考核全部达标。学习有关专业理论知识及部分专科临床护理技能操作，培训结束后由培训基地进行考核。

第三阶段：2年。逐步进行专业培训，深入学习和掌握本专业的临床操作技能和理论知识，具备独立运用护理程序为病人实施整体护理的能力。培训结束由培训基地进行考核。

第十条　临床护士培训由护理部负责制定计划，科护士长、病房护士长执行指导，以保证计划实施。

第十一条　对临床护士的考核成绩，可根据政治思想、理论知识、操作技能等不同内容，采取评分和学分积累形成，由培训基地进行全面考核，合格者发给合格证书作为申报护师的依据。

第四章　组织领导

第十二条　在卫生部领导下，由科教司成教处组织有关部门成立"临床护士培训委员会"负责指导培训工作。

第十三条　各省、自治区、直辖市应在卫生行政部门领导下成立相应机构，其任务是：

1. 根据本办法，结合本地区实际情况制定培训考核的实施方案；
2. 确认培训基地的认可和撤销；
3. 指导检查培训工作；
4. 组织对培训质量的评估。

第十四条　医院应成立临床护士规范化培训管理机构，并有专职人员负责具体管理工作，把完成护士培训作为医院考核晋升等级的条件之一。

第十五条　为加强培训基地的建设，其行政主管部门应根据培训任务的经费上给予一定支持，派送临床护士的单位应向培训基地缴付适当的培训费用。

附录三 继续护理学教育试行办法

(本试行办法根据卫生部《继续医学教育暂行规定》制定)

第一条 为了提高护理技术人员素质,促进护理学的发展,必须逐步建立连贯性护理学教育的完整体系和制度,以适应社会主义卫生事业的发展。

第二条 继续护理学教育是继毕业后规范化专业培训之后,以学习新理论、新知识、新技术、新方法为主的一种终生性护理学教育,目的是使护理技术人员在整个专业生涯中,保持高尚的医德医风,不断提高专业工作能力和业务水平,跟上护理学科的发展。

第三条 继续护理学教育的对象是毕业后通过规范或非规范化的专业培训,具有护师及护师以上专业技术职务的正在从事护理专业技术工作的护理技术人员。参加继续护理学教育,既是广大护理技术人员享有的权利,又是应尽的义务。

第四条 卫生部继续医学教育委员会是在卫生部领导下,对全国继续护理学教育进行领导、管理和质量监控的权威性组织。

第五条 卫生部继续医学教育委员会聘请医院、高等医学院校、科研单位和有关护理学学术团体等的7～9位专家组成继续护理学教育学科组。

护理学学科组受卫生部继续医学教育委员会委托承担以下任务:
1. 负责国家级继续护理学教育项目及其主办单位和学分的审定,报卫生部继续医学教育委员会批准。
2. 推荐优秀的国家级继续护理学教育文字、声像教材和电视节目,发展多媒体教学及远程教育。
3. 研究并提出全国继续护理学教育发展计划和指导意见,并向卫生部继续医学教育委员会提出建议。
4. 卫生部继续医学教育委员会交付的其它工作。

第六条 各级卫生行政主管部门应加强对继续护理学教育工作的指导,各医疗卫生单位,高等医学院校和护理学学术团体应将开展继续护理学教育作为一项重要的任务,鼓励、组织和监督护理技术人员积极参加继续护理学教育活动,并从制度上予以保证。

第七条 各级卫生行政主管部门应加强对继续护理学教育工作的指导,各医疗卫生单位,高等医学院校和护理学学术团体应将开展继续护理学教育作为一项重要的任务,鼓励、组织和监督护理技术人员积极参加继续护理学教育活动,并从制度上予以保证。

第八条 继续护理学教育的内容要适应不同专科护理技术人员的实际需要,注意针对性、实用性和先进性,应以现代护理学科学技术发展中的新理论、新知识,新技术和新方法为重点。

第九条 继续护理学教育活动包括:学术会议、学术讲座、专题讨论会、专题讲习班、专题调研和考察、疑难病历护理讨论会、技术操作示教、短期或长期培训等。为同行继续护理学教育提供教学、学术报告、发表论文和出版著作等,亦应视为参加继续护理学教育。

第十条 继续护理学教育应以短期和业余学习为主,其形式和方法可根据不同内容和条件,灵活多样。

自学是继续护理学教育的重要形式,应有明确的目标并经考核认可,各单位要积极提供有关的文字和声像教材。

第十一条 国家级继续护理学教育的申报办法按《国家级继续医学教育项目申报、认可试行办法》执行。

中华护理学会总会举办国家级继续护理学教育项目可直接向卫生部继续医学教育委员会审报。

第十二条 继续护理学教育实行学分制可按照《继续医学教育学分授予试行办法》执行。护理技术人员每年参加经认可的继续护理学教育活动的最低学分数为25学分,其中1类学分须达到3～10学分,Ⅱ类学分达到15～22学分。省、自治区、直辖市级医院的主管护师及其以上人员5年内必须获得国家级继续护理学教育授予5～10个学分。

第十三条　建立继续护理学教育登记制度。登记的内容应包括：项目名称、编号、日期、内容、形式、认可部门、学分数、考核结果、签章等。登记证由省、自治区、直辖市继续医学教育委员会印制和发放。登记证由本人保存，在参加继续护理学教育基础后由主办单位签章认可，作为参加继续护理学教育的凭证。

第十四条　各单位应建立继续护理学教育的档案，将本单位护理技术人员参加继续护理学教育活动的情况作为本人考绩的一项内容。

第十五条　护理技术人员须按规定取得每年接受继续护理学教育的最低学分数，才能作为再次注册、聘任及晋升高一级专业技术职务的条件之一。

第十六条　本办法由卫生部继续医学教育委员会负责解释。

第十七条　本办法自发布之日起试行。

卫生部继续医学教育委员会
一九九七年十二月九日

附录四　卫生技术人员职务试行条例

(职改字 [1986] 第 20 号)

第一章　总则

第一条　为了发展我国医药卫生事业，充分调动卫生技术人员的积极性和创造性，鼓励卫生技术人员提高技术水平、学术水平和履行相应职责的能力，促进人才的合理流动，以适应社会主义建设的需要，根据中央和国务院关于改革职称评定，实行专业技术职务聘任制度的文件精神，特制订本条例。

第二章　卫生技术职务

第二条　卫生技术职务是以医药卫生技术应用为主要职责，根据医药卫生工作的实际需要设置的专业技术工作岗位。卫生技术职务有明确的职责和履行相应职责必须具备的任职基本条件，在定编定员的基础上，高中初级专业技术职务有合理结构比例。

第三条　卫生技术职务分为医、药、护、技四类：

1. 医疗、预防、保健人员

主任医师、副主任医师、主治（主管）医师、医师、医士。

2. 中药、西药人员

主任药师、副主任药师、主管药师、药师、药士。

3. 护理人员

主任护师、副主任护师、主管护师、护师、护士。

4. 其他卫生技术人员

主任技师、副主任技师、主管技师、技师、技士。

第四条　主任医（药、护、技）师、副主任医（药、护、技）师为高级技术职务；主治（主管）医（药、护、技）师为中级技术职务；医（药、护、技）师、医（药、护、技）士为初级技术职务。

第三章　岗位职责

第五条　各类各级卫生技术人员的岗位职责，暂按卫生部（82）卫医字第 10 号、（83）卫防字第 61 号、（81）卫药字第 10 号、（79）卫药字第 983 号等有关文件的规定执行。

第四章　任职基本条件

第六条　卫生技术人员必须热爱祖国，遵守宪法和法律，拥护中国共产党的领导，贯彻执行党的卫生工作方针，遵守职业道德，全心全意为人民服务，积极为社会主义现代化建设贡献力量。

第七条　医（药、护、技）士

1. 了解本专业基础理论，具有一定的技术操作能力；
2. 在上级卫生技术人员指导下，能胜任本专业一般技术工作；
3. 中专毕业见习一年期满。

第八条　医（药、护、技）师

1. 熟悉本专业基础理论，具有一定的技术操作能力；
2. 能独立处理本专业常见病或常用专业技术问题；
3. 借助工具书，能阅读一种外文的专业书刊；
4. 中专毕业，从事医（药、护、技）士工作五年以上，经考核证明能胜任医（药、护、技）师职务；大学专科毕业，见习一年期满后，从事专业技术工作两年以上；大学本科毕业，见习一年期满；研究生班结业或取得硕士学位者。

第九条 主治（主管）医（药、护、技）师
1. 熟悉本专业基础理论，具有较系统的专业知识，掌握国内本专业先进技术并能在实际工作中应用；
2. 具有较丰富的临床或技术工作经验，能熟练地掌握本专业技术操作，处理较复杂的专业技术问题，能对下一级卫生技术人员进行业务指导；
3. 在临床或技术工作中取得较好的成绩，或有一定水平的科学论文或经验总结。能比较顺利阅读一种外文的专业书刊；
4. 大学毕业或取得学士学位，从事医（药、护、技）师工作四年以上；研究生班结业或取得第二学士学位，从事医（药、护、技）师工作三年左右；取得硕士学位，从事医（药、护、技）师工作两年左右；取得博士学位者。

第十条 副主任医（药、护、技）师
1. 具有本专业较系统的基础理论和专业知识，了解本专业国内外现状和发展趋势，能吸取最新科研成就并应用于实际工作；
2. 工作成绩突出，具有较丰富的临床或技术工作经验，能解决本专业复杂疑难问题或有较高水平的科学论文或经验总结。能顺利阅读一种外文的专业书刊；
3. 具有指导和组织本专业技术工作和科学研究的能力，具有指导和培养下一级卫生技术人员工作和学习的能力；
4. 具有大学本科以上（含大学本科）学历，从事主治（主管）医（药、护、技）师工作五年以上；取得博士学位，从事主治（主管）医（药、护、技）师工作两年以上。

第十一条 主任医（药、护、技）师
1. 精通本专业基础理论和专业知识，掌握本专业国内外发展趋势，能根据国家需要和专业发展确定本专业工作和科学研究方向；
2. 工作成绩突出，具有丰富的临床或技术工作经验，能解决复杂疑难的重大技术问题或具有较高水平的科学专著、论文或经验总结。能熟练阅读一种外文的专业书刊；
3. 作为本专业的学术、技术带头人，善于指导和组织本专业的全面业务技术工作，具有培养专门人才的能力；
4. 从事副主任医（药、护、技）师工作五年以上。

第十二条 各级卫生技术职务，必须由行政领导在经过评审委员会评审的、符合相应条件的卫生技术人员中，按照限额进行聘任或任命。

对未经评审委员会评审或评审认定不符合任职条件者，任何单位或任何人不得聘任或任命其担任卫生技术职务。

第五章 评审委员会的组建

第十三条 各级卫生技术职务任职资格分别由高级、中级、初级职务评审委员会负责评审。

高级职务评审委员会一般由国务院各部门和各省、自治区、直辖市组建，也可授权确实具备评审条件的下属单位直接组建，并报部门或省、自治区、直辖市批准。

中级、初级职务评审委员会的组建权限由国务院各部门和各省、自治区、直辖市确定。

第六章 附则

第十四条 省、自治区、直辖市卫生厅（局）是地方卫生专业技术职务系列的业务主管部门，在地方职称改革工作领导小组的领导下，负责结合本地区的实际情况制订"实施细则"（报中央职称改革工作领导小组和卫生部备案），并会同当地科技干部管理部门，负责具体实施。

第十五条 本条例适用于全民所有制卫生事业单位，企业单位和集体所有制单位可参照执行。

附录五 医疗事故处理条例

(2002年2月20日国务院第55次常务会议通过)

第一章 总则

第一条 为了正确处理医疗事故，保护患者和医疗机构及其医务人员的合法权益，维护医疗秩序，保障医疗安全，促进医学科学的发展，制定本条例。

第二条 本条例所称医疗事故，是指医疗机构及其医务人员在医疗活动中，违反医疗卫生管理法律、行政法规、部门规章和诊疗护理规范、常规，过失造成患者人身损害的事故。

第三条 处理医疗事故，应当遵循公开、公平、公正、及时、便民的原则，坚持实事求是的科学态度，做到事实清楚、定性准确、责任明确、处理恰当。

第四条 根据对患者人身造成的损害程度，医疗事故分为四级：

一级医疗事故：造成患者死亡、重度残疾的；

二级医疗事故：造成患者中度残疾、器官组织损伤导致严重功能障碍的；

三级医疗事故：造成患者轻度残疾、器官组织损伤导致一般功能障碍的；

四级医疗事故：造成患者明显人身损害的其他后果的。

具体分级标准由国务院卫生行政部门制定。

第二章 医疗事故的预防与处置

第五条 医疗机构及其医务人员在医疗活动中，必须严格遵守医疗卫生管理法律、行政法规、部门规章和诊疗护理规范、常规，恪守医疗服务职业道德。

第六条 医疗机构应当对其医务人员进行医疗卫生管理法律、行政法规、部门规章和诊疗护理规范、常规的培训和医疗服务职业道德教育。

第七条 医疗机构应当设置医疗服务质量监控部门或者配备专（兼）职人员，具体负责监督本医疗机构的医务人员的医疗服务工作，检查医务人员执业情况，接受患者对医疗服务的投诉，向其提供咨询服务。

第八条 医疗机构应当按照国务院卫生行政部门规定的要求，书写并妥善保管病历资料。因抢救急危患者，未能及时书写病历的，有关医务人员应当在抢救结束后6小时内据实补记，并加以注明。

第九条 严禁涂改、伪造、隐匿、销毁或者抢夺病历资料。

第十条 患者有权复印或者复制其门诊病历、住院志、体温单、医嘱单、化验单（检验报告）、医学影像检查资料、特殊检查同意书、手术同意书、手术及麻醉记录单、病理资料、护理记录以及国务院卫生行政部门规定的其他病历资料。

患者依照前款规定要求复印或者复制病历资料的，医疗机构应当提供复印或者复制服务并在复印或者复制的病历资料上加盖证明印记。复印或者复制病历资料时，应当有患者在场。

医疗机构应患者的要求，为其复印或者复制病历资料，可以按照规定收取工本费。具体收费标准由省、自治区、直辖市人民政府价格主管部门会同同级卫生行政部门规定。

第十一条 在医疗活动中，医疗机构及其医务人员应当将患者的病情、医疗措施、医疗风险等如实告知患者，及时解答其咨询；但是，应当避免对患者产生不利后果。

第十二条 医疗机构应当制定防范、处理医疗事故的预案，预防医疗事故的发生，减轻医疗事故的损害。

第十三条 医务人员在医疗活动中发生或者发现医疗事故、可能引起医疗事故的医疗过失行为或者发生医疗事故争议的，应当立即向所在科室负责人报告，科室负责人应当及时向本医疗机构负责医疗服务质量监控的部门或者专（兼）职人员报告；负责医疗服务质量监控的部门或者专（兼）职人员接到报告后，应当立即进行调查、核实，将有关情况如实向本医疗机构的负责人报告，并向患者通报、解释。

第十四条　发生医疗事故的，医疗机构应当按照规定向所在地卫生行政部门报告。发生下列重大医疗过失行为的，医疗机构应当在 12 小时内向所在地卫生行政部门报告：

（一）导致患者死亡或者可能为二级以上的医疗事故；

（二）导致 3 人以上人身损害后果；

（三）国务院卫生行政部门和省、自治区、直辖市人民政府卫生行政部门规定的其他情形。

第十五条　发生或者发现医疗过失行为，医疗机构及其医务人员应当立即采取有效措施，避免或者减轻对患者身体健康的损害，防止损害扩大。

第十六条　发生医疗事故争议时，死亡病例讨论记录、疑难病例讨论记录、上级医师查房记录、会诊意见、病程记录应当在医患双方在场的情况下封存和启封。封存的病历资料可以是复印件，由医疗机构保管。

第十七条　疑似输液、输血、注射、药物等引起不良后果的，医患双方应当共同对现场实物进行封存和启封，封存的现场实物由医疗机构保管；需要检验的，应当由双方共同指定的、依法具有检验资格的检验机构进行检验；双方无法共同指定时，由卫生行政部门指定。

疑似输血引起不良后果，需要对血液进行封存保留的，医疗机构应当通知提供该血液的采供血机构派员到场。

第十八条　患者死亡，医患双方当事人不能确定死因或者对死因有异议的，应当在患者死亡后 48 小时内进行尸检；具备尸体冻存条件的，可以延长至 7 日。尸检应当经死者近亲属同意并签字。

尸检应当由按照国家有关规定取得相应资格的机构和病理解剖专业技术人员进行。承担尸检任务的机构和病理解剖专业技术人员有进行尸检的义务。

医疗事故争议双方当事人可以请法医病理学人员参加尸检，也可以委派代表观察尸检过程。拒绝或者拖延尸检，超过规定时间，影响对死因判定的，由拒绝或者拖延的一方承担责任。

第十九条　患者在医疗机构内死亡的，尸体应当立即移放太平间。死者尸体存放时间一般不得超过 2 周。逾期不处理的尸体，经医疗机构所在地卫生行政部门批准，并报经同级公安部门备案后，由医疗机构按照规定进行处理。

第三章　医疗事故的技术鉴定

第二十条　卫生行政部门接到医疗机构关于重大医疗过失行为的报告或者医疗事故争议当事人要求处理医疗事故争议的申请后，对需要进行医疗事故技术鉴定的，应当交由负责医疗事故技术鉴定工作的医学会组织鉴定；医患双方协商解决医疗事故争议，需要进行医疗事故技术鉴定的，由双方当事人共同委托负责医疗事故技术鉴定工作的医学会组织鉴定。

第二十一条　设区的市级地方医学会和省、自治区、直辖市直接管辖的县（市）地方医学会负责组织首次医疗事故技术鉴定工作。省、自治区、直辖市地方医学会负责组织再次鉴定工作。必要时，中华医学会可以组织疑难、复杂并在全国有重大影响的医疗事故争议的技术鉴定工作。

第二十二条　当事人对首次医疗事故技术鉴定结论不服的，可以自收到首次鉴定结论之日起 15 日内向医疗机构所在地卫生行政部门提出再次鉴定的申请。

第二十三条　负责组织医疗事故技术鉴定工作的医学会应当建立专家库。专家库由具备下列条件的医疗卫生专业技术人员组成：

（一）有良好的业务素质和执业品德；

（二）受聘于医疗卫生机构或者医学教学、科研机构并担任相应专业高级技术职务 3 年以上。

符合前款第（一）项规定条件并具备高级技术任职资格的法医可以受聘进入专家库。负责组织医疗事故技术鉴定工作的医学会依照本条例规定聘请医疗卫生专业技术人员和法医进入专家库，可以不受行政区域的限制。

第二十四条 医疗事故技术鉴定，由负责组织医疗事故技术鉴定工作的医学会组织专家鉴定组进行。

参加医疗事故技术鉴定的相关专业的专家，由医患双方在医学会主持下从专家库中随机抽取。在特殊情况下，医学会根据医疗事故技术鉴定工作的需要，可以组织医患双方在其他医学会建立的专家库中随机抽取相关专业的专家参加鉴定或者函件咨询。

符合本条例第二十三条规定条件的医疗卫生专业技术人员和法医有义务受聘进入专家库，并承担医疗事故技术鉴定工作。

第二十五条 专家鉴定组进行医疗事故技术鉴定，实行合议制。专家鉴定组人数为单数，涉及的主要学科的专家一般不得少于鉴定组成员的二分之一；涉及死因、伤残等级鉴定的，并应当从专家库中随机抽取法医参加专家鉴定组。

第二十六条 专家鉴定组成员有下列情形之一的，应当回避，当事人也可以以口头或者书面的方式申请其回避：

（一）是医疗事故争议当事人或者当事人的近亲属的；
（二）与医疗事故争议有利害关系的；
（三）与医疗事故争议当事人有其他关系，可能影响公正鉴定的。

第二十七条 专家鉴定组依照医疗卫生管理法律、行政法规、部门规章和诊疗护理规范、常规，运用医学科学原理和专业知识，独立进行医疗事故技术鉴定，对医疗事故进行鉴别和判定，为处理医疗事故争议提供医学依据。

任何单位或者个人不得干扰医疗事故技术鉴定工作，不得威胁、利诱、辱骂、殴打专家鉴定组成员。专家鉴定组成员不得接受双方当事人的财物或者其他利益。

第二十八条 负责组织医疗事故技术鉴定工作的医学会应当自受理医疗事故技术鉴定之日起5日内通知医疗事故争议双方当事人提交进行医疗事故技术鉴定所需的材料。

当事人应当自收到医学会的通知之日起10日内提交有关医疗事故技术鉴定的材料、书面陈述及答辩。医疗机构提交的有关医疗事故技术鉴定的材料应当包括下列内容：

（一）住院患者的病程记录、死亡病例讨论记录、疑难病例讨论记录、会诊意见、上级医师查房记录等病历资料原件；
（二）住院患者的住院志、体温单、医嘱单、化验单（检验报告）、医学影像检查资料、特殊检查同意书、手术同意书、手术及麻醉记录单、病理资料、护理记录等病历资料原件；
（三）抢救急危患者，在规定时间内补记的病历资料原件；
（四）封存保留的输液、注射用物品和血液、药物等实物，或者依法具有检验资格的检验机构对这些物品、实物作出的检验报告；
（五）与医疗事故技术鉴定有关的其他材料。

在医疗机构建有病历档案的门诊、急诊患者，其病历资料由医疗机构提供；没有在医疗机构建立病历档案的，由患者提供。

医患双方应当依照本条例的规定提交相关材料。医疗机构无正当理由未依照本条例的规定如实提供相关材料，导致医疗事故技术鉴定不能进行的，应当承担责任。

第二十九条 负责组织医疗事故技术鉴定工作的医学会应当自接到当事人提交的有关医疗事故技术鉴定的材料、书面陈述及答辩之日起4～5日内组织鉴定并出具医疗事故技术鉴定书。

负责组织医疗事故技术鉴定工作的医学会可以向双方当事人调查取证。

第三十条 专家鉴定组应当认真审查双方当事人提交的材料，听取双方当事人的陈述及答辩并进行核实。

双方当事人应当按照本条例的规定如实提交进行医疗事故技术鉴定所需要的材料，并积极配合调查。

当事人任何一方不予配合，影响医疗事故技术鉴定的，由不予配合的一方承担责任。

第三十一条　专家鉴定组应当在事实清楚、证据确凿的基础上，综合分析患者的病情和个体差异，作出鉴定结论，并制作医疗事故技术鉴定书。鉴定结论以专家鉴定组成员的过半数通过。鉴定过程应当如实记载。

医疗事故技术鉴定书应当包括下列主要内容：

（一）双方当事人的基本情况及要求；

（二）当事人提交的材料和负责组织医疗事故技术鉴定工作的医学会的调查材料；

（三）对鉴定过程的说明；

（四）医疗行为是否违反医疗卫生管理法律、行政法规、部门规章和诊疗护理规范、常规；

（五）医疗过失行为与人身损害后果之间是否存在因果关系；

（六）医疗过失行为在医疗事故损害后果中的责任程度；

（七）医疗事故等级；

（八）对医疗事故患者的医疗护理医学建议。

第三十二条　医疗事故技术鉴定办法由国务院卫生行政部门制定。

第三十三条　有下列情形之一的，不属于医疗事故：

（一）在紧急情况下为抢救垂危患者生命而采取紧急医学措施造成不良后果的；

（二）在医疗活动中由于患者病情异常或者患者体质特殊而发生医疗意外的；

（三）在现有医学科学技术条件下，发生无法预料或者不能防范的不良后果的；

（四）无过错输血感染造成不良后果的；

（五）因患方原因延误诊疗导致不良后果的；

（六）因不可抗力造成不良后果的。

第三十四条　医疗事故技术鉴定，可以收取鉴定费用。经鉴定，属于医疗事故的，鉴定费用由医疗机构支付；不属于医疗事故的，鉴定费用由提出医疗事故处理申请的一方支付。鉴定费用标准由省、自治区、直辖市人民政府价格主管部门会同同级财政部门、卫生行政部门规定。

第四章　医疗事故的行政处理与监督

第三十五条　卫生行政部门应当依照本条例和有关法律、行政法规、部门规章的规定，对发生医疗事故的医疗机构和医务人员作出行政处理。

第三十六条　卫生行政部门接到医疗机构关于重大医疗过失行为的报告后，除责令医疗机构及时采取必要的医疗救治措施，防止损害后果扩大外，应当组织调查，判定是否属于医疗事故；对不能判定是否属于医疗事故的，应当依照本条例的有关规定交由负责医疗事故技术鉴定工作的医学会组织鉴定。

第三十七条　发生医疗事故争议，当事人申请卫生行政部门处理的，应当提出书面申请。申请书应当载明申请人的基本情况、有关事实、具体请求及理由等。

当事人自知道或者应当知道其身体健康受到损害之日起1年内，可以向卫生行政部门提出医疗事故争议处理申请。

第三十八条　发生医疗事故争议，当事人申请卫生行政部门处理的，由医疗机构所在地的县级人民政府卫生行政部门受理。医疗机构所在地是直辖市的，由医疗机构所在地的区、县人民政府卫生行政部门受理。

有下列情形之一的，县级人民政府卫生行政部门应当自接到医疗机构的报告或者当事人提出医疗事故争议处理申请之日起7日内移送上一级人民政府卫生行政部门处理：

（一）患者死亡；

（二）可能为二级以上的医疗事故；

（三）国务院卫生行政部门和省、自治区、直辖市人民政府卫生行政部门规定的其他情形。

第三十九条　卫生行政部门应当自收到医疗事故争议处理申请之日起 10 日内进行审查,作出是否受理的决定。对符合本条例规定,予以受理,需要进行医疗事故技术鉴定的,应当自作出受理决定之日起 5 日内将有关材料交由负责医疗事故技术鉴定工作的医学会组织鉴定并书面通知申请人;对不符合本条例规定,不予受理的,应当书面通知申请人并说明理由。

当事人对首次医疗事故技术鉴定结论有异议,申请再次鉴定的,卫生行政部门应当自收到申请之日起 7 日内交由省、自治区、直辖市地方医学会组织再次鉴定。

第四十条　当事人既向卫生行政部门提出医疗事故争议处理申请,又向人民法院提起诉讼的,卫生行政部门不予受理;卫生行政部门已经受理的,应当终止处理。

第四十一条　卫生行政部门收到负责组织医疗事故技术鉴定工作的医学会出具的医疗事故技术鉴定书后,应当对参加鉴定的人员资格和专业类别、鉴定程序进行审核;必要时,可以组织调查,听取医疗事故争议双方当事人的意见。

第四十二条　卫生行政部门经审核,对符合本条例规定作出的医疗事故技术鉴定结论,应当作为对发生医疗事故的医疗机构和医务人员作出行政处理以及进行医疗事故赔偿调解的依据;经审核,发现医疗事故技术鉴定不符合本条例规定的,应当要求重新鉴定。

第四十三条　医疗事故争议由双方当事人自行协商解决的,医疗机构应当自协商解决之日起 7 日内向所在地卫生行政部门作出书面报告,并附具协议书。

第四十四条　医疗事故争议经人民法院调解或者判决解决的,医疗机构应当自收到生效的人民法院的调解书或者判决书之日起 7 日内向所在地卫生行政部门作出书面报告,并附具调解书或者判决书。

第四十五条　县级以上地方人民政府卫生行政部门应当按照规定逐级将当地发生的医疗事故以及依法对发生医疗事故的医疗机构和医务人员作出行政处理的情况,上报国务院卫生行政部门。

第五章　医疗事故的赔偿

第四十六条　发生医疗事故的赔偿等民事责任争议,医患双方可以协商解决;不愿意协商或者协商不成的,当事人可以向卫生行政部门提出调解申请,也可以直接向人民法院提起民事诉讼。

第四十七条　双方当事人协商解决医疗事故的赔偿等民事责任争议的,应当制作协议书。协议书应当载明双方当事人的基本情况和医疗事故的原因、双方当事人共同认定的医疗事故等级以及协商确定的赔偿数额等,并由双方当事人在协议书上签名。

第四十八条　已确定为医疗事故的,卫生行政部门应医疗事故争议双方当事人请求,可以进行医疗事故赔偿调解。调解时,应当遵循当事人双方自愿原则,并应当依据本条例的规定计算赔偿数额。

经调解,双方当事人就赔偿数额达成协议的,制作调解书,双方当事人应当履行;调解不成或者经调解达成协议后一方反悔的,卫生行政部门不再调解。

第四十九条　医疗事故赔偿,应当考虑下列因素,确定具体赔偿数额:

(一) 医疗事故等级;

(二) 医疗过失行为在医疗事故损害后果中的责任程度;

(三) 医疗事故损害后果与患者原有疾病状况之间的关系。

不属于医疗事故的,医疗机构不承担赔偿责任。

第五十条　医疗事故赔偿,按照下列项目和标准计算:

(一) 医疗费:按照医疗事故对患者造成的人身损害进行治疗所发生的医疗费用计算,凭据支付,但不包括原发病医疗费用。结案后确实需要继续治疗的,按照基本医疗费用支付。

(二) 误工费:患者有固定收入的,按照本人因误工减少的固定收入计算,对收入高于医疗事故发生地上一年度职工年平均工资 3 倍以上的,按照 3 倍计算;无固定收入的,按照医疗事故发生地上一年度职工年平均工资计算。

(三) 住院伙食补助费:按照医疗事故发生地国家机关一般工作人员的出差伙食补助标准计算。

（四）陪护费：患者住院期间需要专人陪护的，按照医疗事故发生地上一年度职工年平均工资计算。

（五）残疾生活补助费：根据伤残等级，按照医疗事故发生地居民年平均生活费计算，自定残之月起最长赔偿30年；但是，60周岁以上的，不超过15年；70周岁以上的，不超过5年。

（六）残疾用具费：因残疾需要配置补偿功能器具的，凭医疗机构证明，按照普及型器具的费用计算。

（七）丧葬费：按照医疗事故发生地规定的丧葬费补助标准计算。

（八）被扶养人生活费：以死者生前或者残疾者丧失劳动能力前实际扶养且没有劳动能力的人为限，按照其户籍所在地或者居所地居民最低生活保障标准计算。对不满16周岁的，扶养到16周岁。对年满16周岁但无劳动能力的，扶养20年；但是，60周岁以上的，不超过15年；70周岁以上的，不超过5年。

（九）交通费：按照患者实际必需的交通费用计算，凭据支付。

（十）住宿费：按照医疗事故发生地国家机关一般工作人员的出差住宿补助标准计算，凭据支付。

（十一）精神损害抚慰金：按照医疗事故发生地居民年平均生活费计算。造成患者死亡的，赔偿年限最长不超过6年；造成患者残疾的，赔偿年限最长不超过3年。

第五十一条　参加医疗事故处理的患者近亲属所需交通费、误工费、住宿费，参照本条例第五十条的有关规定计算，计算费用的人数不超过2人。

医疗事故造成患者死亡的，参加丧葬活动的患者的配偶和直系亲属所需交通费、误工费、住宿费，参照本条例第五十条的有关规定计算，计算费用的人数不超过2人。

第五十二条　医疗事故赔偿费用，实行一次性结算，由承担医疗事故责任的医疗机构支付。

第六章　罚则

第五十三条　卫生行政部门的工作人员在处理医疗事故过程中违反本条例的规定，利用职务上的便利收受他人财物或者其他利益，滥用职权，玩忽职守，或者发现违法行为不予查处，造成严重后果的，依照刑法关于受贿罪、滥用职权罪、玩忽职守罪或者其他有关罪的规定，依法追究刑事责任；尚不够刑事处罚的，依法给予降级或者撤职的行政处分。

第五十四条　卫生行政部门违反本条例的规定，有下列情形之一的，由上级卫生行政部门给予警告并责令限期改正；情节严重的，对负有责任的主管人员和其他直接责任人员依法给予行政处分：

（一）接到医疗机构关于重大医疗过失行为的报告后，未及时组织调查的；

（二）接到医疗事故争议处理申请后，未在规定时间内审查或者移送上一级人民政府卫生行政部门处理的；

（三）未将应当进行医疗事故技术鉴定的重大医疗过失行为或者医疗事故争议移交医学会组织鉴定的；

（四）未按照规定逐级将当地发生的医疗事故以及依法对发生医疗事故的医疗机构和医务人员的行政处理情况上报的；

（五）未依照本条例规定审核医疗事故技术鉴定书的。

第五十五条　医疗机构发生医疗事故的，由卫生行政部门根据医疗事故等级和情节，给予警告；情节严重的，责令限期停业整顿直至由原发证部门吊销执业许可证，对负有责任的医务人员依照刑法关于医疗事故罪的规定，依法追究刑事责任；尚不够刑事处罚的，依法给予行政处分或者纪律处分。

对发生医疗事故的有关医务人员，除依照前款处罚外，卫生行政部门并可以责令暂停6个月以上1年以下执业活动；情节严重的，吊销其执业证书。

第五十六条　医疗机构违反本条例的规定，有下列情形之一的，由卫生行政部门责令改正；情节严重的，对负有责任的主管人员和其他直接责任人员依法给予行政处分或者纪律处分：

（一）未如实告知患者病情、医疗措施和医疗风险的；

（二）没有正当理由，拒绝为患者提供复印或者复制病历资料服务的；

（三）未按照国务院卫生行政部门规定的要求书写和妥善保管病历资料的；

（四）未在规定时间内补记抢救工作病历内容的；

（五）未按照本条例的规定封存、保管和启封病历资料和实物的；
（六）未设置医疗服务质量监控部门或者配备专（兼）职人员的；
（七）未制定有关医疗事故防范和处理预案的；
（八）未在规定时间内向卫生行政部门报告重大医疗过失行为的；
（九）未按照本条例的规定向卫生行政部门报告医疗事故的；
（十）未按照规定进行尸检和保存、处理尸体的。

第五十七条　参加医疗事故技术鉴定工作的人员违反本条例的规定，接受申请鉴定双方或者一方当事人的财物或者其他利益，出具虚假医疗事故技术鉴定书，造成严重后果的，依照刑法关于受贿罪的规定，依法追究刑事责任；尚不够刑事处罚的，由原发证部门吊销其执业证书或者资格证书。

第五十八条　医疗机构或者其他有关机构违反本条例的规定，有下列情形之一的，由卫生行政部门责令改正，给予警告；对负有责任的主管人员和其他直接责任人员依法给予行政处分或者纪律处分；情节严重的，由原发证部门吊销其执业证书或者资格证书：
（一）承担尸检任务的机构没有正当理由，拒绝进行尸检的；
（二）涂改、伪造、隐匿、销毁病历资料的。

第五十九条　以医疗事故为由，寻衅滋事、抢夺病历资料，扰乱医疗机构正常医疗秩序和医疗事故技术鉴定工作，依照刑法关于扰乱社会秩序罪的规定，依法追究刑事责任；尚不够刑事处罚的，依法给予治安管理处罚。

第七章　附则

第六十条　本条例所称医疗机构，是指依照《医疗机构管理条例》的规定取得《医疗机构执业许可证》的机构。

县级以上城市从事计划生育技术服务的机构依照《计划生育技术服务管理条例》的规定开展与计划生育有关的临床医疗服务，发生的计划生育技术服务事故，依照本条例的有关规定处理；但是，其中不属于医疗机构的县级以上城市从事计划生育技术服务的机构发生的计划生育技术服务事故，由计划生育行政部门行使依照本条例有关规定由卫生行政部门承担的受理、交由负责医疗事故技术鉴定工作的医学会组织鉴定和赔偿调解的职能；对发生计划生育技术服务事故的该机构及其有关责任人员，依法进行处理。

第六十一条　非法行医，造成患者人身损害，不属于医疗事故，触犯刑律的，依法追究刑事责任；有关赔偿，由受害人直接向人民法院提起诉讼。

第六十二条　军队医疗机构的医疗事故处理办法，由中国人民解放军卫生主管部门会同国务院卫生行政部门依据本条例制定。

第六十三条　本条例自2002年9月1日起施行。1987年6月29日国务院发布的《医疗事故处理办法》同时废止。本条例施行前已经处理结案的医疗事故争议，不再重新处理。

附录六 医院管理评价指南（2008版）

（卫医发〔2008〕27号）

为加强医院管理，科学、客观、准确地评价医院管理，指导医院强化内涵建设，坚持"以病人为中心"，提高管理水平，持续改进医疗质量，保障医疗安全，改善医疗服务，控制医疗费用，为人民群众提供安全、有效、方便、价廉的医疗卫生服务，根据医疗卫生管理法律、法规、规章，制定本指南。

一、医院管理

（一）依法执业

1. 严格执行医疗卫生管理法律、法规、规章、诊疗护理规范。
2. 严格按照卫生行政部门核定的诊疗科目执业，医院及科室命名规范。
3. 不使用非卫生技术人员从事诊疗活动。
4. 专业技术人员具备相应岗位的任职资格，不超范围执业。
5. 按照规定申请医疗机构校验。
6. 按照规定发布医疗广告。

（二）组织机构和管理

1. 医院管理组织机构设置合理，满足管理工作需要。
2. 有完整的规章制度和岗位职责，并能及时修订完善，职工熟悉本岗位职责及相关规章制度。
3. 实行院长负责制，建立科学决策机制，"三重一大"事项经集体讨论并按规定程序报批。院级领导把主要精力用于医院管理工作，推进医院管理职业化进程。
4. 建立院、科两级管理责任制，院、科级领导了解和掌握国家有关医疗卫生管理法律、法规、规章及有关卫生政策，至少每两年接受一次专门的管理专业知识培训，不断提高科学管理水平。
5. 制定年度工作计划和中、长期发展规划，内容包括学科建设和人才梯队建设，并组织实施。

（三）人力资源管理

1. 有适宜的人力资源配置方案，落实岗位职务聘任制，卫生专业技术人员学历和专业结构合理，满足医院功能任务和管理的需要。
2. 建立卫生专业技术人员准入、考核、评价体系，落实医师考核办法，建立专业技术档案。
3. 建立卫生专业技术人员岗前培训、继续教育和梯队建设制度并组织实施。
5. 加强重点学科建设和人才培养，建立学科带头人选拔机制。
6. 建立激励和奖惩制度，完善医院奖金分配综合目标考核机制，实行按岗位、工作量、服务质量和工作绩效取酬的分配机制。

（四）应急管理

1. 有突发事件（突发公共卫生事件、灾害事故等）应急预案并组织演练。
2. 承担突发事件紧急医疗救援任务。
3. 及时、妥善处理医院突发事件。

（五）信息系统

1. 医院信息系统符合《医院信息系统基本功能规范》，满足医院管理和临床工作需要。
2. 信息系统运行稳定、安全和高效，可连续、系统、准确收集、整理、分析和反馈医院管理和医疗质量控制等所需要的信息，能够与其他医疗机构、卫生行政部门及相关部门实现信息共享。
3. 严格执行保密制度，实行信息系统操作权限分级管理，保障网络安全，保护患者隐私。

（六）财务与价格管理

1. 贯彻落实《会计法》、《预算法》、《审计法》、《医院会计制度》和《医院财务制度》等相关规定，只设置一个财务管理部门,集中统一规范财务管理,加强预算管理和内部审计,医院、部门、科室无账外账和"小金库"。

2. 建立规范的经济活动决策机制和程序,实行重大经济事项领导负责制和责任追究制。

3. 实行医院成本核算,降低运行成本。控制医院资产负债率,保障国有资产安全。

4. 无科室承包,医务人员收入分配不与医疗服务收入直接挂钩。

5. 按照《价格法》等有关价格政策,严格执行医疗服务收费和药品价格。无国家规定之外收费项目,无分解项目、比照项目收费和重复收费。

6. 执行国家药品、高值耗材集中招标采购政策和价格政策规定。

7. 实行医疗服务价格公示制度,向社会公开收费项目和标准,采取价格查询、费用日清等措施,提高收费透明度。及时答复患者的费用查询,处理价格投诉。

8. 费用结算方式便捷。

(七)后勤保障管理

1. 有适宜的后勤保障管理组织、规章制度与人员岗位职责。后勤保障服务能够坚持"以病人为中心"的服务理念,满足医疗服务流程需要。

2. 水、电、气、物资供应等后勤保障满足医院运行需要。

3. 为员工提供餐饮服务,为患者提供营养膳食指导,提供营养配餐和治疗饮食,满足患者治疗需要,保障饮食卫生安全。

4. 医疗废物和污水管理和处置符合规定。

5. 安全保卫组织健全,制度完善,人员、设备、设施满足要求。

(八)医疗仪器设备管理

1. 有适宜的医疗仪器设备管理保障组织、规章制度与人员岗位职责。

2. 建立健全设备、设施论证、招标、采购、保养、维修、更新和应用分析制度。

3. 按照《大型医用设备配置与使用管理办法》的规定,合理配置使用甲、乙类大型医疗设备。

4. 有保障设备处于完好状态的制度与规范,急救生命支持系统仪器设备保持待用状态,建立全院应急调配机制。

(九)院务公开管理

1. 建立院务公开的领导体制和工作机制,落实院务公开的领导和组织实施工作。

2. 动员广大职工充分行使民主权力,积极参与院务公开。

3. 院务公开内容符合规定。

4. 院务公开形式体现便利、快捷、有效的原则。

二、医疗质量管理与持续改进

(一)医疗质量管理组织

1. 建立院、科两级医疗质量管理组织,院长为医疗质量管理第一责任人,定期专题研究医疗质量和医疗安全工作,科主任全面负责科室医疗质量管理工作。

2. 医疗质量管理职能部门组织实施全面医疗质量管理,指导、监督、检查、考核和评价医疗质量管理工作,严格监管记录,定期分析,及时反馈,落实整改。建立多部门医疗质量管理协调机制。

3. 建立医疗质量管理组织,包括医疗质量管理委员会、伦理委员会、药事委员会、医院感染管理委员会、病案管理委员会、输血管理委员会和护理质量管理委员会等,定期研究医疗质量管理等相关问题。

(二)全程医疗质量与安全管理和持续改进

1. 制定医疗质量与安全管理和持续改进方案并组织实施。

2. 定期进行全员医疗质量和安全教育,牢固树立医疗质量和安全意识,提高全员医疗质量管理与改进的意识和参与能力。

3. 强化"基础理论、基本知识、基本技能"培训,严格执行诊疗技术操作规范,遵循诊疗常规。

4. 认真执行医疗质量和医疗安全的核心制度,包括首诊负责制度、三级医师查房制度、疑难病例讨论制度、会诊制度、危重患者抢救制度、手术分级制度、术前讨论制度、死亡病例讨论制度、分级护理制度、查对制度、病历书写基本规范与管理制度、交接班制度、临床用血审核制度等。实行医疗质量责任追究制。

5. 完善各类会诊制度,医师外出会诊严格执行《医师外出会诊管理暂行规定》。

6. 建立医疗风险防范、控制和追溯机制,按规定报告医疗不良事件,不隐瞒和漏报。

(三) 医疗技术管理

1. 医疗技术服务与功能和任务相适应,符合诊疗科目范围,符合医学伦理原则,技术应用保障安全、有效。

2. 医疗技术管理符合规定,建立健全医疗技术和人员资质准入、分级管理、监督评价和档案管理制度。

3. 建立医疗技术风险预警机制,制定和完善医疗技术损害处置预案,并组织实施。对新开展医疗技术的安全、质量、疗效、费用等情况进行全程追踪管理和评价,及时发现医疗技术风险,采取相应措施,降低风险。

4. 科研项目的医疗技术符合法律、法规和医学伦理原则,按规定审批。在科研过程中,充分尊重患者的知情权和选择权,签署知情同意书,保护患者安全。

5. 不应用未经批准或已经废止和淘汰的技术。

(四) 主要专业部门医疗质量管理与持续改进

1. 非手术科室医疗质量管理与持续改进

(1) 实行患者病情评估制度,遵循诊疗规范制定诊疗计划,并进行定期评估,根据患者病情变化和评估结果调整诊疗方案。

(2) 加强运行病历的监控与管理,落实核心制度和规范要求,提高医疗质量,保障治疗安全、及时、有效、经济。

(3) 落实三级医师负责制,加强护理管理。

(4) 规范治疗,合理用药,严格执行《抗菌药物临床应用指导原则》及其他药物治疗指导原则、指南。

(5) 有危重病人抢救流程,规范三级医师报告和职责,提高抢救成功率;严格并发症和医院感染事件报告制度,不瞒报和漏报。

(6) 按手术诊疗管理有创诊疗操作。

(7) 开展重点病种质量监控管理。

2. 手术科室医疗质量管理与持续改进

(1) 实行患者病情评估制度,遵循诊疗规范制定诊疗计划,并进行定期评估,根据患者病情变化和评估结果调整诊疗方案。

(2) 实行手术资格准入、分级管理制度,重大手术报告、审批制度。

(3) 加强围手术期质量控制,重点是术前讨论、手术适应证、风险评估、术前查对、操作规范、术后观察及并发症的预防与处理、医患沟通制度的落实。术前:诊断、手术适应证明确,术式选择合理,患者准备充分,与患者沟通并签署手术和麻醉同意书、输血同意书等,手术前查对无误。术中:手术操作规范,输血规范,意外处理措施果断、合理,术式改变等及时告知家属或委托人。术后:观察及时、严密,早期发现并发症并妥善处理。提高术前诊断与病理诊断相符率。

(4) 麻醉工作程序规范,术前麻醉准备充分,麻醉意外处理及时,实施规范的麻醉复苏全程观察。

(5) 加强运行病历的监控与管理,落实核心制度和规范要求,提高医疗质量,保障治疗安全、及时、有效、经济。

(6) 落实三级医师负责制,加强护理管理。

(7) 规范治疗,合理用药,严格执行《抗菌药物临床应用指导原则》及其他药物治疗指导原则、指南。

(8) 有危重病人抢救流程,规范三级医师报告和职责,提高抢救成功率;严格并发症和医院感染事件报告制度，不瞒报和漏报。

（9）采取有效措施，缩短择期手术患者术前平均住院日。

3. 门诊工作医疗质量管理与持续改进

（1）门诊布局合理，符合医院感染预防与控制要求。

（2）有分诊、导诊服务，落实首诊负责制和科间会诊制度。

（3）依据工作量及需求，合理配置专业技术人员，落实普通门诊、专科门诊、专家门诊职责，提高门诊确诊能力，保障门诊诊疗质量。

（4）规范门诊医疗文书，有书写质量监控措施。

（5）制定突发事件预警机制和处理预案，提高快速反应能力。

（6）开展多种形式的门诊诊疗服务，满足患者不同就医需要，方便患者就医。

（7）严格执行传染病预检分诊制度和报告制度。

4. 急诊医疗质量管理与持续改进

（1）急诊科独立设置，急诊专业队伍稳定，人员相对固定，设备设施完备，布局合理，满足急诊工作需要，符合医院感染控制要求。

（2）急诊医务人员经过专业培训，能够胜任急诊工作，急诊抢救工作由主治医师以上（含主治医师）主持或指导，不断提高急危重症患者抢救成功率。

（3）急救设备、药品处于备用状态，急诊医护人员能够熟练、正确使用各种抢救设备，熟练掌握心肺复苏急救技术。

（4）加强急诊质量全程监控与管理，落实核心制度，尤其是首诊负责制和会诊制度，急诊服务及时、安全、便捷、有效，提高急诊分诊能力，建立急诊"绿色通道"，科间紧密协作。建立与医院功能任务相适应的重点病种（创伤、急性心肌梗死、心力衰竭、脑卒中等）急诊服务流程与规范，保障患者获得连贯医疗服务。

（5）加强急诊留观患者管理，提高需要住院治疗急诊患者的住院率，急诊留观时间平均不超过72小时。

（6）急诊抢救医疗文书书写规范、及时、完整。

（7）医患沟通充分。

5. 重症监护病房医疗质量管理与持续改进

（1）重症监护病房布局合理，人员、设备、设施配备与其功能、任务相适应，科间紧密协作，保障诊疗工作需要。

（2）建立健全重症监护病房质量管理制度，并组织实施。

（3）医务人员实行岗位准入管理，强化理论和技能培训，提高业务水平。

（4）严格执行患者入、出重症监护病房标准。

（5）加强重症监护病房医院感染管理，严格执行手卫生规范及 MRSA 等特殊感染病人的隔离。对呼吸机相关性肺炎、血管内导管所致血行感染、留置导尿管所致感染实行监控。

（6）加强运行病历监控与管理，落实核心制度和岗位职责，规范全程管理，严密观察、及时处理患者病情变化，提高危重患者抢救成功率。

6. 感染性疾病科管理

（1）感染性疾病科建设符合规定，严格执行门诊患者预检分诊制度。

（2）严格执行《传染病防治法》及相关法律、法规、规章和规范。建立健全规章制度并组织实施，有效预防和控制传染病的传播和医源性感染。

（3）有专门部门或人员负责传染病疫情报告工作，并按照规定进行网络直报。

（4）定期对工作人员进行传染病防治知识和技能的培训。

7. 临床检验质量管理与持续改进

（1）贯彻落实《病原微生物实验室生物安全管理条例》、《医疗机构临床实验室管理办法》等有关规定。临床实验室集中设置，统一管理，资源共享。实验室管理统一标准，统一质控，保证质量。

（2）临床实验室布局与流程安全、合理，符合医院感染控制和生物安全要求。

（3）开展检验项目符合卫生行政部门公布的目录，不开展淘汰和未经批准的项目。特殊实验室取得审批许可。

（4）临床检验项目满足临床需要，并能提供24小时急诊检验服务，实施"危急值报告"制度。

（5）落实全面质量管理与改进制度，按照规定开展室内质控、参加室间质评。对床旁检验项目按规定进行严格比对和质量控制。

（6）检验报告及时、准确、规范，严格审核制度。

（7）遵守检验项目和检测仪器操作规程，定期校准检测系统，并及时淘汰经检定不合格的设备与试剂。不使用未经批准的设备与试剂。

（8）患者、医师与护理人员对检验部门服务满意。

8. 病理质量管理与持续改进

（1）病理部门布局、设施、设备、工作流程和人员结构合理，管理规范，满足临床工作需要。

（2）建立并执行病理质量管理制度，定期开展质量评价和改进工作，严格执行标本核对制度。

（3）病理报告及时、准确、规范，严格审核制度。

（4）提高冰冻切片与石蜡切片的诊断符合率。病理切片、蜡块保存符合规定。

（5）环境保护及人员防护符合规定。

（6）患者、医师与护理人员对病理部门服务满意。

9. 医学影像质量管理与持续改进

（1）贯彻落实《放射性同位素与射线装置安全和防护条例》、《放射诊疗管理规定》等相关法律、法规和规章，依法取得《放射诊疗许可证》、《大型医用设备配置许可证》等。

（2）专业设置、人员配备及其设备、设施符合医院功能任务要求，满足临床需要，能提供24小时急诊检查服务。

（3）执行技术操作规范，实行质量控制，开展临床随访，定期进行质量评价。

（4）保证医学影像资料质量，报告及时、准确、规范，严格审核制度。

（5）环境保护、操作人员与患者个人防护达到标准要求。

（6）患者、医师与护理人员对医学影像部门服务满意。

10. 药事质量管理与持续改进

（1）贯彻落实《药品管理法》、《医疗机构药事管理暂行规定》、《处方管理办法》、《抗菌药物临床应用指导原则》、《麻醉药品临床应用指导原则》和《精神药品临床应用指导原则》等有关法律、法规和规范。

（2）药学部门布局、设施和工作流程合理，管理规范，能为患者提供安全、及时、有效的药学服务。

（3）建立突发事件药品供应与药事管理机制。

（4）建立"以病人为中心"的药学管理工作模式，开展以合理用药为核心的临床药学工作。制定、落实药事质量管理规范、考核办法并持续改进。

（5）建立临床药师制，开展临床药学工作。健全临床用药的监督、指导、评价制度，开展药物安全性监测、药物不良反应与药害事件的监测和报告、抗菌药物临床应用监测，协助做好细菌耐药监测。提供合理用药咨询服务，积极推广个体化给药方案。

（6）加强处方管理，落实处方点评制度，提高处方质量，保障合理用药。

（7）加强特殊药品的管理，包括毒性药品、麻醉药品、精神药品、放射药品的购置、使用与安全保管。

（8）不使用非药学专业技术人员从事药学技术工作，不使用无批号、过期、变质、失效药品，不生产、销售、使用未经批准的制剂。

（9）患者、医师与护理人员对药学部门服务满意。

11. 输血质量管理与持续改进

（1）落实《献血法》和《医疗机构临床用血管理办法（试行）》、《临床输血技术规范》等有关法律和规范。

（2）设立输血科，具备为临床提供24小时配血、供血服务的能力，满足临床需要，无非法自采供血。

（3）建立输血质量全程监控，严格掌握输血适应症，科学、合理用血。

（4）制定、实施控制输血感染的方案，严格执行输血技术操作规范。

（5）落实临床用血申请、登记制度，履行用血报批手续，执行输血前检验和核对制度。完善输血反应及输血感染疾病的登记、报告和调查处理制度。

12. 医院感染管理与持续改进

（1）根据国家有关的法律、法规，按照《医院感染管理办法》要求，制定并落实医院感染管理的各项规章制度。

（2）根据《医院感染管理办法》要求和医院功能任务，建立完善的医院感染管理组织体系。

（3）医院感染管理部门实行目标管理责任制，职责明确。

（4）医院的建筑布局、设施和工作流程符合医院感染控制要求。

（5）落实医院感染的病例监测、消毒灭菌监测、必要的环境卫生学监测和医院感染报告制度。

（6）加强对医院感染控制重点部门的管理，包括感染性疾病科、口腔科、手术室、重症监护室、新生儿病房、产房、内窥镜室、血液透析室、导管室、临床检验部门和消毒供应室等。

（7）加强对医院感染控制重点项目的管理，包括呼吸机相关性肺炎、血管内导管所致血行感染、留置导尿管所致尿路感染、手术部位感染、透析相关感染等。

（8）医务人员严格执行无菌技术操作、消毒隔离工作制度、手卫生规范、职业暴露防护制度。

（9）对消毒药械和一次性使用医疗器械、器具相关证明进行审核，按规定可以重复使用的医疗器械，实施严格的清洗、消毒或者灭菌，并进行效果监测。

（10）开展耐药菌株监测，指导合理选用抗菌药物。协助抗菌药物临床应用监测与管理。

（11）加强卫生安全防护工作，保障职工安全。

13. 病案质量管理与持续改进

（1）贯彻落实《医疗事故处理条例》、《病历书写基本规范（试行）》和《医疗机构病历管理规定》等有关法规、规范。

（2）医疗文书书写真实、客观、及时、准确、完整、规范。

（3）建立、健全病历全程质量监控、评价、反馈制度，重点加强运行病历的实时监控与管理，提高病历质量。

（4）建立病案管理制度并组织落实，病案保存时限符合规定。

（5）严格执行借阅、复印或复制病历资料制度，按规定保护患者隐私。

14. 介入诊疗质量管理与持续改进

（1）严格执行《心血管疾病介入诊疗技术管理规范》，依法取得相应资质。

（2）专业设置、人员配备及其设备、设施符合医院功能任务要求，满足临床需要，能提供24小时诊疗服务。

（3）严格执行技术操作规范，实行科学的质量控制标准，开展临床随访，定期进行质量评价。

（4）因病施治，合理治疗，严格掌握介入诊疗技术的适应症。

（5）建立介入诊疗器材登记制度，保证器材来源可追溯。不违规重复使用一次性介入诊疗器材。

（6）环境保护与个人防护达到标准。

15. 血液净化质量管理与持续改进

（1）专业设置、人员配备及其设备、设施符合医院功能任务要求，布局合理。

（2）有质量管理制度落实措施保障安全。

(3) 严格执行医院感染管理制度与程序，有完整的监测记录与应急管理预案。
(4) 血液透析机与水处理设备符合要求。
(5) 透析液的配制符合要求，透析用水化学污染物、透析液细菌及内毒素检测达标。

(五) 护理质量管理与持续改进

1. 护理管理组织

(1) 严格按照《护士条例》规定实施护理管理工作。制定健全的护理工作制度、岗位职责、护理常规、操作规程等，并保证实施。
(2) 根据医院的功能任务建立完善的护理管理组织体系。
(3) 护理管理部门实行目标管理责任制，职责明确。
(4) 护理管理部门结合医院实际情况，制定护理工作制度，并有相应的监督与协调机制。

2. 护理人力资源管理

(1) 有明确的护士管理规定，有护士的岗位职责、技术能力要求和工作标准。
(2) 对各级各类护士的资质、各岗位的技术能力有明确要求，同工同酬。
(3) 对各护理单元护士的配置有明确的原则与标准，确保护理质量与患者安全，病房护士与床位比至少达到0.4∶1，重症监护室护士与床位比达到2.5～3∶1，医院护士总数至少达到卫生技术人员的50%。
(4) 有紧急状态下对护理人力资源调配的预案。
(5) 制定并实施各级各类护士的在职培训计划。

3. 有护理质量考核标准、考核办法和持续改进方案。有基础护理、专科护理质量评价标准，并建立可追溯机制；定期与不定期对护理质量标准进行效果评价；按照《病历书写基本规范（试行）》书写护理文件，定期质量评价；有重点护理环节的管理、应急预案与处理程序；护理工作流程符合医院感染控制要求。

4. 临床护理管理

(1) 体现人性化服务，落实患者知情同意与隐私保护，提供心理护理服务。
(2) 基础护理与等级护理措施到位。
(3) 护士对住院患者的用药、治疗提供规范服务。
(4) 对围手术期护理患者有规范的术前访视和术后支持服务制度与程序。
(5) 提供适宜的康复和健康指导。
(6) 各种医技检查的护理措施到位。
(7) 密切观察患者病情变化，根据要求正确记录。

5. 危重症患者护理管理

(1) 对危重患者有护理常规，措施具体，记录规范完整。
(2) 护理管理部门对急诊科、重症监护病房、手术室、血液净化等部门进行重点管理，定期检查、改进。
(3) 保障监护仪的有效使用。
(4) 保障对危重患者实施安全的护理操作。
(5) 保障呼吸机使用、管路消毒与灭菌的可靠性。
(6) 建立与完善护理查房、护理会诊、护理病例讨论制度。

6. 有护理差错报告和管理制度。主动报告护理不良事件；完善专项护理质量管理制度，如各类导管脱落、患者跌倒、压疮等；能够应用对护理不良事件评价的结果，改进相应的运行机制与工作流程、工作制度。

7. 手术室与中心供应室的管理

(1) 手术室与中心供应室工作流程合理，符合预防和控制医院感染的要求。
(2) 制定并实施相关的工作制度、程序、操作常规。
(3) 与临床保持良好的沟通机制，满足临床工作和住院患者的需要。

三、医院安全

（一）医疗服务安全

1. 开展全员医疗服务安全教育，提高医疗服务安全意识。
2. 落实医疗服务安全监督、分析、评价和改进工作。
3. 建立医疗纠纷防范和处置机制，及时妥善处理医疗纠纷。制定重大医疗安全事件、医疗事故防范预案和处理程序，按照规定报告重大医疗过失行为和医疗事故。
4. 有防范非医疗因素引起的意外伤害事件的措施。
5. 有明确的患者安全目标，并组织实施。

（二）建筑、设备、设施安全

1. 医院基本建设符合规划要求。
2. 建筑符合《综合医院建筑设计规范》。建筑布局体现"以病人为中心"的服务理念，满足医疗服务流程需要。
3. 设备、设施安全运行，防止漏电、漏气、漏水等。
4. 消防通道畅通，无障碍物。消防设备齐全，标志醒目，专人管理，设有消防预警系统。有火灾事故的应急预案并定期演练。遇紧急状态时有与外界通讯联络的可靠方式和安全畅通的疏散路线。
5. 具有双路供电系统和自备发电配送能力，保证手术室、导管室、产房、重症监护病房、急诊科、血液透析室、输血科（血库）等重点部门的用电需要。

（三）危险物品及要害部门安全

1. 建立医用放射性物质、剧毒试剂等危险物品的安全管理制度并认真落实。
2. 有处理放射事故等意外事件的预案。
3. 加强对放射科、检验科、医用氧舱、同位素室、氧气供应室、危险品仓库、配电室、压力容器及电梯等重要部门的安全管理。

四、医院服务

（一）维护患者合法权益

1. 充分发挥医学伦理委员会维护患者合法权益的作用。
2. 尊重和维护患者的知情同意权、隐私权、选择权等。按照法律、法规、规章等有关规定，进行药品和医疗器械临床试验、手术、麻醉、输血以及特殊检查、特殊治疗等，取得患者书面知情同意。在医疗服务过程中，保护患者隐私。
3. 建立并实施院务公开制度，按规定及时发布有关医疗服务信息。
4. 建立并落实医患沟通制度，使用患者及其家属易于接受的方式和理解的语言。
5. 公开患者投诉渠道和流程，及时、妥善处理投诉，对存在问题分析总结，落实整改。
6. 尊重患者的民族风俗习惯及宗教信仰。

（二）服务行为和医德医风

1. 贯彻执行《医德考核办法》，尊重、关爱患者，主动、热情、周到、文明为患者服务。
2. 有医德医风建设的制度、奖惩措施并认真落实。
3. 医院及其工作人员不得通过职务便利谋取不正当利益。
4. 严禁推诿、拒诊患者。
5. 提供多层次的医疗护理服务，满足不同层次人员的医疗需求。
6. 规范服务行为，保障医疗质量，不断提高患者和社会对医疗服务的满意度。

（三）服务环境和服务流程

1. 门诊有就诊咨询、导诊以及其他便民服务。
2. 服务环境和设施清洁、舒适、温馨，服务标识规范、清楚、醒目。
3. 入院与出院、诊断与治疗、转科与转院等连续性服务流程合理、便捷。

4. 优化流程，简化环节。挂号、划价、收费、取药、采血等服务窗口的数量、布局合理，缩短患者等候时间。

5. 采取有效措施，提高医技科室工作效率，缩短出具检验、检查报告时间。

五、医院绩效

（一）社会效益

1. 在医疗服务过程中，始终把社会效益放在首位，履行相应的社会责任和义务。

2. 认真完成政府指令性任务，积极参加政府组织的社会公益性活动。完成卫生行政部门下达的城市医院支援农村和社区、支援边疆卫生工作、援外医疗等指令性任务。

3. 根据医疗卫生管理法律、法规、规章，提供全面、连续的医疗服务，为下级医院转诊的急危重症患者和疑难病患者提供诊疗任务；为下级医疗机构提供技术指导，开展双向转诊。

4. 履行公共卫生职能，开展健康教育、科普宣传，普及防病知识，开展重大疾病、传染病以及慢性非传染性疾病的防治工作。承担突发公共卫生事件和重大灾害事故紧急医疗救援任务。

5. 承担教学、科研和人才培养工作。三级医院承担高等医学院校的临床教学和实习工作，开展毕业后教育和继续医学教育，建立医学人才分层次培养体系，多渠道培养高级临床医学人才；承担下级医院技术骨干的临床专业进修任务；承担国家级、省级科研课题。

（二）工作效率

1. 医院年门诊人次、急诊人次、急诊抢救人次、手术人次、入出院人次。

2. 医师人均每日担负诊疗人次，医师年均出院人次，医师人均每日担负住院床日。

3. 平均住院日、术前住院日、平均开放病床数、实际开放总床日数、实际占用总床日数、出院者占用总床日数、病床使用率、病床周转次数。

4. 门诊患者人均医疗费用、门诊患者人均药品费用、住院患者人均医疗费用、住院患者人均药品费用、住院床日平均费用、门诊处方人均费用，与上年度的比较。

（三）经济运行状态

1. 药品收入及占医疗总收入的百分比，药品进销差价收入及占医疗总收入的百分比，与上年度的比较。

2. 单价在2000元以上的一次性耗材收入占医疗收入的百分比。

3. 医疗服务收入占业务收入的百分比及与上年度的比较。

4. 百元业务收入的业务支出、每名职工平均业务收入、人员经费占业务支出比例。

5. 资产负债率、固定资产净值率、固定资产增长率、净资产增长率、固定资产收益率、流动资产收益率。

6. 流动比率和速动比率。

7. 成本核算。

六、部分评价指标

（一）法定传染病报告率。

（二）重大医疗过失行为和医疗事故报告率。

（三）药品和医疗器械临床试验、手术、麻醉、特殊检查、特殊治疗患者告知率。

（四）完成政府指令性任务比例。

（五）入出院诊断符合率。

（六）手术前后诊断符合率。

（七）临床主要诊断、病理诊断符合率。

（八）CT检查阳性率（无此设备的不作要求）。

（九）MRI检查阳性率（无此设备的不作要求）。

（十）大型X线机检查阳性率（无此设备的不作要求）。

(十一) 急危重症抢救成功率。
(十二) 清洁手术切口甲级愈合率。
(十三) 清洁手术切口感染率。
(十四) 麻醉死亡率。
(十五) 尸检率。
(十六) 医院感染现患率。
(十七) 医院感染现患调查实查率。
(十八) 临床检验室内质控、室间质评项目及结果。
(十九) 普通门诊具有主治医师以上专业技术职务任职资格的本院医师比例。
(二十) 院内急诊会诊到位时间。
(二十一) 急诊留观时间。
(二十二) 急救物品完好率。
(二十三) 病历合格率。
(二十四) 处方合格率。
(二十五) 成分输血比例与输血适应症合格率。
(二十六) 医疗事故发生件数、等级、责任程度。
(二十七) 挂号、划价、收费、取药、采血等服务窗口等候时间。
(二十八) 检验、心电图、超声、影像常规检验检查项目自检查开始到出具结果时间。
(二十九) 术中冰冻病理自送检到出具结果时间。
(三十) 门诊患者中预约患者的比例。
(三十一) 平均住院日。
(三十二) 择期手术患者术前平均住院日。
(三十三) 同一病例7日内再住院率。
(三十四) 病床使用率。
(三十五) 病床周转次数。
(三十六) 药品收入占医疗收入比例。
(三十七) 基础护理合格率。
(三十八) 危重患者护理合格率。
(三十九) 医疗器械消毒灭菌合格率。
(四十) 病房床位与病房护士比例。
(四十一) 医院资产负债率。
(四十二) 职工对医院管理组织机构和领导工作满意度。
(四十三) 患者、医师与护理人员对检验科服务满意度。
(四十四) 患者、医师与护理人员对医学影像部门服务满意度。
(四十五) 患者、医师与护理人员对药学部门服务满意度。
(四十六) 患者、医务人员对医院后勤服务满意度。
(四十七) 已出院患者对医疗服务满意度。

七、三级综合医院评价指标参考值

(一) 法定传染病报告率100%。
(二) 重大医疗过失行为和医疗事故报告率100%。
(三) 药品和医疗器械临床试验、手术、麻醉、特殊检查、特殊治疗履行患者告知率100%。
(四) 完成政府指令性任务比例100%。
(五) 入出院诊断符合率≥95%。

（六）手术前后诊断符合率≥95%。
（七）临床主要诊断、病理诊断符合率≥60%。
（八）CT检查阳性率≥70%。
（九）MRI检查阳性率≥70%。
（十）大型X线机检查阳性率≥70%。
（十一）急危重症抢救成功率≥80%。
（十二）治愈好转率≥90%。
（十三）清洁手术切口甲级愈合率≥97%。
（十四）清洁手术切口感染率≤1.5%。
（十五）麻醉死亡率≤0.02%。
（十六）尸检率≥15%。
（十七）医院感染现患率≤10%。
（十八）医院感染现患调查实查率≥96%。
（十九）临床化学室间质评全年平均及格（VIS≤120）。
（二十）血液学室间质评全年平均及格（改良偏离指数DI≤2）。
（二十一）免疫室间质评全年平均成绩在全国平均水平以上。
（二十二）细菌室间质评全年鉴定正确率≥80%。
（二十三）普通门诊具有副主任医师以上专业技术职务任职资格的本院医师比例≥60%。
（二十四）院内急会诊到位时间≤10分钟。
（二十五）急诊留观时间≤48小时。
（二十六）急救物品完好率100%。
（二十七）合格病历率≥90%。
（二十八）处方合格率≥95%。
（二十九）开展成分输血比例≥85%。
（三十）输血适应证合格率≥90%。
（三十一）挂号、划价、收费、取药等服务窗口等候时间≤10分钟。
（三十二）大型设备检查项目自开具检查报告申请单到出具检查结果时间≤48小时。
（三十三）血、尿、粪便常规检验，心电图、影像常规检查项目自检查开始到出具结果时间≤30分钟，生化、凝血、免疫等检验项目自检查开始到出具结果时间≤6小时，细菌学等检验项目自检查开始到出具结果时间≤4天。
（三十四）超声自检查开始到出具结果时间≤30分钟。
（三十五）术中冰冻病理自送检到出具结果时间≤30分钟。
（三十六）平均住院日≤15天。
（三十七）择期手术患者术前平均住院日≤3天。
（三十八）病床使用率85%～93%。
（三十九）病床周转次数≥19次/年。
（四十）药品收入占医疗总收入比例≤45%。
（四十一）基础护理合格率≥90%。
（四十二）危重患者护理合格率≥90%。
（四十三）医疗器械消毒灭菌合格率100%。
（四十四）全员开放病房床位与病房护士比例1∶0.4。
（四十五）住院医师规范化培训率100%，培训合格率≥90%。
（四十六）职工对医院管理组织机构和领导工作满意度≥80%。

（四十七）患者、医师与护理人员对检验科服务满意度≥90%。
（四十八）患者、医师与护理人员对医学影像部门服务满意度≥90%。
（四十九）患者与医师、护理人员对药学部门服务满意度≥90%。
（五十）患者、医务人员对医院后勤服务满意度≥90%。
（五十一）已出院患者对医疗服务满意度≥90%。
注：部分评价指标计算方法及说明
病床使用率：指"实际占用总床日数"与"实际开放总床日数"之比。
病床周转次数：指"出院人数"与"平均开放床位数"之比。
平均住院日：指"出院者占用总床日数"与"出院人数"之比。
实际开放总床日数：指年内医院各科每日夜晚12点钟开放病床数总和，不论该床是否被患者占用，都应计算在内。包括因故（如消毒、小修理等）暂时停用的病床，不包括因医院病房扩建、大修理或粉刷而停用的病床及临时增设的病床。
实际占用总床日数：指医院各科每日夜晚12点钟实际占用病床数（即每日夜晚12点钟的住院人数）总和。包括实际占用的临时床位，患者入院后于当晚12点钟以前死亡或因故出院所占用的床位。
平均开放病床数：即实际开放总床日数/本年日历日数（365）。
出院者占用总床日数：指出院者（包括正常分娩、未产出院、住院经检查无病出院、未治出院及健康人进行人工流产或绝育手术后正常出院者）住院日数的总和。
急危重症抢救成功率：指急危重症患者抢救成功人次数与抢救总人次数之比。
入出院诊断符合率：诊断符合患者数/（出院患者数－疑诊患者数）×100%。
手术前后诊断符合率：指手术前后诊断符合人数与手术患者总人数之比。
CT检查阳性率：指CT检查中检出阳性的人次数与CT检查总人次数之比。
药品收入占医疗收入比例：指药品收入与医疗收入之比。
总收入：指单位为开展业务及其他活动依法取得的非偿还性资金。总收入包括财政补助收入、上级补助收入、医疗收入、药品收入和其他收入等。
药品收入：指医疗机构在开展医疗业务活动中所取得的中、西药品收入。
门诊患者人均医疗费用：又称每诊疗人次医疗费用。即（医疗门诊收入＋药品门诊收入）/总诊疗人次数。
住院患者人均医疗费用：又称出院者人均医疗费用。即（医疗住院收入＋药品住院收入）/出院人数。
医师人均每日担负诊疗人次：即诊疗人次数/平均医师人数/251。
医师人均每日担负住院床日：指实际占用总床日数/平均医师人数/365。
法定传染病报告率：指医疗机构在某一时期内法定传染病报告病例数占总病例数（漏报病例数＋已报告病例数）的百分比。

附录七 住院病人对护士工作满意度调查表

尊敬的病员和家属：为提高医院的护理服务质量，请您在最符合您想法的空格内打"√"，并提出宝贵意见，谢谢您的合作，祝您早日康复！

1. 您初入院时，护士向您介绍主管医生、护士、护士长、病区环境、安全事项、探视制度、病房设施（传呼器、水电）的使用，是否详细 □很详细 □较详细 □不详细 □未介绍
2. 您对护士的护理技术是否满意 □很满意 □较满意 □一般 □不满意
3. 您对护士的举止、态度、责任心是否满意 □很满意 □较满意 □一般 □不满意
4. 当您按床头呼叫器后，对护士能否及时到床边服务的满意程度 □很满意 □较满意 □一般 □不满意
5. 当您不能下床，又无陪护时，对护士帮助您洗漱、进食、大小便的满意程度 □很满意 □较满意 □一般 □不满意（无人帮助）
6. 您对护士向您介绍所用主要药物的作用和注意事项的满意程度 □很满意 □较满意 □一般 □不介绍
7. 您对护士向您介绍所做的检查或手术的目的及前后注意事项的满意程度 □很满意 □较满意 □一般 □不介绍
8. 您对护士向您介绍目前饮食需注意的问题的满意程度 □很满意 □较满意 □一般 □不介绍
9. 您对护士能否与您交流关于您的治疗、护理、康复等情况的满意程度 □很满意 □较满意 □一般 □未交流
10. 您对护士能否耐心解答您提出的病情、治疗等问题的满意程度 □很满意 □较满意 □一般 □不满意
11. 您对病房的秩序、卫生是否满意 □很满意 □较满意 □一般 □不满意
12. 您对护士长能否到床边询问您的需求及意见的满意程度 □很满意 □较满意 □一般 □未询问过
13. 您对护士长管理的满意程度 □很满意 □较满意 □一般 □不满意
14. 请写出您最满意的护士的姓名： 请写出您最不满意的护士的姓名：
15. 您对护理工作的具体建议：

附录八 美国护理管理人员实践标准

1. 管理实践的范围和层次，不同医疗机构护理管理者的认定资格

护理管理者大致可分为两个层次——护理行政主管（executive）即护理部主任，护士管理者（nurse manager）即护士长。虽然各个护理管理者的职位可能不同，可能有一个层次或更多层次，但大多数护理管理职位可以在概念上被理解为这两个管理层次。

1.1 护理部主任的护理管理实践范围

护理部主任有五个基本活动：领导、合作、整合、促进和评价。每一项活动都在营造和维持一个发展的环境和支持专业护理实践。护理部主任领导和展望护理在所在医院乃至大社会的理念、发展和进步。在这些工作中，护理部主任也对护理服务质量和成本效益负责。护理部主任常常作为护理人员和其他专业人员整合和协作的催化剂，在决策医院的医疗服务、设施、政策时，护理部主任与医院其他部门主任共同合作，创造一个积极的环境，促使护士提供有效果、有同情心、有效率的护理服务。护理部主任建立和实施护理实践标准，与专业组织标准、各种制度和常规相一致。护理部主任参与设计和推广伦理守则，护理标准、机构目标和资源，这些设计包括任务分配和工作流程分析，成本确认，财政计划，以及机构的市场地位所受到的冲击。护理部主任另一个基本任务是评价和改进服务，通过实施有效的质量评估项目，其中包括护理科研，加强对工作量和质量的双重责任管理，从而使满意度不断提高。护理部主任在专业上、社区以及政府有关健康照顾政策中承担着领导的角色，致力于健康照顾系统的发展和社会健康照顾水平的提高。

基于以上的责任，护理部主任与所有相关的管理者合作，履行下述责任：①以决策队伍中的一员，参与机构的管理。②参与机构里的策略和远期规划的制定。③在护理临床和护理管理的目标和方向中起领导作用。④参与制定为完成临床和管理目标而设立的功能和程序。⑤获取和分配各功能和程序的人力、物力和财力资源。⑥评价和修订护理服务的系统和程序，以推进确认所期望的病人/家属的预期目标的实现。⑦在评判性的思维、冲突管理机制和解决问题等方面起领导作用。⑧在人力资源的培养和管理方面起领导作用。⑨为服务对象提供参与个人健康照顾决策和政策发展的机会。⑩确保对护理服务和机构整体服务进行连续的评价和改革。⑪促进护理、健康和管理领域中科学研究的实施、普及和应用。作为一个专业角色模范和顾问，激励、培养、招收和保留未来的护理管理人才。⑫作为一个改革者，帮助所有人员理解变革的重要性、必要性、作用以及变革的过程。

1.2 护士长的护理管理实践范围

护士长对护理部主任负责，管理一个或若干个护理单元。在小的医疗机构，护士长也可能负责管理整个部门和服务。护士长合理地分配资源，以提高护理服务的效益、效率和提供有同情心的护理，并且向护理部主任提供咨询，以供其作出决策，同时也将护理部主任的工作告诉给下属。护士长协调各管理单元之间的工作，提供临床和行政上的领导和咨询。护士长协调护士之间、护士与其他工作人员之间团结合作，从而成为医疗机构中护理人员与其他医务人员之间的沟通桥梁。护士长对护理服务本身和机构里有关部门的目标、任务、计划和标准的实施负有主要的责任。

护士长有责任保障良好的临床环境，致力于计划的实施、日程表的运作，以及机构目标的实现。在机构计划、改革和评价方面，护士长需与护理部主任以及其他人员合作。

为履行以上责任，护士长与护理同仁及其他工作人员合作，完成以下的工作：①参与护理政策和医院政策的制定和决策。②促使护理人员参与护理政策和医院政策的制定和决策。③接受医院给予的责任，对为服务对象所提供的服务负责。④评价护理照顾的质量和适当性。⑤为下属提供指南并督导其下属。⑥协调护理服务和其他健康专业人员的服务。⑦参与对护理人员的招收、选拔和保留。⑧对护士的人员安排和工作排班负有责任，安排工作，合理地利用护理人员。⑨保证护理人员有合适的训练、教育、认证和继续专业发展。⑩评价护理人员的表现。⑪参与所在单元预算的计划和监督。⑫参与并带领护理人员参与评价

性的科研活动。⑬为护理专业和其他专业的学生创造有益于教育的气氛。⑭促进同事间的相互评价考核。

1.3 护理行政管理人员的资格

护理部主任和护士长都必须在所在州注册,在此基础上,这两个层次的管理人员在学历、工作经验方面还需具备不同的要求。护理部主任需具有护理学士学位和护理硕士学位,或相应领域的硕士学位,包括组织科学、管理概念或能显示同等的胜任能力。护理部主任还必须获得国家级护理组织的管理证书。护士长最低应有护理学士学位,或相应领域的学士学位,或其他同等资格。建议能具备硕士学位和国家级护理机构认可的护理管理证书。

成为护理管理人员的护士必须有临床和管理经验,能全面地履行管理者角色所固有的责任。护理管理者需有以下实践领域的知识和研究:机构的行为,管理体系和管理程序,护理实践标准,临床工作指南,法规、常规和伦理,健康照顾经济,健康和公共卫生政策,商业实践的趋势,消费者健康照顾的有关问题,健康照顾的评价和结果测评,财政管理和金融。

一些护理部主任和护士长没有达到此资格,这是可以理解的。此标准旨在鼓励和促进护理部主任和护士长力争达到这些要求。

2. 实践标准

在"实践标准中",护理程序被融入护理管理人员实践之中,按《美国护士会》(ANA)最新公布的护理程序的步骤,实践标准分为评估、诊断、明确结果、计划、实施和评价6个部分,每个部分中都规范了护理管理者的任务,其核心是建立、维持和评价护士完成护理程序各步骤的支持系统和程序,支持和帮助护士的护理实践。

2.1 评估

护理管理者建立、维持和评价有关服务对象和护理人员资料收集系统和收集程序,以支持护理实践和病人照顾。①确认评估要素,包括适合机构整体要求的护理指标。②利用最新的研究成果,以及最新的实践指南和标准,修改资料收集的内容。③监督和评价其评估过程是否能满足个体和所在特定群体的一致的和不一般的需要。④确认并记录利于资料收集的重要资源,并争取获得适当的资源。⑤分析所在环境中与评估的效果和效率有关的工作流程。⑥建立、维持和评价有效的资料收集系统,作为整个医院资料收集系统的一部分。⑦促进、保持和评估资料收集系统的格式。⑧针对资料改变的要求和需要,引导资料系统的修改。⑨建立标准并制定程序,以保证资料的保密。⑩与其他健康照顾专业人员合作,促进评估过程的完整、统一,并贯穿服务全过程。⑪评价所做的评估,确保资料收集及时、可靠、正确和有广泛的综合性。⑫与相关部门协作。

2.2 诊断

护理管理者建立、维持和评价这一环境,以支持专业护士分析评估资料和决定确立贴切的诊断。①确认并提倡护理人员要有充分的资源去同适当的部门医务人员共同分析决策。②帮助和支持护士建立和维持在诊断过程的能力。③促使在分析资料和做出决策时与各专业间的合作。④促使一个能支持论证护理诊断的工作氛围。⑤建立、维持和评价护理诊断的记录格式。

2.3 明确结果

护理管理者建立、维持和评价促进所期望的、以病人为中心的预期结果的资讯过程。①参与设计和建立与多专业的合作的程序,以制定和维持以病人为中心的预期结果的标准。②促使护士和其他人员共同参与各专业间合作,确定所期望的、以病人为中心的预期结果。③帮助确认、发展和利用记录资料,包括与护理有关的方法和所期望的、以病人为中心的预期结果。④促使护士根据已建立专业的、规章的和机构的实践标准,参与监督和评价护理服务。⑤促使综合临床服务、人力资源和财物方面的资料,以支持决策。⑥促进建立和不断改良与病人预期结果有关的准则,为连续性的护理提供方向。⑦与相关部门合作。

2.4 计划

护理管理者建立、维持和评价机构的计划体系,以促进护理工作的开展。①致力于建立和不断改进组织计划体系,使有关护理服务的计划得以发展、修改、记录和评价。②致力于建立和不断改进机构的计划体系，支持有关护理服务和病人照顾的活动的优先次序。③致力于建立和不断改进在连续照顾整个过程里有关计划的记录、取出、翻新的机制。④提倡机构的程序能允许在制定计划时发挥创造性，以实现适当的、以病人为中心的、经济的预期结果。⑤促进与各专业人员共同计划和合作，致力于对个人和群体的服务。⑥促进结合适当的现代管理和机构理论，护理实践和与护理有关的研究，实践标准和准则用于计划过程。⑦帮助和支持护士建立和维持计划和改变过程的能力。⑧提倡结合政策，用于行动计划，以实现所期望的、以病人为中心的预期结果。⑨参与建立、实施和运用这一体系，防止和上报侵犯病人权力的行为，和健康服务人员的不胜任、不道德情况或非法行为。⑩根据各州的护理法规和专业实践标准，查阅和评价各层次人员分配利用计划。⑪综合临床工作、人力资源和经费，使能适当的计划护理标准和对病人的照顾，促进护理为连续过程。⑫与有关部门合作。

2.5 实施

护理管理者建立、维持和评价有关支持计划实施的机构系统。①参与建立、评价和维持医院系统，使其政策和程序与规章制度、实践标准及临床指南相综合。②协作设计和改进医院系统，并确认那些可支持计划中护理措施的资源。③协作设计和改进医。④协作设计和改进医院系统和程序，措施由最适当的人员完成。⑤协作设计和改进机构系统，保证适当地和有效地记录措施。⑥促使护士参与有关机构系统发展和实施的决策，以确认完成计划所需资源的决策。⑦与相关部门人员合作。

2.6 评价

护理管理者评价计划和预期结果实现的进展情况。①促进实施的有关程序和资源，以转递资料和信息给在临床决策做有意义参与的工作人员。②提倡给护士教育机会，学习新的护理措施、技术或其他技能，以加强能力，提高健康服务质量。③利用适当的研究方法和成果，改进以病人为中心的预期结果的护理过程、设备和衡量方法。④促使护士参与对项目、过程和预期结果做出系统的、专业间的和继续的评价。⑤建立资源分布的优先次序。⑥提倡用充足的资源，提高时间为所期望的以病人为中心的预期结果做重要的评估和评价。⑦培养促使参与，并表彰认可那些参与正式的和非正式的机构委员会、班组和特别小组。⑧倡导和支持护士的自治程序。⑨参与同辈间的评价，以及促进对先进临床护士的考核程序。⑩支持有效的信息传递程序和技术，以及促进对有关以病人为中心的预期结果的决定、计划和活动的有效性和有效率的评价。⑪促进建立以科研成果和机构里的质量结果测量为基础的政策、程序和指南。⑫利用从预期结果研究得到的资料对病人照顾过程进行有创新的改革。

3. 护理管理人员专业表现标准

"专业表现标准"是评价护理管理人员工作表现的行为标准，包括管理实践、表现评价、教育、专业交流、伦理、协作、研究和资源利用8个方面。这一标准体现了护理管理人员的专业价值，也为护理管理人员自身发展明确了方向。

3.1 服务质量和管理实践

护理管理者系统地评价护理实践和护理服务管理的质量和效果。①确认监督和评价的重要质量指标。②分析资料和信息，利用适当的内部和外部的资料，确认提高服务的机会。③配合整个系统，发展、实施和评价改良个人表现的系统和程序。④参与各专业协作的评价小组。

3.2 表现评价

护理管理者根据专业实践标准、有关法规和规则，以及机构的标准来评价她/他自我的表现。①定期地完成对自我表现的评价，确认有实力的范围和专业/实践需要进一步发展的部分。②寻求与自己实践有关的建设性的反馈意见。③有行动来完成表现评价中所确定的目标。④适当地参与同级人员之间的评价。

3.3 教育

护理管理者获得并保持有关管理实践所需的新知识。①通过建立和（或）参与教育项目、活动、会议、研讨会、多学科专业交流和自学，探讨实践所需知识和技术。②寻求实践经验，以增加和维持自己的技术和知识基础。③获得适当的正规教育和/或专业发展的资格认证。④在州或区内与同级人员交流，分享处理同类问题的意见，引导解决共同问题的方法。

3.4 专业交流

护理管理者营造一个专业的环境。①促进理解和有效利用有关组织、管理与护理的理论和研究。②致力于护理管理的教育以及护士、学生和同事的专业发展。③与同事和其他人员分享知识和技术,扮演一个模范或导师的角色。④创造一个有效沟通的气氛。⑤致力于创造一个互相尊敬和互相理解的环境。

3.5 伦理

护理管理者的决策和行为要符合伦理原则。①倡导服务对象和工作人员的利益。②维护病人、服务对象、工作人员和机构资料的隐私、保密和安全。③倡导遵守 ANA 的"护士守则"。④推动一个没有歧视的环境,以便照顾适合于不同社会文化背景的服务对象。⑤支持护理方面和机构内受理伦理问题的体系。

3.6 协作

护理管理者与各层次的护理人员、各专业小组、行政主管,以及其他有关的团体合作。①促进护理服务单位内以及机构内的合作。②在发展、实施、评价项目和服务时,与不同层次的护理人员和其他专业人员协作。③与做行政管理的同事合作,决定机构里预算和人力资源获得、分配和使用。④与人事部门工作人员合作,建立和完善有关护理人员的招聘和保留方案。⑤提供自己与工作人员不断沟通的机会。⑥与健康服务系统内其他护理/病人服务机构合作,提供连续的护理服务。

3.7 研究

护理管理者支持研究并将研究用于临床护理和管理实践。①促进确认适于进行护理研究的范围。②支持对所申请的研究课题的审阅,包括保护人权问题。③促进有关研究的执行和运用,并促进其他学术活动。④倡导支持研究的资源。⑤促进以护理实践知识为导向的研究。

3.8 资源利用

护理管理者评价和供给护理服务资源。①在发展和实施改革时,要评价有关安全、预期结果、效益、开支和社会影响等因素。②根据执照、学历和经验授予职员职责。③评价和维持信息管理系统,此系统提供所需的完整资料,用以监督和解释所设指标的差异。④设计和协商机构可接纳的适当角色,以便人力资源的利用。⑤协商适当的角色延伸和范围的界线。⑥监督和评价适当的人员使用情况。⑦倡导保证适当的经费和人力资源完成服务任务和目标。

(资料来源:护理学杂志,2000,3—5期)

参考文献

1. 李继平. 护理管理学. 北京：人民卫生出版社，2007.
2. 吴之明. 护理管理学. 上海：同济大学出版社，2008.
3. 卢省花. 护理管理学. 北京：北京出版社，2008.
4. 唐常喜. 护理管理. 北京：高等教育出版社，2005.
5. 李秋洁. 护理管理. 北京：人民卫生出版社，2003.
6. 姜小鹰. 护理管理学. 上海：上海科学技术出版社，2003.
7. 周三多. 管理学. 北京：高等教育出版社，2006.
8. 朱永新. 管理心理学. 北京：高等教育出版社，2006.
9. 李国安. 护理管理学. 郑州：郑州大学出版社，2008.
10. 王惠珍. 护理管理学. 北京：人民军医出版社，2007.
11. 芮明杰. 管理学：现代的观点. 上海：上海人民出版社，2005.
12. 李继平. 护理管理学. 2版. 北京：人民卫生出版社，2010.
13. 宫玉花. 护理管理学. 4版. 北京：北京大学医学出版社，2008.
14. 刘化侠. 护理管理学. 北京：人民卫生出版社，2006.
15. 杨顺秋，吴殿源. 现代实用护理管理. 北京：军事医学科学出版社，2004.
16. 张培军. 现代护理管理学. 3版. 北京：北京大学医学出版社，2005.
17. 蒋冬梅. 医院护理管理. 长沙：湖南科技出版社，2007.
18. 杨英华. 护理管理学. 北京：人民卫生出版社，1999.
19. 陈洁. 医院管理学（经营管理分册）. 北京：人民卫生出版社，2003.
20. 医院财务规范化管理规章制度与财务精细化管理模式及成本费用优化预控实用手册. 北京：中国财政经济出版社，2007.
21. 贺伟. 护理管理学. 郑州：河南科学技术出版社，2005.
22. 肖顺贞. 护理研究. 北京：人民卫生出版社，2006.
23. 方积乾. 卫生统计学. 北京：人民卫生出版社，2006.
24. 李立明. 临床流行病学. 北京：人民卫生出版社，2004.
25. 王良锋，王英，韩婕，等. 上海市静安区社区居民高血压患病及其危险因素的logistic回归分析 [J]. 中国初级卫生保健，2009，23（1）：68-69.
26. 刘宇. 如何写好护理科研论文. 中国护理管理，2006，6（6）：61-62.
27. 孙淑丰，李秀霞，冯福民，等. 从《中华护理杂志》论文的表达形式分析护理科研论文撰写中存在的问题 [J]. 全科护理，2010，8（4）：919-921.
28. 朱丹. 护理科研论文撰写方法. 现代临床医学，2007（33）增刊1：112-115.
29. 张立新. 个案护理论文写作中的几个要点 [J]. 现代临床护理，2006，5（06）：74-75.
30. 李晓惠. 护理综述论文的书写 [J]. 中国医学文摘（护理学），2006，（04）：195-196.
31. 李晓惠. 护理科研论文写作要求与常见问题 [J]. 中国医学文摘（护理学），2006，（03）：

131-132.
32. 陈妙霞，尤黎明，李晓玲，等．危重症病人卧位护理研究进展［J］．中国护理管理．2010，(10) 3：40-42.
33. 祁玲．我国老年人社区护理现状及展望［J］．社区医学杂志，2009，7（23）：35-36.
34. 姜明，王新梅，李萍，等．护理统计学．乌鲁木齐：新疆人民卫生出版社，2004.
35. 王志稳．护理科研中涉及的统计学问题．护理进修杂志，2007，22（1）：5-6.
36. ［美］Patricia Kelly-Heidnthal 著．王旭东 主译．护理领导与管理．北京：北京大学出版社，2006.

中英文专业词汇对照索引

B

标准（standard） 161
标准化（standardization） 161
病区（ward） 64
不确定型决策（uncertain decision-making） 123

C

策略（strategy） 31
产品标准（product standards） 162
长期计划（long-term plan） 30
成本（cost） 185
成本管理（cost management） 185
《赫尔辛基宣言》（Declaration of Helsinki） 206
成熟度（maturity） 116
程序（procedure） 32
程序化决策（procedural decision-making） 123
持续质量改进（continuous quality improvement, CQI） 153
创新（innovation） 135

D

德尔菲法（Delphi technique） 126
地方标准（provincial standard） 162
电子会议法（electronic meeting） 126
短期计划（short-term plan） 30
对照（contrast） 210

E

二维构面理论（two dimension theory） 114

F

发展研究（developmental study） 203
方法（methods） 215
非程序化决策（non-procedural decision-making） 123
非权力性影响力（non-authority power） 109
非实验性研究（non-experimental research） 210
非正式组织（informal organization） 44
分娩室（delivery room） 66
分权式排班（decentralized scheduling） 82
风险管理（risk management） 147
风险型决策（risk decision-making） 123
服务标准（service stand-ards） 162

G

干预因素（intervention） 209
个案护理（case nursing） 79
个人决策（individual decision-making） 123
工作成熟度（job maturity） 116
公平理论（equity theory） 122
功能制护理（functional nursing） 79
供应室（supply room） 66
管理（management） 1
管理学（management） 5
归因理论（attribution theory） 121
规划（plan） 32
规则（rule） 32
国际标准化组织（International Organization for Standardization） 158
国家标准（national standard） 161
过程标准（process standards） 162

H

护理管理（nursing management） 6
护理缺陷（nursing defectiveness） 174
护理研究（nursing research） 204
护理质量（nursing quality） 155
护理质量标准（nursing quality standard） 162
护理质量管理（nursing quality management） 155

J

基础标准（basic standards） 162
基础研究（basic study） 202

激励(motivation) 118
激励-保健理论(motivation-hygiene theory) 119
急诊科(室)(emergency room) 64
集权式排班(centralized scheduling) 81
计划(plan) 29
监护病房(intensive care unit, ICU) 65
接口标准(interface standards) 162
结果(results) 215
结论(conclusions) 216

K

科学研究(scientific research) 202
课题(problem) 222

L

类实验性研究(quasi-experimental study) 210
量性研究(quantitative research) 209
领导(leadership) 107
领导决策(decision making) 122
领导生命周期理论(life cycle theory of leadership) 116

M

门诊部(outpatient department) 63
名义群体决策法(nominal group technique) 126
目标(objective) 31
目标管理(management by objectives) 36
目的(objective) 215
目的或任务(purpose or task) 31

N

匿名权和保密权(right to anonymity and confidentiality) 206
纽伦堡法典(Nuremberg Code) 206

P

帕洛特曲线(Pareto Graphs) 182
帕洛特图(Pareto charts) 182

Q

期望理论(expectancy theory) 121
企业标准(company standard) 162
强化理论(reinforcement theory) 120
亲和力(affinity) 131
情境领导理论(situational leadership theory) 116
权变理论(contingency theory) 115
权变模型(contingency model) 115
权力性影响力(authority power) 109
确定型决策(certain decision-making) 123
群体决策(group decision-making) 125

S

时间管理(time management) 39
实验效应(effect) 209
实验性研究(experimental study) 209
试验标准(testing standards) 162
手术室(operating room) 65
受试对象(subject) 209
授权(commission) 112
双因素理论(two-factor theory) 119
素质(diathesis) 137
随机(randomization) 210

T

特质理论(trait theories) 113
头脑风暴法(brain storming) 125
团体决策(group decision-making) 123

W

危机决策(crisis decision-making) 127

X

项目(project) 222
小组制护理(team nursing) 80
心理成熟度(psychology maturity) 117
行为改造理论(behavior modification theory) 120
行业标准(professional standard) 162
需要层次理论(hierarchy of needs theory) 118
循证护理(evidenced-based nursing) 204

Y

医疗成本核算(medical cost accounting) 191
医疗服务成本(cost of medical service) 185
医疗过失行为(medical defective action) 175
医疗纠纷(medical dispute) 175
医疗事故(medical malpractice) 175

医院感染（hospital infections） 170
医院获得性感染（hospital-acquired infections，HAI） 170
隐私权（right to privacy） 206
应用研究（practical study） 202
预算（budget） 32

Z

责任制护理（primary nursing） 80
战略决策（strategic decision-making） 123
战略性计划（strategic plan） 30
战术决策（tactical decision-making） 123
战术性计划（tactical plan） 30
招聘（recruitment） 85
整体护理（holistic nursing） 80
正式组织（formal organization） 44
政策（policy） 31
知情同意书（informed consent form） 207
职位说明书（positional handbook） 53
职业（career） 97
职业生涯规划（career planning） 98
指导性计划（guidance plan） 31
指令性计划（mandatory plan） 31
人力资源计划（human resource planning） 83
质控圈（quality control circle） 167
质量（quality） 152
质量保证（quality assurance） 153
质量策划（quality planning） 153
质量观（quality concept） 153
质量管理（quality management） 152
质量计划（quality plan） 154
质量控制（quality control） 153
质量体系（quality system） 153
质性研究（qualitative research） 208
中华护理学会（Chinese Nursing Association） 62
中期计划（medium-term plan） 30
自我排班（self-scheduling） 82
自主决定权（right to self-determination） 206
宗旨（philosophy） 31
综合护理（modular nursing） 80
组织结构图（organizational chart） 52
组织设计（organizational design） 47
组织手册（organizational handbook） 53
组织文化（organizational culture） 53